国家卫生健康委员会"十四五"规划教材

全国高等学校教材

供基础、临床、预防、口腔医学类专业用

新形态教材

# 医学统计学

## Medical Statistics

U0292814

第**8**版

主　　编｜李康　贺佳

副 主 编｜王彤　张岩波　侯艳

数字主编｜贺佳

数字副主编｜刘艳　赵杨

人民卫生出版社

·北京·

**图书在版编目（CIP）数据**

医学统计学 / 李康，贺佳主编 . — 8 版 . —北京：
人民卫生出版社，2024.5（2025.4重印）
全国高等学校五年制本科临床医学专业第十轮规划教
材
ISBN 978–7–117–36331–0

Ⅰ. ①医…　Ⅱ. ①李…②贺…　Ⅲ. ①医学统计 – 统
计学 – 高等学校 – 教材　Ⅳ. ①R195.1

中国国家版本馆 CIP 数据核字（2024）第 096511 号

| | | |
|---|---|---|
| 人卫智网　**www.ipmph.com** | 医学教育、学术、考试、健康， | |
| | 购书智慧智能综合服务平台 | |
| 人卫官网　**www.pmph.com** | 人卫官方资讯发布平台 | |

医学统计学
Yixue Tongjixue
第 8 版

主　　编：李　康　贺　佳
出版发行：人民卫生出版社（中继线 010-59780011）
地　　址：北京市朝阳区潘家园南里 19 号
邮　　编：100021
E - mail：pmph @ pmph.com
购书热线：010-59787592　010-59787584　010-65264830
印　　刷：人卫印务（北京）有限公司
经　　销：新华书店
开　　本：850×1168　1/16　印张：14
字　　数：414 千字
版　　次：1990 年 6 月第 1 版　　2024 年 5 月第 8 版
印　　次：2025 年 4 月第 4 次印刷
标准书号：ISBN 978-7-117-36331-0
定　　价：58.00 元
打击盗版举报电话：010-59787491　E-mail：WQ @ pmph.com
质量问题联系电话：010-59787234　E-mail：zhiliang @ pmph.com
数字融合服务电话：4001118166　E-mail：zengzhi @ pmph.com

# 编委名单

# 新形态教材使用说明

新形态教材是充分利用多种形式的数字资源及现代信息技术，通过二维码将纸书内容与数字资源进行深度融合的教材。本套教材全部以新形态教材形式出版，每本教材均配有特色的数字资源和电子教材，读者阅读纸书时可以扫描二维码，获取数字资源、电子教材。

电子教材是纸质教材的电子阅读版本，其内容及排版与纸质教材保持一致，支持手机、平板及电脑等多终端浏览，具有目录导航、全文检索功能，方便与纸质教材配合使用，进行随时随地阅读。

## 获取数字资源与电子教材的步骤

① 扫描封底红标二维码，获取图书"使用说明"。

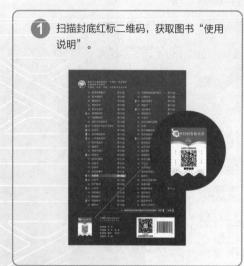

② 揭开红标，扫描绿标激活码，注册/登录人卫账号获取数字资源与电子教材。

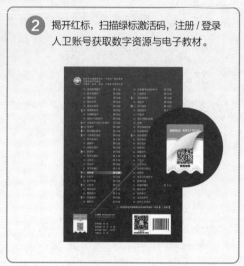

③ 扫描书内二维码或封底绿标激活码，随时查看数字资源和电子教材。

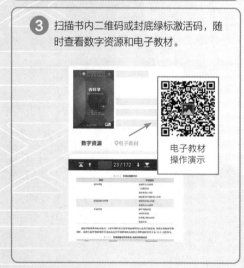

④ 登录 zengzhi.ipmph.com 或下载应用体验更多功能和服务。

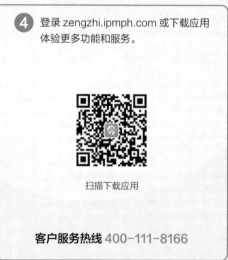

扫描下载应用

**客户服务热线** 400-111-8166

# 读者信息反馈方式

欢迎登录"人卫e教"平台官网"medu.pmph.com"，在首页注册登录后，即可通过输入书名、书号或主编姓名等关键字，查询我社已出版教材，并可对该教材进行读者反馈、图书纠错、撰写书评以及分享资源等。

# 序言

百年大计,教育为本。教育立德树人,教材培根铸魂。

过去几年,面对突如其来的新冠疫情,以习近平同志为核心的党中央坚持人民至上、生命至上,团结带领全党全国各族人民同心抗疫,取得疫情防控重大决定性胜利。在这场抗疫战中,我国广大医务工作者为最大限度保护人民生命安全和身体健康发挥了至关重要的作用。事实证明,我国的医学教育培养出了一代代优秀的医务工作者,我国的医学教材体系发挥了重要的支撑作用。

党的二十大报告提出到2035年建成教育强国、健康中国的奋斗目标。我们必须深刻领会党的二十大精神,深刻理解新时代、新征程赋予医学教育的重大使命,立足基本国情,尊重医学教育规律,不断改革创新,加快建设更高质量的医学教育体系,全面提高医学人才培养质量。

尺寸教材,国家事权,国之大者。面对新时代对医学教育改革和医学人才培养的新要求,第十轮教材的修订工作落实习近平总书记的重要指示精神,用心打造培根铸魂、启智增慧、适应时代需求的精品教材,主要体现了以下特点。

1. 进一步落实立德树人根本任务。遵循《习近平新时代中国特色社会主义思想进课程教材指南》要求,努力发掘专业课程蕴含的思想政治教育资源,将课程思政贯穿于医学人才培养过程之中。注重加强医学人文精神培养,在医学院校普遍开设医学伦理学、卫生法以及医患沟通课程基础上,新增蕴含医学温度的《医学人文导论》,培养情系人民、服务人民、医德高尚、医术精湛的仁心医者。

2. 落实"大健康"理念。将保障人民全生命周期健康体现在医学教材中,聚焦人民健康服务需求,努力实现"以治病为中心"转向"以健康为中心",推动医学教育创新发展。为弥合临床与预防的裂痕作出积极探索,梳理临床医学教材体系中公共卫生与预防医学相关课程,建立更为系统的预防医学知识结构。进一步优化重组《流行病学》《预防医学》等教材内容,撤销内容重复的《卫生学》,推进医防协同、医防融合。

3. 守正创新。传承我国几代医学教育家探索形成的具有中国特色的高等医学教育教材体系和人才培养模式,准确反映学科新进展,把握跟进医学教育改革新趋势新要求,推进医科与理科、工科、文科等学科交叉融合,有机衔接毕业后教育和继续教育,着力提升医学生实践能力和创新能力。

4. 坚持新形态教材的纸数一体化设计。数字内容建设与教材知识内容契合,有效服务于教学应用,拓展教学内容和学习过程;充分体现"人工智能+"在我国医学教育数字化转型升级、融合发展中的促进和引领作用。打造融合新技术、新形式和优质资源的新形态教材,推动重塑医学教育教学新生态。

5. 积极适应社会发展,增设一批新教材。包括:聚焦老年医疗、健康服务需求,新增《老年医学》,维护老年健康和生命尊严,与原有的《妇产科学》《儿科学》等形成较为完整的重点人群医学教材体系;重视营养的基础与一线治疗作用,新增《临床营养学》,更新营养治疗理念,规范营养治疗路径,提升营养治疗技能和全民营养素养;以满足重大疾病临床需求为导向,新增《重症医学》,强化重症医学人才的规范化培养,推进实现重症管理关口前移,提升应对突发重大公共卫生事件的能力。

我相信,第十轮教材的修订,能够传承老一辈医学教育家、医学科学家胸怀祖国、服务人民的爱国精神,勇攀高峰、敢为人先的创新精神,追求真理、严谨治学的求实精神,淡泊名利、潜心研究的奉献精神,集智攻关、团结协作的协同精神。在人民卫生出版社与全体编者的共同努力下,新修订教材将全面体现教材的思想性、科学性、先进性、启发性和适用性,以全套新形态教材的崭新面貌,以数字赋能医学教育现代化、培养医学领域时代新人的强劲动力,为推动健康中国建设作出积极贡献。

教育部医学教育专家委员会主任委员

教育部原副部长

2024 年 5 月

# 全国高等学校五年制本科临床医学专业
# 第十轮　规划教材修订说明

---

全国高等学校五年制本科临床医学专业国家卫生健康委员会规划教材自 1978 年第一轮出版至今已有 46 年的历史。近半个世纪以来，在教育部、国家卫生健康委员会的领导和支持下，以吴阶平、裘法祖、吴孟超、陈灏珠等院士为代表的几代德高望重、有丰富的临床和教学经验、有高度责任感和敬业精神的国内外著名院士、专家、医学家、教育家参与了本套教材的创建和每一轮教材的修订工作，使我国的五年制本科临床医学教材从无到有、从少到多、从多到精，不断丰富、完善与创新，形成了课程门类齐全、学科系统优化、内容衔接合理、结构体系科学的由纸质教材与数字教材、在线课程、专业题库、虚拟仿真和人工智能等深度融合的立体化教材格局。这套教材为我国千百万医学生的培养和成才提供了根本保障，为我国培养了一代又一代高水平、高素质的合格医学人才，为推动我国医疗卫生事业的改革和发展作出了历史性巨大贡献，并通过教材的创新建设和高质量发展，推动了我国高等医学本科教育的改革和发展，促进了我国医药学相关学科或领域的教材建设和教育发展，走出了一条适合中国医药学教育和卫生事业发展实际的具有中国特色医药学教材建设和发展的道路，创建了中国特色医药学教育教材建设模式。老一辈医学教育家和科学家们亲切地称这套教材是中国医学教育的"干细胞"教材。

本套第十轮教材修订启动之时，正是全党上下深入学习贯彻党的二十大精神之际。党的二十大报告首次提出要"加强教材建设和管理"，表明了教材建设是国家事权的重要属性，体现了以习近平同志为核心的党中央对教材工作的高度重视和对"尺寸课本、国之大者"的殷切期望。第十轮教材的修订始终坚持将贯彻落实习近平新时代中国特色社会主义思想和党的二十大精神进教材作为首要任务。同时以高度的政治责任感、使命感和紧迫感，与全体教材编者共同把打造精品落实到每一本教材、每一幅插图、每一个知识点，与全国院校共同将教材审核把关贯穿到编、审、出、修、选、用的每一个环节。

本轮教材修订全面贯彻党的教育方针，全面贯彻落实全国高校思想政治工作会议精神、全国医学教育改革发展工作会议精神、首届全国教材工作会议精神，以及《国务院办公厅关于深化医教协同进一步推进医学教育改革与发展的意见》（国办发〔2017〕63 号）与《国务院办公厅关于加快医学教育创新发展的指导意见》（国办发〔2020〕34 号）对深化医学教育机制体制改革的要求。认真贯彻执行《普通高等学校教材管理办法》，加强教材建设和管理，推进教育数字化，通过第十轮规划教材的全面修订，打造新一轮高质量新形态教材，不断拓展新领域、建设新赛道、激发新动能、形成新优势。

其修订和编写特点如下：

1. 坚持教材立德树人课程思政　认真贯彻落实教育部《高等学校课程思政建设指导纲要》，以教材思政明确培养什么人、怎样培养人、为谁培养人的根本问题，落实立德树人的根本任务，积极推进习近平新时代中国特色社会主义思想进教材进课堂进头脑，坚持不懈用习近平新时代中国特色社会主义思想铸魂育人。在医学教材中注重加强医德医风教育，着力培养学生"敬佑生命、救死扶伤、甘于奉献、大爱无疆"的医者精神，注重加强医者仁心教育，在培养精湛医术的同时，教育引导学生始终把人民群众生命安全和身体健康放在首位，提升综合素养和人文修养，做党和人民信赖的好医生。

2. 坚持教材守正创新提质增效　为了更好地适应新时代卫生健康改革及人才培养需求，进一步优化、完善教材品种。新增《重症医学》《老年医学》《临床营养学》《医学人文导论》，以顺应人民健康迫切需求，提高医学生积极应对突发重大公共卫生事件及人口老龄化的能力，提升医学生营养治疗技能，培养医学生传承中华优秀传统文化、厚植大医精诚医者仁心的人文素养。同时，不再修订第9版《卫生学》，将其内容有机融入《预防医学》《医学统计学》等教材，减轻学生课程负担。教材品种的调整，凸显了教材建设顺应新时代自我革新精神的要求。

3. 坚持教材精品质量铸就经典　教材编写修订工作是在教育部、国家卫生健康委员会的领导和支持下，由全国高等医药教材建设学组规划，临床医学专业教材评审委员会审定，院士专家把关，全国各医学院校知名专家教授编写，人民卫生出版社高质量出版。在首届全国教材建设奖评选过程中，五年制本科临床医学专业第九轮规划教材共有13种教材获奖，其中一等奖5种、二等奖8种，先进个人7人，并助力人卫社荣获先进集体。在全国医学教材中获奖数量与比例之高，独树一帜，足以证明本套教材的精品质量，再造了本套教材经典传承的又一重要里程碑。

4. 坚持教材"三基""五性"编写原则　教材编写立足临床医学专业五年制本科教育，牢牢坚持教材"三基"（基础理论、基本知识、基本技能）和"五性"（思想性、科学性、先进性、启发性、适用性）编写原则。严格控制纸质教材编写字数，主动响应广大师生坚决反对教材"越编越厚"的强烈呼声；提升全套教材印刷质量，在双色印制基础上，全彩教材调整纸张类型，便于书写、不反光。努力为院校提供最优质的内容、最准确的知识、最生动的载体、最满意的体验。

5. 坚持教材数字赋能开辟新赛道　为了进一步满足教育数字化需求，实现教材系统化、立体化建设，同步建设了与纸质教材配套的电子教材、数字资源及在线课程。数字资源在延续第九轮教材的教学课件、案例、视频、动画、英文索引词读音、AR互动等内容基础上，创新提供基于虚拟现实和人工智能等技术打造的数字人案例和三维模型，并在教材中融入思维导图、目标测试、思考题解题思路，拓展数字切片、DICOM等图像内容。力争以教材的数字化开发与使用，全方位服务院校教学，持续推动教育数字化转型。

第十轮教材共有56种，均为国家卫生健康委员会"十四五"规划教材。全套教材将于2024年秋季出版发行，数字内容和电子教材也将同步上线。希望全国广大院校在使用过程中能够多提供宝贵意见，反馈使用信息，以逐步修改和完善教材内容，提高教材质量，为第十一轮教材的修订工作建言献策。

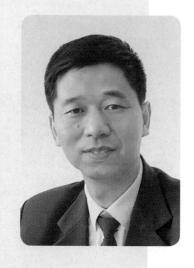

## 李　康

　　男,1957 年 10 月生于黑龙江省哈尔滨市。哈尔滨医科大学卫生统计学教研室二级教授,博士研究生导师。中国系统工程学会医药卫生系统工程专业委员会主任委员、中华预防医学会生物统计分会副主任委员、中国卫生信息与健康医疗大数据学会统计理论与方法专业委员会副主任委员、中国统计教育学会常务理事;《中国卫生统计》和《中国医院统计》杂志编委;*Biostatistics & Epidemiology* 杂志副主编;澳大利亚乐卓博(La Trobe)大学兼职教授。

　　从事医学统计学教学工作 37 年,主编、副主编全国规划教材 11 部。主要研究方向:高维组学数据分析方法及肿瘤生物标志物研究、药物临床试验统计学方法、医学人工智能(AI)方法与应用。先后主持 8 项国家自然科学基金项目,以第一作者或通信作者在国内外期刊发表学术论文 200 余篇。获黑龙江省科学技术进步奖二等奖,获国家发明专利 1 项。

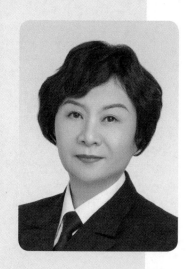

## 贺　佳

　　女,1963 年 7 月生于吉林省长春市。海军军医大学军队卫生统计学教研室主任、教授、博士研究生导师。兼任教育部高等学校教学指导委员会委员、国际生物统计学会中国分会副理事长、中国卫生信息与健康医疗大数据学会卫生统计学教育专业委员会副主任委员、上海市预防医学会卫生统计专业委员会主任委员等职。为科技部和国家自然科学基金委员会会议评审专家、国家药品监督管理局药品和医疗器械技术审评专家咨询委员会委员。曾任政协上海市第十三届委员会委员。

　　从事教学工作至今 36 年。为享受国务院政府特殊津贴专家、全国三八红旗手、上海市领军人才、上海市优秀学科带头人、全军优秀教师。获国家科学技术进步奖二等奖、教育部科学技术进步奖一等奖、上海市科学技术进步奖一等奖、上海市科学技术进步奖二等奖、上海市级教学成果二等奖、上海普通高校优秀教材奖等多项奖项,获国家发明专利 5 项。负责国家重点研发计划课题、国家自然科学基金等 50 余项科研项目。以第一作者或通信作者在国内外发表学术论文 400 余篇(其中 160 余篇发表在 SCI 收录期刊)。2021—2023 年入选爱思唯尔"中国高被引学者"。负责的课程"医学统计学"获国家级一流本科课程、国家级精品课程、国家级精品资源共享课程。主编著作、教材 26 部。作为导师培养研究生 110 余人。

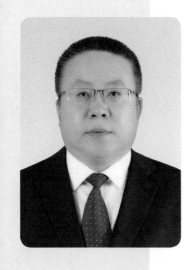

### 王　彤

　　男,1971 年 3 月生于内蒙古自治区呼和浩特市。山西医科大学二级教授,博士研究生导师,公共卫生与预防医学一级学科带头人,公共卫生学院院长,卫生统计学教研室主任。兼任中华预防医学会生物统计分会、中国卫生信息与健康医疗大数据学会统计理论与方法专业委员会等多个国家级学会副主任委员,山西省医学会公共卫生与医防协同专业委员会主任委员。

　　从事教学工作至今 27 年,研究方向包括高维数据因果推断、高维数据稳健估计方法及医学应用研究。主编规划教材 4 部,副主编 7 部,为首批国家一流专业建设点和医学统计学国家一流课程负责人,山西省首届高校青年学术带头人、山西省普通高校教学名师。获全国统计科研优秀成果奖二等奖、山西省教学成果奖特等奖等。

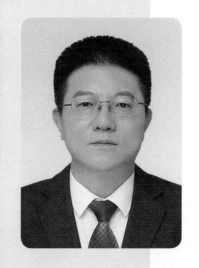

### 张岩波

　　男,1969 年 11 月生于山西省长治市。山西医科大学公共卫生学院二级教授,博士研究生导师,重大疾病风险评估山西省重点实验室主任,中华预防医学会生物统计分会常务委员,中国卫生信息与健康医疗大数据学会统计理论与方法专业委员会常务委员。山西省"三晋英才"拔尖骨干人才,山西省教学名师。

　　从事教学工作至今 28 年。主持承担国家自然科学基金项目 6 项、省部级科研项目 8 项。主编专著 2 部,副主编教材 4 部,参编多部著作和教材;发表论文 200 余篇,获发明专利与软件著作权 6 项;获国家教学成果奖二等奖 2 项,山西省教育厅教学成果奖一等奖 1 项,山西省科学技术进步奖 2 项。

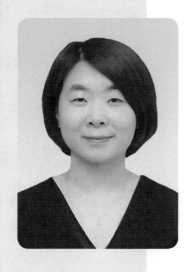

### 侯　艳

　　女,1982 年 11 月出生于辽宁省本溪市。北京大学公共卫生学院生物统计系博士研究生导师。兼任中华预防医学会生物统计分会常务委员、中国卫生信息与健康医疗大数据学会统计理论与方法专业委员会委员、全国药品行指委医疗器械类专业委员会委员等。曾在英国桑格研究所和美国华盛顿大学生物统计系工作和学习。

　　从事教学工作 10 余年,坚持在教学一线。副主编国家规划教材 2 部,参编教材多部。获国家发明专利 20 余项;主持多项国家重点研发计划项目和国家自然科学基金项目,参与课题 25 项;发表统计学及医学相关研究领域学术论文 100 余篇。

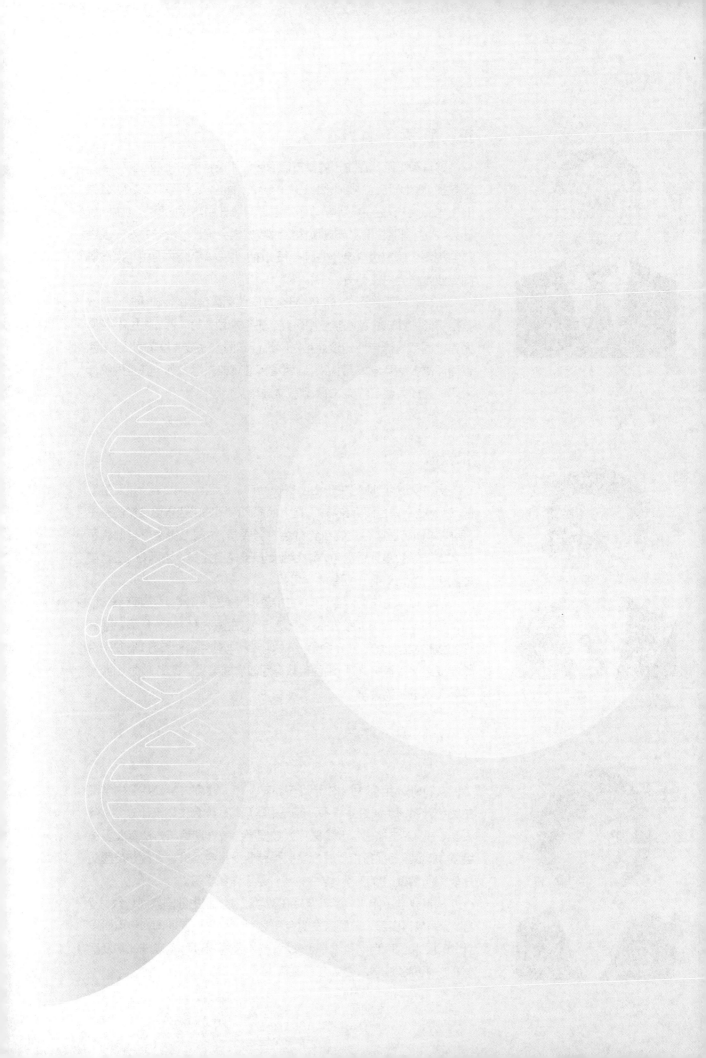

# 前言

　　医学统计学是现代医学研究中的一门基础学科,是关于研究设计、数据分析和由数据得出结论的一组概念、原则和方法。医学研究中,由于生物现象往往具有较大的变异性,实验或观察的结果可能受到多种因素的影响,其中既包含各种固定性因素,同时又具有一定的随机波动性。统计学的重要作用就在于使研究设计尽量严密,并能够通过数据分析进行探索性或确证性研究,最后以适当的方式将研究结果表达出来。医学统计学作为建立统计分析思维的必修课程,有助于医学生在专业学习和临床实践中更好地阅读文献和进行科学研究。目前,随着统计软件的广泛应用,复杂的统计学计算问题能够快速而方便地得到解决,这就要求使用者对统计学的基本原理、方法及其应用条件有一定的熟悉和了解,并且能够看懂数据分析的结果。为此,本书更注重结合医学实例介绍统计学原理和方法,而不拘泥于繁杂的计算过程,使其适合医学生和医学研究人员学习使用。

　　本书的主要特点是内容简洁,通过实例讲解统计学的概念、原理和方法,尽量简化复杂的运算过程,并结合各章的授课内容和逻辑,提供了一套可修改和用于个性化教学的PPT课件。在充分引用第7版教材和人民卫生出版社已有数字资源的基础上,根据本轮教材的内容变化和教学需求,补充完善了数字资源,进行新形态教材建设,促进教学过程数字化转型。梳理各章节知识点,绘制知识点思维导图,方便老师教学和学生总结;编写各章节以选择题为主要形式的同步练习题,以随堂测试为主要应用场景,随时测评,实现即时反馈薄弱环节;录制纸质教材配套的 SAS、SPSS、R 语言的软件操作视频,同时提供可下载的相应软件数据文件,帮助学生在课后自主学习相关软件内容;制作了重要知识点的动画,增加了与教学内容相关的拓展阅读文档,丰富教学内容;在保留第7版典型综合案例的基础上,第三章新增了制定医学参考值范围的案例,这些案例以问题为中心,并以一种统计学方法为主,综合运用多种统计学方法,对所涉及的问题和分析思路进行了介绍和讲解,以便学生灵活掌握所学内容。

　　在本教材的编写过程中,编者和参与人员做了大量的工作,但由于水平和时间所限,书中错误和疏漏之处在所难免,请广大读者批评指正。

李康　贺佳

2024 年 5 月

# 目录

**综合拓展案例**

**统计软件数据包**

# 第一章 | 绪 论

本章中,我们将给出医学统计学的定义,并用实例说明医学统计学在医学研究中的重要作用。在此基础上,概要地介绍医学统计学包含的基本内容,并重点介绍医学统计学中的几个最基本的概念。最后简要介绍概率的基本运算法则,作为统计学的基础知识的补充。

## 第一节 | 医学统计学的作用

医学统计学(medical statistics)是临床医学、基础医学、公共卫生学和医疗卫生服务研究中的一门基础学科,是关于收集数据、分析数据和由数据得出结论的一组概念、原则和方法。医学研究中,由于生物医学现象的变异较大,各种因素错综复杂,由实验或观察得到的结果往往会受到许多随机因素的影响。例如,两种治疗冠状动脉粥样硬化性心脏病(简称"冠心病")的药物,试验药物和对照药物的有效率分别为87%和82%,这一结果能否说明试验药物优于对照药物? 由样本数据获得的结果,其差别既可能是由药物本身作用引起,也可能是随机波动所致,是否由于药物作用造成了两组疗效的差别,需要利用统计学方法进行推断。统计学的重要作用,在于能够透过偶然现象来探测其规律性,使研究结论具有科学性。

为理解统计学在实际工作中的作用和意义,现通过两个经典案例进行说明。

1. 1962年《美国医学会杂志》(*The Journal of the American Medical Association*,*JAMA*)曾发表了一篇关于胃溃疡治疗新技术的报告,该报告根据动物实验和24名患者的临床试验结果得出结论,即将冷冻液导入胃中使胃冷却可以缓解溃疡症状,之后这一研究成果在临床中被广泛应用。但有研究者发现,这项研究在设计上存在严重问题,如未合理地设立对照组。后经过严格的随机对照试验,证明胃冷却的方法只是暂时性地缓解胃部疼痛,该法不仅不能治疗胃溃疡,反而可能会加重胃部的溃疡,从而否定了这种治疗胃溃疡的方法。

2. 20世纪80年代早期,两项观察性研究结果提示:孕妇在怀孕期间补充维生素可以降低新生儿神经管缺陷(neural tube defect,NTD)的风险,但一直无法证实。英国医学委员会维生素研究小组于1991年开展了一项大规模的随机对照试验,结果显示:593名服用叶酸(B族维生素)后怀孕的女性所生新生儿中,6人患有神经管缺陷;602名没有服用叶酸的女性受孕后所生新生儿中,21人患有神经管缺陷。该项研究使用统计学方法确定了服用叶酸组与对照组的差别不是偶然出现的,而是归因于叶酸的作用。

根据上述两个实例,可以提出以下几个问题:

(1)胃溃疡治疗新技术的研究结论为什么会出现错误,问题出在哪里?

(2)为了证明服用叶酸的作用,应如何进行分组?

(3)如何准确地估计两组出现神经管缺陷(NTD)的总体发病率?

(4)如何比较两组NTD的总体发病率是否有差别?

以上这些问题的解决,都需要运用统计学设计原则和统计分析方法。

综上所述,医学统计学的研究对象是医学中具有不确定性结果的事物,其主要作用是通过数据的偶然性揭示其内在的规律性。统计分析的要点是正确地选用统计学分析方法,并结合医学专业知识和研究目的做出科学的结论。医学工作者通过学习和运用统计学方法,可以更好地进行科研设计和选用合适的统计学方法,正确理解医学专业杂志的内容、撰写科学论文,从而提高科研水平。

## 第二节 │ 医学统计学的基本内容

医学统计学的基本内容包括统计设计、数据整理与核查、统计描述和统计推断。这四项基本内容相互联系。

1. **统计设计**　医学研究通常包括实验性研究(experimental study)和观察性研究(observational study),前者主要指在人为干预的条件下获得数据,后者则是在自然发生的情况下收集数据。研究设计有专业设计和统计设计,实际中两者相辅相成,并不能完全分开。专业设计主要包括:选题、根据研究目的确定研究对象、处理因素、实验或观察方法、实验材料和设备、实验效应或观察指标等;统计设计主要包括:实验分组或抽样方法、样本含量估计、数据管理与质量控制、拟使用的统计分析方法等。由于研究设计上的错误在数据分析阶段无法更正,所以在研究开始时就应与统计专业人员合作或向其咨询。统计设计能够提高研究效率,并使结果更加准确和可靠。

2. **数据整理与核查**　数据整理与核查是指对实验和观察等研究活动中所搜集到的资料进行分类编码、数字编码和数据核查的过程,它是数据统计分析的基础。例如,进行逻辑检查,如果出现了男性的绝经时间为 52 岁,这显然出现了逻辑问题;进行有效性检查,如果性别变量出现了定义外其他的数值也说明数据有误。样本观测数据中如果出现明显离群或与预期相差较大的异常值,需要仔细考虑是否要将其剔除,如果无充分的理由说明其不合理,就应当予以保留;随意将自认为"过大"或"过小"的数据舍弃掉,不仅可能使实验研究的真实性受到破坏,还有可能失去获得新发现的机会(如基因突变)。

3. **统计描述**　统计描述是指用于描述及总结一组数据重要特征的统计学方法,其目的是概括实验或观察得到的数据特征以便于分析。通常,统计描述给出资料的主要特征和进一步分析的方向,结果的表达方式主要是统计指标、统计表和统计图。统计指标的作用是用简单的数字表达大量数据的一些重要特征,如数据的平均水平和变异程度。统计表是编写统计分析报告和撰写科学论文必不可少的表达形式,其作用是可以代替冗长的文字叙述,便于分析和对比。统计图则能够更生动、形象地表达结果,给人以直观、深刻的印象。统计图表的正确使用,对撰写科学论文的质量有很大的影响。

4. **统计推断**　统计推断是指由样本数据的特征推断总体特征的统计学方法,包括参数估计和假设检验。参数估计分为点估计和区间估计,区间估计是对总体参数的定量推断,其重要性在于可以得出估计不准的概率。例如,在研究某种新药的降压效果时,舒张压治疗前后差值的 95% 置信区间为 10.41~13.05mmHg,即真实差值未包含在这一区间内的概率只有 5%。假设检验则是从另一角度去分析数据,主要是比较不同样本来自的总体是否相同。如欲比较甲乙两种治疗高血压的药物疗效,试验结果显示甲药平均降压 11mmHg,乙药平均降压 7mmHg,由于抽样误差的影响,并不能说明总体中甲药的降压效果优于乙药,这时就需要进行假设检验。假设检验的作用是能够辨别出由随机波动引起这种差别的概率大小,如果概率很小(如 $P<0.05$),则可以得出两种药物疗效的差异不太可能是由随机误差引起的,进而推断得出甲药优于乙药的结论。不同类型的数据和统计模型可以用相应的统计方法进行分析和检验,如 $t$ 检验、方差分析、$\chi^2$ 检验、非参数检验、相关分析、回归分析等。各种假设检验得到的 $P$ 值是得出结论的主要依据。

## 第三节 │ 医学统计学中的基本概念

### 一、同质与变异

同质(homogeneity)指观察单位或研究个体间具有相同或相近的性质,通常要求主要研究指标的影响因素相同或基本相同。例如,研究一种药物治疗高血压的效果,如果这种药物主要针对原发性高血压的患者,则满足这一条件的患者即为同质观察单位,对于其他如肾病引起的高血压患者则不属于"同质"。同理,如果治疗高血压的效果受病情的影响,则只能把病情相同的患者视为同质观察单位。观察单位是研究对象的基本单元,既可以是一位患者,也可以是一只动物、一份生物样品等。

变异(variation)是指同一种测量在总体中不同观察单位或个体之间的差别。医学研究的对象是有机的生命体,其功能十分复杂,不同个体在相同条件下,对外界环境因素可以产生不同的反应。例如,同种族、同年龄、同性别的健康人,在相同条件下测其脉搏、呼吸、体温等生理指标均可能存在较大的差异。又例如,使用同种药物治疗病情相同的高血压患者,疗效也不尽相同。变异是生物个性的反映,其来源于一些未加控制或无法控制甚至不明原因所致的随机波动。正是因为有"变异",才需要运用统计学方法对数据进行分析。例如,实际中不能因为使用一种药物治疗1~2例冠心病患者有效,就断定这种药物治疗冠心病有效,而是要从表现出偶然性的大量数据中,分析出其中必然性的规律,而统计学就是解决这一问题的有效工具。

## 二、变量与数据类型

变量(variable)是随机变量的简称,可用于表示观察对象在性质、数量和程度等方面的特征,不同变量可以取不同的数值,变量的观测值称为数据(data)。例如,体温是一个变量,它随着时间的变化而变化,也会因个体的差异而不同;身高、体重、性别、年龄、血型、疗效等都是变量,它们的观测结果为数据。变量有数值型变量、定性变量和有序变量,其对应的概念则为定量数据、定性数据和有序数据三种数据类型。

1. **定量数据**　定量数据(quantitative data)也称计量资料。变量的观测结果是数值型的,用来说明研究对象的数量特征,其特点是能够用数值大小衡量观察单位不同特征水平的高低,一般有计量单位。根据变量取值域可分为连续型定量数据和离散型定量数据。前者具有无限可能的值,例如身高、体重、血压、温度等;后者通常只能取正整数,例如家庭成员数、脉搏、白细胞计数等。在医学领域通常对这两种数据类型不做特别区分,而统称为定量数据。

2. **定性数据**　定性数据(qualitative data)也称计数资料。变量的观测值是定性的,说明的是研究对象的品质特征,表现为互不相容的类别或属性。例如,性别分为男和女,血型分为 A、B、O、AB 等。定性数据可以用文字表示不同的类别,也可以使用数字编码,但不具有量的特征。

3. **有序数据**　有序数据(ordinal data)也称半定量数据或等级资料。变量的观测结果是定性的,但各类别(属性)之间有程度或顺序上的差别,如尿糖的化验结果为"−, +, ++, +++",药物的治疗效果按照"显效,有效,好转,无效"进行分类等,对此可以使用编码"$1,2,3,\cdots,k$"。有序数据之间虽然可以比较大小,但不表示数量上的具体差异。

统计分析方法的选用与数据类型有密切的关系。根据分析的需要,不同类型的变量或数据之间可以进行转换。例如,原始检测的血红蛋白含量为定量数据,如果将血红蛋白分为正常和异常两个类别,则可以根据需要按照二分类定性数据进行分析;如果将其分为正常、轻度贫血、中度贫血、重度贫血四个等级时,则可以根据需要按照有序数据进行编码和分析。

## 三、总体和样本

总体(population)指研究对象的全体,它通常由所有的同质观察单位或个体组成。在研究总体时,关心的往往是总体中的一个或者多个特征,如果把这些特征用变量表示,则总体可以是一维变量,也可以是多维变量在定义范围内所有可能的取值。样本(sample)是指从总体中选取的有代表性的一部分观察单位或个体,通常使用随机选取方法得到。例如,在特定社区中随机选取 200 名成年男性进行体检,测量其基本的生命体征:身高、体重、血压、脉搏、心率。在这个例子中,有 5 个变量,分别为身高、体重、血压、脉搏和心率,观察单位是随机抽取的每个成年男性;如果感兴趣的总体是该社区的全部成年男性的基本生命体征,则这200名成年男性的5个变量测量结果构成了样本。

需要注意的是,在医学研究中总体分为有限总体和无限总体,其类型随研究的问题而定。例如,要比较两个社区患有冠心病的情况,其总体就是有限的;但如果我们要研究尿激酶原治疗心肌梗死的疗效时,总体同质的基础是有心肌梗死的患者和接受尿激酶原治疗的患者,没有时间和空间的限制,则总体是无限的。无论有限总体还是无限总体,我们把描述总体特征的统计学指标称为参数(parameter),由样本计算出的特征指标称为统计量(statistic)。为了保证总体的同质性和样本的可靠性与代表性,应当严格确定总体范围,用随机化的方法选择有代表性的样本,进行正确而有效的研究设计。

### 四、误差

误差(error)是指观测值与真实值、样本统计量与总体参数之间的差别。根据误差的性质和来源主要可以分为系统误差、随机测量误差和抽样误差几种类型。

1. **系统误差**　系统误差(systematic error)由一些固定因素产生,如仪器未进行归零校正、标准试剂校准不好、测量者读取测量值有固定方向的偏差等;另外在临床试验或观察研究中研究对象选择不合适、医生对疗效标准掌握不准等也属于系统误差。系统误差的大小通常恒定或按照一定规律变化,具有明确的方向性。这类误差可以通过周密的研究设计和测量过程标准化等措施加以消除或控制。

2. **随机测量误差**　在测量过程中,即使仪器初始状态及标准试剂已经校正,但由于各种偶然因素的影响,也会造成同一测量对象多次测定的结果不完全相同,这种随机产生的误差称为随机测量误差(random measurement error)。实际中,产生随机测量误差的主要原因是生物体的自然变异和各种不可预知因素,这种误差往往没有固定的大小和方向,但具有一定的统计规律(如服从正态分布)。随机测量误差不可避免,但可以通过多次测量对真实值进行比较准确的估计。

3. **抽样误差**　抽样误差(sampling error)是随机误差中最重要的一种误差。由于生物的个体变异,从总体中随机抽取一个样本进行研究,所得样本统计量与相应的总体参数往往不相同,这种由于抽样而引起的样本统计量与总体参数间的差异,在统计学上称为抽样误差。抽样误差来源于个体的变异,如果没有个体变异,就不存在抽样误差。抽样误差可以用统计方法进行分析,一般来说,从同一个总体进行抽样,样本含量越大,则抽样误差越小,样本统计量与总体参数越接近。

### 五、概率与概率分布

概率(probability)是描述随机事件出现可能性大小的定量度量。如果把研究中可能出现的某一结果记为事件 $A$,其发生的概率记为 $P(A)$,则其取值范围为 $0 \leqslant P(A) \leqslant 1$。$P(A)$ 的值越接近 1 表示事件 $A$ 出现的可能性越大,$P(A)=0$ 表示该事件不可能发生,$P(A)=1$ 表示该事件必然发生。概率可以使用两种方式进行定义,即古典概率和统计概率。古典概率定义为 $P(A)=m/n$,其中 $n$ 表示可能出现基本结果的总数目,$m$ 表示事件 $A$ 包含的基本结果数,条件是每个基本结果出现的可能性相同。统计概率定义为 $P(A)=\lim\limits_{n\to\infty}(n_A/n)$,其中 $n$ 为样本例数,$n_A$ 为发生事件 $A$ 的例数,极限符号 $\lim\limits_{n\to\infty}$ 表示 $n$ 很大。如某地区调查了 20 000 名成年人患有高血压的情况,结果有 4 000 人患病,估计该地区的人群患病率为20%;若从该地区随机抽取一名成年人,则估计该对象患有高血压的概率为20%。医学研究的一个重要特征是结果的不确定性,对此可以使用概率表达。需要注意:实际中对从数据中算出的样本统计量同样可以用概率进行度量,它是统计推断的基础。

概率分布(probability distribution)表示随机变量所有可能的取值与各取值下所发生概率之间的对应关系,用以全面地表述随机变量取值的概率。例如,对于定量数据,成年男性红细胞数在不同取值范围内的概率分布;对于定性数据,主要四种不同血型的概率分布等。在统计学上,统计推断的结论都是基于一定概率得出的,概率 $P$ 值的计算则可以依据样本统计量的概率分布得到。习惯上将 $P \leqslant 0.05$ 的事件称为小概率事件,表示在一次随机抽样中发生的可能性很小。如果出现了小概率事件,就要追究其原因。例如,对两种药物降压效果的差别进行假设检验,由于抽样误差的存在,即使在两总体参数相等的前提下,两组样本均数之间也会存在一定的差异,如果 $P \leqslant 0.05$,则说明当前实验结果显示的差异由抽样误差所致的可能性不足 5%,因此可以做出两种药物疗效有差别的结论。

## 第四节 │ 概率的基本运算法则

1. **概率的乘法法则**　如果两个事件 $A$ 和 $B$ 相互独立,即事件 $A$ 的出现并不影响事件 $B$ 出现的机会,则两者同时出现的概率等于各自出现的概率乘积,即

$$P(AB) = P(A)P(B) \tag{1-1}$$

例如,某地 40 岁以上人群中 2 型糖尿病患病($A$)的概率为 22.5%,患有甲状腺结节($B$)的概率为 20.2%,则患有 2 型糖尿病同时患有甲状腺结节疾病的概率为 $0.225 \times 0.202 \approx 0.045$,即约等于 4.5%。

2. **概率的加法法则**　如果有两个事件 $A$ 和 $B$ 相互独立而且互不相容,则出现 $A$ 或 $B$ 的概率等于各自出现的概率之和,可表示为

$$P(A \cup B) = P(A) + P(B) \tag{1-2}$$

例如,在某地人群中 A 型血占 29.7%,B 型血 34.2%,随机抽取一人的血型与其他人的血型独立且两种血型互不相容,则可以计算出该地区任一居民出现 A 型血或 B 型血的概率为两者概率之和,即 63.9%。需要注意:有些事件的出现相互独立但可能互相包容,则上述公式需要改为

$$P(A \cup B) = P(A) + P(B) - P(AB) \tag{1-3}$$

其中 $P(AB)$ 表示 $A$ 和 $B$ 两事件同时出现的概率。例如,某地 40 岁以上人群中 2 型糖尿病患病($A$)的概率为 22.5%,患有甲状腺结节($B$)的概率为 20.2%,如果这两种疾病互相不影响,则出现任一种疾病的概率为

$$P(A \cup B) = 0.225 + 0.202 - 0.225 \times 0.202 = 0.381\,55$$

即约等于 38.2%。

3. **条件概率**　如果事件 $A$ 和 $B$ 之间不独立,即事件 $B$ 与事件 $A$ 存在某种关联,则在 $A$ 发生的条件下 $B$ 发生的概率称为条件概率,记为 $P(B|A)$;反之,在 $B$ 发生的条件下 $A$ 发生的概率记为 $P(A|B)$。依据概率的乘法法则,若事件 $A$ 和 $B$ 不独立,两者同时出现的概率,即联合概率,计算公式为

$$P(AB) = P(A)P(B|A) \tag{1-4}$$

或

$$P(AB) = P(B)P(A|B) \tag{1-5}$$

例如,某地 40 岁以上人群中 2 型糖尿病患病($A$)的概率为 12.5%,患有高血压($B$)的概率为 20.2%。这两种疾病之间并不独立,这是由于血糖高的人患高血压的概率明显高于血糖不高的人,糖尿病患者中有 65.2% 的患者合并患有高血压。于是可以算出在人群中同时患有糖尿病和高血压的概率为

$$P(AB) = P(A)P(B|A) = 0.125 \times 0.652 = 0.081\,5$$

同时可以得出在高血压的患者中患有糖尿病的概率为

$$P(A|B) = \frac{P(AB)}{P(B)} = \frac{0.081\,5}{0.202} = 0.403\,5$$

4. **Bayes 公式**　由条件概率公式可以得到著名的 Bayes 公式,即

$$P(A|B) = \frac{P(AB)}{P(B)} = \frac{P(B|A)P(A)}{P(B|A)P(A) + P(B|\bar{A})P(\bar{A})} \tag{1-6}$$

其中 $\bar{A}$ 为 $A$ 的对立事件。

例如，根据以往的数据，某地肝癌发病率为 0.4%，研究表明肝癌病人用维生素 K 缺乏诱导蛋白（PIVKA-Ⅱ）和甲胎蛋白（AFP）联合检验呈阳性的概率为 85%，健康人用该法检验呈阴性的概率为 90%。若以 $A$ 表示检验呈阳性，$C$ 表示患有肝癌，则在人群中进行筛查，检测结果呈阳性的人中，真患有肝癌的可能性为

$$P(C\,|\,A)=\frac{P(A\,|\,C)P(C)}{P(A\,|\,C)P(C)+P(A\,|\,\bar{C})P(\bar{C})}=\frac{0.85\times0.004}{0.85\times0.004+0.10\times0.996}=0.033$$

其中 $P(C)=0.004$ 是由以往数据分析得到的，称为先验概率。本例结果表明，虽然 $P(A\,|\,C)=0.85$ 和 $P(\bar{A}\,|\,\bar{C})=0.90$ 两个概率值都比较高，但若将其用于该地区肝癌的筛查，检测结果为阳性其患有肝癌的概率只有 3.3%。实际中如果不注意这一点，则可能做出错误的诊断。

上述概率运算法则是概率论中的基础知识，其中的公式在学习后面各章内容时一般不会直接用到；学习相关的名词和概念，可以更好地理解统计学的思想与方法。

## 练习题

### 一、单项选择题

1. 医学统计学研究的对象是（　　）
   - A. 医学中的小概率事件
   - B. 各种类型的数据
   - C. 动物和人的本质
   - D. 有变异的医学现象
   - E. 疾病的预防与治疗

2. 用样本推论总体，具有代表性的样本通常指的是（　　）
   - A. 总体中最容易获得的部分个体的观测值
   - B. 在总体中随意抽取的部分个体的观测值
   - C. 挑选总体中有代表性的部分个体的观测值
   - D. 依照有利原则抽取的部分个体的观测值
   - E. 依照随机原则抽取的总体中部分个体的观测值

3. 下列观测结果属于有序数据的是（　　）
   - A. 收缩压测量值
   - B. 脉搏数
   - C. 住院天数
   - D. 病情程度
   - E. 四种血型

4. 随机测量误差指的是（　　）
   - A. 由某些固定的因素引起的误差
   - B. 由不可预知的偶然因素引起的误差
   - C. 选择样本不当引起的误差
   - D. 选择总体不当引起的误差
   - E. 由操作失误引起的误差

5. 系统误差指的是（　　）
   - A. 由某些固定的因素引起的误差
   - B. 由操作失误引起的误差
   - C. 样本量不够引起的误差
   - D. 样本统计量与总体参数间的误差
   - E. 由不可预知的偶然因素引起的误差

6. 抽样误差指的是（　　）
   - A. 由某些固定的因素引起的误差
   - B. 由操作失误引起的误差
   - C. 样本量不够引起的误差
   - D. 样本统计量与总体参数间的误差
   - E. 由不可预知的偶然因素引起的误差

7. 收集数据不可避免的误差是（　　　）

    A. 随机误差　　　　　　　　　　　　B. 系统误差

    C. 过失误差　　　　　　　　　　　　D. 记录误差

    E. 仪器故障误差

8. 统计学中所谓的总体通常指的是（　　　）

    A. 自然界中的所有研究对象　　　　　B. 概括性的研究结果

    C. 同质观察单位的全体　　　　　　　D. 所有的观察数据

    E. 具有代表性意义的数据

9. 统计学中所谓的样本通常指的是（　　　）

    A. 可测量的生物性样品　　　　　　　B. 统计量

    C. 某一变量的测量值　　　　　　　　D. 数据中的一部分观测值

    E. 总体中有代表性的一部分观察单位

10. 医学研究中抽样误差的主要来源是（　　　）

    A. 测量仪器不够准确　　　　　　　　B. 检测出现错误

    C. 统计设计不合理　　　　　　　　　D. 生物个体的变异

    E. 样本选择不合适

11. 统计学的主要作用是（　　　）

    A. 使分析更为简单　　　　　　　　　B. 避免计算出现错误

    C. 改善数据质量　　　　　　　　　　D. 克服个体变异的影响

    E. 探测随机现象的规律

12. 概率描述的是（　　　）

    A. 总体具有的特征　　　　　　　　　B. 数据具有的特征

    C. 随机事件发生的可能性　　　　　　D. 数据的准确性

    E. 随机现象的规律性

13. 概率分布表示（　　　）

    A. 总体具有的特征　　　　　　　　　B. 数据具有的特征

    C. 偶然现象发生的可能性　　　　　　D. 某事件发生可能性大小

    E. 随机变量的可能取值和出现的概率

14. 统计描述结果的主要表达方式是（　　　）

    A. 统计指标、统计表和统计图　　　　B. 描述数据特征

    C. $P$ 值　　　　　　　　　　　　　D. 概率分布

    E. 抽样误差

15. 研究尿激酶原治疗心肌梗死的疗效,以瑞替普酶作为对照,该项研究包含总体的数目是（　　　）

    A. 1　　　　　　　　　　　　　　　　B. 2

    C. 3　　　　　　　　　　　　　　　　D. 4

    E. 5

二、简答题

1. 医学统计学的主要作用是什么?

2. 医学统计学包括哪些基本内容?

3. 统计描述与统计推断的主要特点是什么?

4. 统计量与参数的差别是什么?

5. 常见的三类误差是什么？应采取什么措施和方法加以控制？

6. 概率分布的含义和意义是什么？

（李 康 贺 佳）

本章练习题
参考答案

本章补充练习题
及参考答案

本章思维导图

# 第二章 | 定量数据的统计描述

本章学习定量数据的统计描述方法。这一部分的内容主要包括频数表、直方图和统计描述指标。利用频数表和直方图可以清楚地揭示数据的分布类型和特征,统计描述指标则可以概括性地描述一组数据的集中趋势或变异程度。学习这些方法的目的在于能够有效地组织、整理和表达统计数据的信息。

## 第一节 | 频数分布

通过实验或观察等各种方式得到的原始数据,如果是定量数据并且观察的例数较多,可以对数据进行分组,然后制作频数表或绘制直方图,用以显示数据的分布规律。

### 一、频数表

频数表(frequency table)是统计表的一种,它同时列出观察指标的可能取值区间及其在各区间内出现的频数。具体做法:先根据观察个体的数值大小进行分组,然后计算每组中观察值出现的个数。由于这种数据表达方式较完整地体现了观察值的分布规律,所以也称作频数分布表。

在编制频数表时,通常先将选定的组列出,每一组段的起点称下限,终点称上限,然后将原始数据归到不同的组段中,最后计算不同组段中数据的个数,即可得到各组的频数。

现结合实例说明频数表的编制方法和应注意的问题。

【例2-1】某地用随机抽样方法抽取了140名正常成年男性检测其红细胞计数(×10^{12}/L),检测结果如下所示。

| | | | | | | | | | | | |
|---|---|---|---|---|---|---|---|---|---|---|---|
| 4.76 | 5.26 | 5.61 | 5.95 | 4.46 | 4.57 | 4.31 | 5.18 | 4.92 | 4.27 | 4.77 | 4.88 |
| 5.00 | 4.73 | 4.47 | 5.34 | 4.70 | 4.81 | 4.93 | 5.04 | 4.40 | 5.27 | 4.63 | 5.50 |
| 5.24 | 4.97 | 4.71 | 4.44 | 4.94 | 5.05 | 4.78 | 4.52 | 4.63 | 5.51 | 5.24 | 4.98 |
| 4.33 | 4.83 | 4.56 | 5.44 | 4.79 | 4.91 | 4.26 | 4.38 | 4.87 | 4.99 | 5.60 | 4.46 |
| 4.95 | 5.07 | 4.80 | 5.30 | 4.65 | 4.77 | 4.50 | 5.37 | 5.49 | 5.22 | 4.58 | 5.07 |
| 4.81 | 4.54 | 3.82 | 4.01 | 4.89 | 4.62 | 5.12 | 4.85 | 4.59 | 5.08 | 4.82 | 4.93 |
| 5.05 | 4.40 | 4.14 | 5.01 | 4.37 | 5.24 | 4.60 | 4.71 | 4.82 | 4.94 | 5.05 | 4.79 |
| 4.52 | 4.64 | 4.37 | 4.87 | 4.60 | 4.72 | 4.83 | 5.33 | 4.68 | 4.80 | 4.15 | 4.65 |
| 4.76 | 4.88 | 4.61 | 3.97 | 4.08 | 4.58 | 4.31 | 4.05 | 4.16 | 5.04 | 5.15 | 4.50 |
| 4.62 | 4.73 | 4.47 | 4.58 | 4.70 | 4.81 | 4.55 | 4.28 | 4.78 | 4.51 | 4.63 | 4.36 |
| 4.48 | 4.59 | 5.09 | 5.20 | 5.32 | 5.05 | 4.41 | 4.52 | 4.64 | 4.75 | 4.49 | 4.22 |
| 4.71 | 5.21 | 4.94 | 4.68 | 5.17 | 4.91 | 5.02 | 4.76 | | | | |

(1)确定组数:进行数据分组时首先应考虑组数,合适的分组会使数据分布规律显示得更为清楚。分组过少会导致信息损失较大,可能使数据分布的规律性不能明显地表示出来;分组过多则造成频率分布表制作困难。通常情况下组数选择在8~15之间,以能显示数据的分布规律为宜。

(2)确定组距:分组时必须事先规定组距,组距的宽度按相邻两组的下限之差计算,一般应取相同的组距。将全距除以组数可以得到组距的近似值。全距即数据中最大值与最小值之差,如果用 $R$ 表示全距,$k$ 表示组数,则参考组距为 $R/k$。组距的选择应符合专业习惯,得到参考组距后再结合实际情况作适当调整。如例2-1数据中的最大值为5.95,最小值为3.82,全距为2.13,现拟分10个组,参

考组距为：$i = \dfrac{R}{k} = \dfrac{2.13}{10} \approx 0.21$

因为通常比较习惯含有 0.20 或 0.25 个单位倍数的区间宽度，因此可以在 0.20 和 0.25 两种组距中选择。若用 0.20 作为组距，则总共有 11 个区间；若用 0.25 作为组距，则有 9 个区间。权衡后选择组距为 0.20。

有些资料因为数据中有特大或特小的数值也可以采用不等组距，如对于某些食物中毒的潜伏期，由于大部分患者在短时间内出现症状，只有极少部分人经过较长的时间后才有反应，因此这种情况可以将后面的一些组段作适当的合并，并可以将最后一个组段以"大于或等于……"表示，以避免出现一些组段频数为零的情况。

（3）确定组限：频数表必须包括整个资料范围的全部数据，即一个数据必须能够归属于某一组，同时只能归属于一个组，不能兼属。为此，实际组限在每组中只包含下限而不包含上限，如第一组为"3.80~<4.00"、第二组为"4.00~<4.20"，凡小于 4.00 者均应分入第一组，大于或等于 4.00 且小于 4.20 者则在第二组。一般情况下最后一个组段标记上限值。

（4）确定频数：由例 2-1 原始数据可得频数表，如表 2-1 所示。

表2-1　某地 140 名正常成年男性红细胞计数的频数表

| 红细胞计数/（×10^12/L）<br>（1） | 组中值<br>（2） | 频数<br>（3） | 累积频数<br>（4） | 频率/%<br>（5） | 累积频率/%<br>（6） |
|---|---|---|---|---|---|
| 3.80~<4.00 | 3.9 | 2 | 2 | 1.43 | 1.43 |
| 4.00~<4.20 | 4.1 | 6 | 8 | 4.29 | 5.71 |
| 4.20~<4.40 | 4.3 | 11 | 19 | 7.86 | 13.57 |
| 4.40~<4.60 | 4.5 | 25 | 44 | 17.86 | 31.43 |
| 4.60~<4.80 | 4.7 | 32 | 76 | 22.86 | 54.29 |
| 4.80~<5.00 | 4.9 | 27 | 103 | 19.29 | 73.57 |
| 5.00~<5.20 | 5.1 | 17 | 120 | 12.14 | 85.71 |
| 5.20~<5.40 | 5.3 | 13 | 133 | 9.29 | 95.00 |
| 5.40~<5.60 | 5.5 | 4 | 137 | 2.86 | 97.86 |
| 5.60~<5.80 | 5.7 | 2 | 139 | 1.43 | 99.29 |
| 5.80~6.00 | 5.9 | 1 | 140 | 0.71 | 100.00 |

## 二、直方图

将例 2-1 的资料编成频数表后，可以看出数据的分布规律，若绘成直方图（histogram）则更直观。直方图是以垂直条段代表频数分布的一种图形，条段的高度代表各组的频数，由纵轴标度；各组的组限由横轴标度，条段的宽度表示各组的组距。如将表 2-1 资料绘制直方图，如图 2-1 所示。从图中明显看出该地区正常成年男性红细胞数的分布特点，即数据多集中在 $4.80 \times 10^{12}/L$ 附近，两侧对称下降，最小值不低于 $3.80 \times 10^{12}/L$，最大值不超过 $6.00 \times 10^{12}/L$。

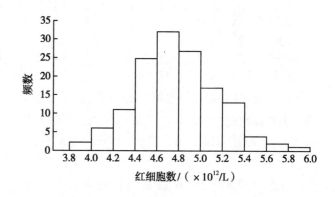

图 2-1　140 名正常成年男性红细胞计数的直方图

需要注意:绘制直方图的频数表资料一般为等距分组,对于不等距资料应先将不等距的各组频数折算为等距频数,然后再作图。

直方图的主要作用是描述数据的分布形态和特征。医学研究中常见的资料分布类型可分为对称分布和偏态分布两大类。在对称分布资料中,正态分布(normal distribution)是一种非常重要的分布类型,其特征是中间组段的频数最多,两侧组段的频数分布对称,并按一定的规律下降,表 2-1 的频数分布即近似呈正态分布(图 2-1)。如果频数分布的高峰向左偏移,长尾向右侧延伸称为正偏态分布(图 2-2),相反则称为负偏态分布(图 2-3)。

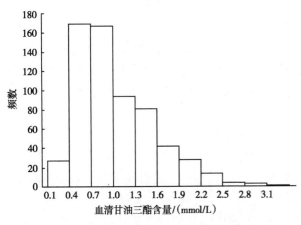

图 2-2　630 名正常女性血清甘油三酯含量的频数分布

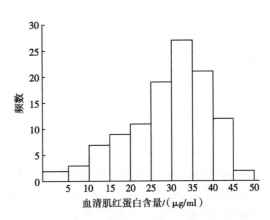

图 2-3　100 名女性血清肌红蛋白含量的频数分布

### 三、频数分布表和直方图的用途

1. 作为陈述资料的形式,可以代替原始资料,便于进一步分析。

2. 便于观察数据的分布类型。在统计分析时常需要根据资料的分布形式选择相应的统计分析方法,因此对数据分布类型的判定非常重要。

3. 便于发现资料中某些远离群体的特大或特小值。如在频数表中连续多个观测值频数为 0 后,又出现了一些频数不为 0 的情况就值得怀疑,此时应进行检查和核对数据,并查找原因,根据原因来判断是否为离群值。

4. 当样本量比较大时,可用各组段的频率作为概率的估计值。如表 2-1 第(3)列的频数除以总例数即为第(5)列的频率,由此可推测正常成年男性的红细胞计数值出现在各组段的概率分别为 0.014 3,0.042 9,0.078 6,…,0.007 1。

总之,通过频数分布表和直方图,可以大致看出观察值的形态和特征。如果需要进一步用数据概括、明确地描述频数分布的特征时则应采用统计指标描述。

## 第二节 │ 描述集中趋势的统计学指标

平均数是描述一组观察值集中趋势或平均水平的统计指标,常作为一组数据的代表值用于分析和进行组间的比较,常用的有算术均数、几何均数、中位数和众数等。

### 一、算术均数

算术均数(arithmetic mean)简称为均数,用于说明一组观察值的平均水平或集中趋势,是描述定量数据的一种最常用的方法。总体均数用希腊字母 $\mu$ 表示,样本均数用 $\overline{X}$ 表示。均数计算有直接法和加权法。

### （一）直接法

将所有的观测值 $X_1, X_2, \cdots, X_n$ 直接相加再除以观察例数，写成公式为

$$\bar{X} = \frac{X_1 + X_2 + \cdots + X_n}{n} = \frac{\sum X}{n} \tag{2-1}$$

式中，$\bar{X}$ 表示样本均数；$\sum$ 是希腊字母（读作 sigma），表示求和的符号；$n$ 为样本观察例数。如对例 2-1 的数据用上面公式计算，可算得 140 名正常成年男性红细胞计数的均值为

$$\bar{X} = \frac{4.76 + 5.26 + 5.61 + \cdots + 5.02 + 4.76}{140} = 4.78(\times 10^{12}/\text{L})$$

### （二）加权法

加权法是根据频数表资料计算均数的一种方法。如果实际中没有原始的观测值数据，而只有频数表资料则不能再用公式（2-1）计算均数。这种情况下，可以把各组的组中值视为各组观察值的代表值，分别乘以各组的频数（即权重）得到各组观察值之和，然后将它们相加得到观察值的总和，最后除以总例数计算出均值。用公式表示为

$$\bar{X} = \frac{f_1 x_1 + f_2 x_2 + \cdots + f_k x_k}{n} = \frac{\sum fx}{n} \tag{2-2}$$

式中 $k$ 表示频数表的组段数，$n$ 为样本例数；$f_1, f_2, \cdots, f_k$ 及 $x_1, x_2, \cdots, x_k$ 分别表示 1~$k$ 组的组中值及相应的频数。

这种基于频数表资料计算的算术均数就称为加权算术均数。加权算术均数的大小，不仅取决于研究对象的观测值，还受各观测值出现频数的影响。假如没有例 2-1 中 140 名正常成年男性红细胞数的原始数据，只有表 2-1 的频数分布表，就只能用加权法计算加权的算术均数，见表 2-1 第（2）列和第（3）列；组中值=（本组段下限+本组段上限）/2，如 "4.00~<4.20" 组段的组中值为（4.00+4.20）/2=4.10，其余可以类推。

将表 2-1 的数据代入公式（2-2），有

$$\bar{X} = \frac{2 \times 3.90 + 6 \times 4.10 + 11 \times 4.30 + \cdots + 2 \times 5.70 + 1 \times 5.90}{140} = 4.78(\times 10^{12}/\text{L})$$

由此可见，在样本例数较多的情况下，加权法与直接法算得的结果很相近。尽管如此，在实际应用中，还是提倡基于原始数据，采用直接法计算算术均数，仅在没有原始数据而只有频数表资料时，才考虑用加权法计算算术均数。

### （三）均数的应用

均数的意义容易理解，而且结果也比较稳定，因而应用极为广泛。但是它主要适用于对称分布或偏度不大的资料，尤其适合正态分布资料。由于在计算均数时用到了每一个观察值，在偏态较大的情况下，算出的均值容易受到频数分布两端极大或极小值的影响，不能真正地反映分布的集中趋势，这时应考虑改用其他指标。

## 二、几何均数

医学研究中有一类比较特殊的资料，如抗体滴度、细菌计数、血清凝集效价及某些物质浓度等，其数据特点是观察值间按倍数关系变化，对此可以计算几何均数（geometric mean）以描述其平均水平。几何均数用 $G$ 表示，计算公式为

$$G = \sqrt[n]{X_1 X_2 \cdots X_n} \tag{2-3}$$

即将 $n$ 个观察值连乘后开 $n$ 次方。为了计算方便，常改用对数的形式计算，即

$$G = \lg^{-1}\left(\frac{\lg X_1 + \lg X_2 + \cdots + \lg X_n}{n}\right) = \lg^{-1}\left(\frac{\sum \lg X}{n}\right) \tag{2-4}$$

可以看出,几何均数相当于各观察值对数的均值再取反对数。对于频数表资料,若用 $x_1, x_2, \cdots, x_k$ 和 $f_1, f_2, \cdots, f_k$ 分别表示 1~$k$ 各组的组中值及相应的频数,则几何均数为

$$G = \lg^{-1} \left( \frac{f_1 \lg x_1 + f_2 \lg x_2 + \cdots + f_k \lg x_k}{n} \right) = \lg^{-1} \left( \frac{\sum f \lg x}{n} \right) \tag{2-5}$$

【例2-2】测得 24 名健康志愿者接种 2 剂试验疫苗后 28 天中和抗体滴度的倒数分别为 64,128,128,128,512,64,128,256,128,256,256,512,512,512,256,128,128,512,256,256,64,512,256,256,求抗体的几何平均滴度。

将数据代入公式(2-4),计算几何均数:

$$G = \lg^{-1} \left( \frac{\lg 64 + \lg 128 + \lg 128 + \lg 128 + \cdots + \lg 64 + \lg 512 + \lg 256 + \lg 256}{24} \right) \approx 209$$

即 24 名健康志愿者接种 2 剂试验疫苗后 28 天血清中和抗体的平均滴度为 1:209。

【例2-3】测得 120 名健康志愿者接种 2 剂试验疫苗后 28 天中和抗体滴度的倒数如表 2-2,试计算抗体的几何平均滴度。

表 2-2　接种 2 剂试验疫苗后 28 天血清中和抗体滴度

| 中和抗体滴度倒数 | 频数 | 中和抗体滴度倒数 | 频数 |
| --- | --- | --- | --- |
| 16 | 4 | 128 | 35 |
| 32 | 4 | 256 | 30 |
| 64 | 21 | 512 | 21 |
| 96 | 3 | 1 024 | 2 |

$$G = \lg^{-1} \left( \frac{4\lg 16 + 4\lg 32 + 21\lg 64 + 3\lg 96 + 35\lg 128 + 30\lg 256 + 21\lg 512 + 2\lg 1\ 024}{120} \right) \approx 157$$

即接种 2 剂试验疫苗后 28 天血清中和抗体的平均滴度为 1:157。

几何均数在医学研究领域多用于血清学和微生物学中。有些明显呈偏态分布的资料经过对数变换后呈对称分布,也可以采用几何均数描述其平均水平,但要注意观察值中不能有 0 或负数。一般情况下,同一组观察值的几何均数总是小于它的算术均数。

### 三、中位数和百分位数

#### (一)中位数

将一组观察值从小到大按顺序排列 $X_1 \leqslant X_2 \leqslant \cdots \leqslant X_n$,居中心位置的数值即为中位数(median),记为 $M$。当观察例数 $n$ 为奇数时,中位数是按顺序排列在第 $(n+1)/2$ 项的观察值;当观察例数为偶数时,则中位数是按顺序排列在第 $n/2$ 项和第 $(n/2)+1$ 项两个观察值的平均值。例如,现测得 5 个人的极低密度脂蛋白(VLDL)中载脂 B 蛋白的含量(mmol/L)分别为 0.009 5、0.032 2、0.061 7、0.097 0、0.108 5,中位数等于 0.061 7mmol/L;若仅测量了四个值 0.009 5、0.032 2、0.061 7、0.097 0,则中位数为 (0.032 2+0.061 7)/2=0.047 0(mmol/L)。另外也可以根据频数表资料计算中位数。下面通过实例说明它的计算方法。

【例2-4】对某地 630 名 50~60 岁的正常女性进行血清甘油三酯含量(mmol/L)检测,资料如表 2-3 所示,试计算其中位数。

表2-3　某地630名50~60岁正常女性血清甘油三酯含量的频数表

| 甘油三酯/（mmol/L）<br>（1） | 频数<br>（2） | 累积频数<br>（3） | 累积频率/%<br>（4） |
|---|---|---|---|
| 0.10~<0.40 | 27 | 27 | 4.29 |
| 0.40~<0.70 | 169 | 196 | 31.11 |
| 0.70~<1.00 | 167 | 363 | 57.62 |
| 1.00~<1.30 | 94 | 457 | 72.54 |
| 1.30~<1.60 | 81 | 538 | 85.40 |
| 1.60~<1.90 | 42 | 580 | 92.06 |
| 1.90~<2.20 | 28 | 608 | 96.51 |
| 2.20~<2.25 | 14 | 622 | 98.73 |
| 2.50~<2.80 | 4 | 626 | 99.37 |
| 2.80~<3.10 | 3 | 629 | 99.84 |
| ≥3.10 | 1 | 630 | 100.00 |
| 合计 | 630 | — | — |

利用频数分布表计算中位数的第一步是确定它所在位置的区间。资料总例数是630，中位数的位置为$630×0.5=315$，当观察值按顺序排列时，第315个观察值就是中位数$M$（近似计算）。从累积频数分布可以看出，第315个观察值处于[0.70,1.00)区间内，第（4）列的累积频率则更清楚地显示了它所在的区间。假定该区间内的观察值呈均匀分布，因为在此区间之前有196例，所以该区间下限至中位数之间的例数为315－196＝119；由于区间的宽度为0.3，该区间内共有167例，可以推想在此区间单位例数的宽度为0.3/167，再将（315－196）×0.3/167项加到所属区间的下限上去得到中位数（图2-4），即

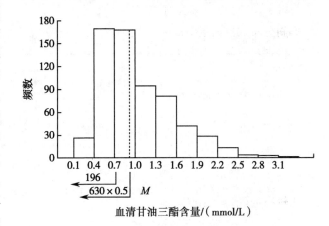

图2-4　中位数计算方法示意图

$$M = 0.70 + \frac{0.30}{167} \times (630 \times 0.5 - 196) = 0.914 \,(\text{mmol/L})$$

一般，可用以下公式计算中位数

$$M = L + \frac{i_M}{f_M}(n \times 50\% - f_L) \tag{2-6}$$

式中，$L$为$M$所在组段的下限，$i_M$为组距，$f_M$为频数，$f_L$为之前各组段的累积频数。

### （二）百分位数

中位数可以用来描述一组观察值的中心位置。但有时我们还需要了解数据分布的其他位置，如资料分布的左侧累积频率为25%的位置，这时可以通过计算百分位数（percentile）确定。百分位数用符号$P_x$表示，$x$表示特定的百分位，百分位数$P_x$指在一组数据中找到这样一个值，它使得$x$%的数据项小于或等于这个值，其余（100－$x$）%的数据项大于或等于这个值。如$P_{25}$表示资料在$P_{25}$位置左侧的累积频数占总数的25%，右侧占75%；$P_{50}$实际就是中位数$M$。百分位数的计算原理与中位数完全相同，只需将式（2-6）的中位数换成任意百分位数，即

$$P_x = L + \frac{i_x}{f_x}(nx\% - f_L) \tag{2-7}$$

式中,$L$ 为 $P_x$ 所在组段的下限,$i_x$ 为组距,$f_x$ 为频数,$f_L$ 为 $P_x$ 所在组段之前各组段的累积频数。

需要注意:根据频数表数据计算出的百分位数 $P_x$ 是近似值,通常情况下,由软件直接根据原始数据给出其准确值。

【例 2-5】计算例 2-4 数据的百分位数 $P_{25}, P_{75}, P_{90}$。

利用公式(2-7),可分别求得

$$P_{25} = 0.40 + \frac{0.30}{169} \times (630 \times 0.25 - 27) = 0.632\,(\text{mmol/L})$$

$$P_{75} = 1.30 + \frac{0.30}{81} \times (630 \times 0.75 - 457) = 1.357\,(\text{mmol/L})$$

$$P_{90} = 1.60 + \frac{0.30}{42} \times (630 \times 0.90 - 538) = 1.807\,(\text{mmol/L})$$

### (三) 中位数和百分位数的应用

1. 中位数与均数、几何均数的作用相同,都能用来反映一组数据的集中趋势或平均水平。由于中位数的确定仅取决于它在数据序列中的位置,而不是由全部观察值计算得出,因此不受少数特别大或特别小的极端值的影响,在这一点上它优于均数。一般来说,在频数分布呈明显偏态或频数分布的两端无确定数值时,使用中位数描述集中趋势或平均水平较为合理。当变量呈对称分布时,理论上中位数和均数相同。但对于样本资料,由于计算均数时利用了所有的观察值,这使得它在没有极端值或偏斜分布的数据集中提供了一个有效的中心趋势度量。然而,由于均数对极端值非常敏感,因此在包含极端值或偏斜分布的数据集中,中位数作为中心趋势的度量更为稳健,因为它不受极端值的影响。另外,中位数还有一个很大的缺点,即不便于作统计运算,如根据两组资料的不同中位数无法算出合并的中位数。因此在统计分析中,中位数不如均数应用广泛。

2. 百分位数可以用来描述资料的观察值序列在某百分位置的水平,中位数是其中的一个特例。多个百分位数结合使用常可以用来说明某一特定的问题,如用 $P_{75} - P_{25}$ 描述资料的分散程度;用 $P_{2.5}$ 和 $P_{97.5}$ 规定 95% 医学参考值范围;研究青少年生长发育时用百分位数划分等级等。百分位数可用于任何频数分布的资料,尤其是明显呈偏态分布的资料,但靠近两端的百分位数仅在样本例数较大时才比较稳定(如 $n > 100$)。

### 四、众数

众数(mode)是指一组数据中出现次数最多的原始数值。一组数据中的众数可能有一个也可能有多个。如数据 2、3、-1、2 中,2 出现了两次,则 2 是这组数据中的众数。再如,数据 2、3、-1、2、3、5 中,2 和 3 都出现了两次,则 2 和 3 都是这组数据的众数。结合连续型变量的频数分布图就更容易理解众数的含义,频数分布图的高峰位置即是众数。

## 第三节 │ 描述变异程度的统计学指标

实际中,除要了解观察值的平均水平外,往往还需要同时了解这些观察值之间的变异程度或偏离集中位置的程度。下面通过实例说明这一问题。

【例 2-6】对甲乙两名高血压患者连续观察 5 天,测得的收缩压分别如下:

甲患者(mmHg)　162　145　178　142　186　($\overline{X}_{甲} = 162.6$)

乙患者(mmHg)　164　160　163　159　166　($\overline{X}_Z = 162.4$)

从列出的数据可以看出,两人收缩压的均数几乎没有什么差别,但甲患者的血压波动比较大,而乙患者相对比较稳定。因此,描述一组观察值的特征,除需要表示其平均水平外,还要说明它的变异情况。

衡量变异程度大小的指标有多种,但大体可以分为两类:一类是按间距计算,有极差和四分位数间距;另一类则按平均差距计算,有方差、标准差和变异系数等。

### 一、极差

极差(range)也称为全距,即观测值中最大值 $X_{max}$ 和最小值 $X_{min}$ 之差,用符号 $R$ 表示,即

$$R = X_{max} - X_{min} \qquad (2-8)$$

极差是变异指标中最简单的一种,极差大说明变异程度大,反之说明变异程度小,如例 2-6 中甲乙两患者收缩压的极差分别为

$$R_{甲} = 186 - 142 = 44\,(\text{mmHg})$$
$$R_{乙} = 166 - 159 = 7\,(\text{mmHg})$$

可见甲患者收缩压的波动大,乙患者波动小。

极差主要关注的是一组数据的整体变化范围,方法虽然简单,但在某些场合很有实用价值,如用于说明传染病或食物中毒等的最短、最长潜伏期等。用极差说明数据分布的离散程度,简单明了、容易使用,但由于计算时仅用到了最大值和最小值,而没有利用全部观测值的信息,且随着观测例数的增多,出现较大或较小数值的可能性越来越大,极差也会随之而变大,尤其当资料呈明显偏态分布时会显得更加不稳定,所以极差只是简略地说明一组数据的波动范围。

### 二、四分位数间距

极差不稳定主要受分布在数据两侧的极端值影响,如果将两端的数据去掉一定的比例,所得到的结果就会相对稳定。为此可以把所有的观测值排序后,分成四个数目相等的段落,每个段落的观测值数目各占总例数的 25%,去掉两端的 25%,取中间 50% 观测值的数据范围即为四分位数间距(interquartile range, $IQR$ )。它可以通过计算百分位数 $P_{75}$ 和 $P_{25}$ 之差得到,即

$$IQR = P_{75} - P_{25} \qquad (2-9)$$

例如由上一节例 2-4 算出,50~60 岁正常女性血清甘油三酯含量的百分位数 $P_{25}$ 和 $P_{75}$ 分别为 0.632mmol/L 和 1.357mmol/L,则 $IQR = 1.357 - 0.632 = 0.725$(mmol/L),说明有 50% 女性的血清甘油三酯含量在 0.632mmol/L 和 1.357mmol/L 之间,其四分位数间距为 0.725mmol/L。四分位数间距越大,说明数据的变异越大;反之,四分位数间距越小,说明数据的变异越小。

四分位数间距的特点是它不像极差容易受到极端值的影响,但仍未用到每一个具体的观测值,其主要用于描述明显偏态分布资料的变异特征,并常常结合统计图应用。

### 三、方差

为了利用每一个观测值的信息,可以计算各观测值偏离平均数的平均差距。为避免正负抵消,可以将每个观测值与均数之差的绝对值相加,然后取平均值,即计算 $\sum |X - \bar{X}| / n$,这是一个很直观的变异指标,但由于用了绝对值,在数学上不便于处理。为此,可以通过取平方来避免正负抵消,即使用方差(variance)衡量数据的变异程度。总体方差用 $\sigma^2$ 表示,样本方差用 $S^2$ 表示,其计算公式为

$$S^2 = \frac{\sum (X - \bar{X})^2}{n-1} \qquad (2-10)$$

其中 $\sum (X - \bar{X})^2$ 称为离均差平方和(sum of square),它描述了每个观测值相对于平均水平 $\bar{X}$ 的离散程度。通过推导可化为下式:

$$\sum(X-\overline{X})^2=\sum X^2-\frac{(\sum X)^2}{n} \qquad (2\text{-}11)$$

式（2-10）的分母 $n-1$ 称为自由度（degree of freedom），它表示在所有的 $n$ 个离均差平方项中，由于样本均数 $\overline{X}$ 的限制，只有 $n-1$ 个离均差平方项是独立的。方差相当于对离均差平方和取平均值，其值越大说明数据的变异越大。

## 四、标准差

方差是用取平方后的单位来表示的，如果血压的原始数据用毫米汞柱表示，则方差就是毫米汞柱的平方。在统计分析中为了方便，通常将方差取算数平方根，还原成与原始观察值单位相同的变异量度，即标准差（standard deviation）。总体标准差用 $\sigma$，样本标准差用 $S$ 或 $SD$ 表示，其计算公式为

$$S=\sqrt{\frac{\sum(X-\overline{X})^2}{n-1}} \qquad (2\text{-}12)$$

显然，一组观测值的标准差越大说明其变异程度越大。将式中的离均差平方和展开，标准差的计算公式也可以写为

$$S=\sqrt{\frac{\sum X^2-(\sum X)^2/n}{n-1}} \qquad (2\text{-}13)$$

例如对于例 2-6 有

甲患者：
$$\sum X=162+145+178+142+186=813$$

$$\sum X^2=162^2+145^2+178^2+142^2+186^2=133\ 713$$

$$S=\sqrt{\frac{133\ 713-813^2/5}{5-1}}=19.49(\text{mmHg})$$

乙患者：
$$\sum X=164+160+163+159+166=812$$

$$\sum X^2=164^2+160^2+163^2+159^2+166^2=131\ 902$$

$$S=\sqrt{\frac{131\ 902-812^2/5}{5-1}}=2.88(\text{mmHg})$$

即甲患者血压标准差为 19.49mmHg，乙患者血压标准差为 2.88mmHg，说明甲患者血压波动比乙患者血压波动大。

如果是频数表资料，可用如下公式计算

$$S=\sqrt{\frac{\sum fx^2-(\sum fx)^2/n}{n-1}} \qquad (2\text{-}14)$$

式中 $x$ 和 $f$ 分别为各组段的组中值及相应的频数。在大样本情况下，由频数表资料计算得到的结果与原始数据得到的结果相近。

【例2-7】根据第一节表 2-1 的频数表资料，计算成年男性红细胞数的标准差。计算结果如表 2-4：

表 2-4　140 名正常成年男性红细胞计数（×10¹²/L）的标准差计算表

| 红细胞计数/（×10¹²/L）<br>（1） | 组中值（x）<br>（2） | 频数（f）<br>（3） | fx<br>（4） | fx²<br>（5） |
|---|---|---|---|---|
| 3.80~<4.00 | 3.90 | 2 | 7.80 | 30.42 |
| 4.00~<4.20 | 4.10 | 6 | 24.60 | 100.86 |
| 4.20~<4.40 | 4.30 | 11 | 47.30 | 203.39 |
| 4.40~<4.60 | 4.50 | 25 | 112.50 | 506.25 |
| 4.60~<4.80 | 4.70 | 32 | 150.40 | 706.88 |
| 4.80~<5.00 | 4.90 | 27 | 132.30 | 648.27 |
| 5.00~<5.20 | 5.10 | 17 | 86.70 | 442.17 |
| 5.20~<5.40 | 5.30 | 13 | 68.90 | 365.17 |
| 5.40~<5.60 | 5.50 | 4 | 22.00 | 121.00 |
| 5.60~<5.80 | 5.70 | 2 | 11.40 | 64.98 |
| 5.80~6.00 | 5.90 | 1 | 5.90 | 34.81 |
| 合计 | — | 140 | 669.80 | 3 224.20 |

由公式（2-14）得出

$$S = \sqrt{\frac{3\,224.20 - 669.80^2/140}{140-1}} = 0.38(\times10^{12}/L)$$

即所求标准差为 $0.38\times10^{12}$/L。

在实际中，标准差或方差是使用最多的变异指标。方差有一个好的性质，即根据来自同一总体的几个样本方差，可以直接求得合并样本的方差，而不必合并样本重新计算。更为重要的是，方差与正态分布的形状有明确的关系，它与均数结合能够完整地概括一个正态分布。

### 五、变异系数

标准差与原始数据的量纲相同，在两组数据的均数相差不大、度量单位相同时，从标准差的大小就可以直接比较两个样本的变异程度。然而，有时我们需要对均数相差较大或单位不同的几组观察值的变异程度进行比较，这时直接使用标准差就不再适宜。在这种情况下可以使用变异系数（coefficient of variation, $CV$），其计算公式为

$$CV = \frac{S}{\bar{X}}\times100\% \tag{2-15}$$

【例 2-8】测得某地成年人舒张压的均数为 77.5mmHg，标准差为 10.7mmHg；收缩压的均数为 122.9mmHg，标准差为 17.1mmHg。试比较舒张压和收缩压的变异程度。

舒张压和收缩压是两个不同的指标，如直接比较两个标准差，会得出收缩压变异较大的结论。现计算两者的变异系数：

舒张压　　　　　　　$CV = \frac{10.7}{77.5}\times100\% = 13.81\%$

收缩压　　　　　　　$CV = \frac{17.1}{122.9}\times100\% = 13.91\%$

可见两种指标的变异度几乎没有什么差别。

与标准差相比，使用变异系数的好处是不需要参照数据的平均值。需要注意：实际在进行数据统计分析时，如果变异系数比较大时（如 $CV \geq 0.20$），则要查找引起变异的原因。变异系数的缺点是当

平均值接近于 0 的时候,微小的变化可能对变异系数产生较大的影响。

## 练习题

### 一、单项选择题

1. 某医学资料数据大的一端没有确定数值,描述其集中趋势适用的统计指标是(　　)
   A. 中位数
   B. 几何均数
   C. 均数
   D. $P_{95}$
   E. 频数分布

2. 算术均数与中位数相比,其特点是(　　)
   A. 不易受极端值的影响
   B. 能充分利用数据的信息
   C. 抽样误差较大
   D. 更适用于偏态分布资料
   E. 更适用于分布不明确资料

3. 将一组定量资料整理成频数表的主要目的是(　　)
   A. 化为计数资料
   B. 便于计算
   C. 提供原始数据
   D. 能够更精确地检验
   E. 描述数据的分布特征

4. 6 人接种流行性感冒疫苗一个月后测定抗体滴度为 $1:20,1:40,1:80,1:80,1:160,1:320$,求平均滴度应选用的指标是(　　)
   A. 均数
   B. 几何均数
   C. 中位数
   D. 百分位数
   E. 倒数的均数

5. 变异系数主要用于(　　)
   A. 比较不同计量指标的变异程度
   B. 衡量正态分布的变异程度
   C. 衡量测量的准确度
   D. 衡量偏态分布的变异程度
   E. 衡量样本抽样误差的大小

6. 对于正态或近似正态分布的资料,描述其变异程度应选用的指标是(　　)
   A. 变异系数
   B. 离均差平方和
   C. 极差
   D. 四分位数间距
   E. 标准差

7. 已知动脉硬化患者血清载脂蛋白 B 的含量(mg/dl)呈明显偏态分布,描述其个体差异的统计指标应使用(　　)
   A. 全距
   B. 标准差
   C. 变异系数
   D. 方差
   E. 四分位数间距

8. 一组原始数据的分布呈正偏态分布,其数据的特点是(　　)
   A. 数值离散度大
   B. 数值离散度小
   C. 数值偏向较大的方向
   D. 数值偏向较小的方向
   E. 数值分布不均匀

9. 对于正偏态分布总体,其均数与中位数的关系是(　　)
   A. 均数与中位数相同
   B. 均数大于中位数
   C. 均数小于中位数
   D. 两者有一定的数量关系
   E. 两者的数量关系不定

10. 在衡量数据的变异度时,标准差与方差相比,其主要特点是(　　)

　　A. 标准差小于方差　　　　　　　　　　B. 标准差大于方差

　　C. 标准差更容易计算　　　　　　　　　D. 标准差更为准确

　　E. 标准差的计量单位与原始数据相同

11. 一组数据改变计量单位后,其相应的标准差(　　)

　　A. 变大　　　　　　　　　　　　　　　B. 变小

　　C. 不改变　　　　　　　　　　　　　　D. 变大或变小

　　E. 等于之前的标准差加上一个常数

12. 欲比较某地成年男性舒张压和收缩压的变异程度,应采用的指标是(　　)

　　A. 标准差　　　　　　　　　　　　　　B. 方差

　　C. 极差　　　　　　　　　　　　　　　D. 四分位数间距

　　E. 变异系数

13. 比较健康人群血肌酐和尿素氮的变异程度,应采用的指标是(　　)

　　A. 标准差　　　　　　　　　　　　　　B. 百分位数

　　C. 极差　　　　　　　　　　　　　　　D. 四分数间距

　　E. 变异系数

14. 中位数与算数均数相比,其特点是(　　)

　　A. 容易计算　　　　　　　　　　　　　B. 计算出的结果更为可靠

　　C. 不易受异常值影响　　　　　　　　　D. 更适合对称分布的数据

　　E. 由样本数据计算出的结果稳定

15. 应用百分位数 $P_{95}$,需要的条件是(　　)

　　A. 数据服从正态分布　　　　　　　　　B. 数据的变异较小

　　C. 不能有异常值　　　　　　　　　　　D. 数据的变异较大

　　E. 随机样本


二、计算与分析题

1. 现测得 10 名乳腺癌患者化疗后血液尿素氮的含量(mmol/L)分别为 3.43,2.96,4.43,3.03, 4.53,5.25,5.64,3.82,4.28,5.25,试计算其均数和中位数。

2. 某地 100 例 30~40 岁健康男性血清总胆固醇值(mg/dl)测定结果如下:

202  165  199  234  200  213  155  168  189  170  188  168  184  147  219  174  130  183  178
174  228  156  171  199  185  195  230  232  191  210  195  165  178  172  124  150  211  177
184  149  159  149  160  142  210  142  185  146  223  176  241  164  197  174  172  189  174
173  205  224  221  184  177  161  192  181  175  178  172  136  222  113  161  131  170  138
248  153  165  182  234  161  169  221  147  209  207  164  147  210  182  183  206  209  201
149  174  253  252  156

(1)编制频数分布表并画出直方图;

(2)根据频数表计算均值和中位数,并说明用哪一个指标比较合适;

(3)计算百分位数 $P_5,P_{25},P_{75},P_{95}$。

3. 测得 10 名肝癌病人与 16 名正常人的血清乙型肝炎表面抗原(HBsAg)滴度如题表 2-1,试分别计算它们的平均滴度。

题表 2-1　肝癌病人与正常人的血清乙肝表面抗原（HBsAg）滴度

| 滴度倒数 | 正常人数 | 肝癌病人数 |
|---|---|---|
| 8 | 7 | 1 |
| 16 | 5 | 2 |
| 32 | 1 | 3 |
| 64 | 3 | 2 |
| 128 | 0 | 1 |
| 256 | 0 | 1 |

4. 题表 2-2 为 10 例垂体催乳素微腺瘤的病人手术前后血催乳素浓度（ng/ml），试说明用何种指标比较手术前后数据的变异情况较为合适。

题表 2-2　手术前后患者血催乳素浓度

| 例号 | 血催乳素浓度/（ng/ml） | |
|---|---|---|
| | 术前 | 术后 |
| 1 | 276 | 41 |
| 2 | 880 | 110 |
| 3 | 1 600 | 280 |
| 4 | 324 | 61 |
| 5 | 398 | 105 |
| 6 | 266 | 43 |
| 7 | 500 | 25 |
| 8 | 1 760 | 300 |
| 9 | 500 | 215 |
| 10 | 220 | 92 |

（侯　艳　施学忠）

本章练习题
参考答案

本章补充练习题
及参考答案

本章思维导图

第三章 │ 正态分布与医学参考值范围

正态分布是自然界中最常见、最重要的一种连续型分布,是后面将要学习的各种统计推断方法的理论基础。在医学中,有很多生理生化指标服从或近似服从正态分布,如同性别健康成年人的身高、体重、红细胞计数和血红蛋白含量等。在变量服从正态分布的情况下,可以很容易地确定其数值出现在任意指定范围内的概率,特别是可以应用于医学参考值范围的估计。

## 第一节 │ 正态分布

正态分布(normal distribution)首先由数学家和天文学家德·莫阿弗尔(A.de Moiver,1667—1754)于1733年提出。数学家高斯(Gauss,1777—1855)虽然发现稍晚,但他迅速将正态分布应用于天文学,并对其性质作了进一步的研究,使正态分布的应用价值广为人知,因此,正态分布又称为高斯分布(Gaussian distribution)。

### 一、正态曲线

医学研究中许多变量的频数分布以均数为中心,表现为观测值越接近均数的频数越多、离均数越远的频数越少,且左右两侧基本对称。由图2-1可见,140名正常成年男性红细胞计数的频数分布就是以均数为中心,左右基本对称的。若将图2-1的纵轴由表2-1中的频数转换为频率,即可得到140名正常成年男性红细胞计数的频率分布图(图3-1),虽然两个图的纵坐标含义各异,但图的形状却完全相同。可以设想,随着观察人数的逐渐增多,组段不断细分,图3-1中的直条将逐渐变窄,其顶端中点连线越来越近似一条均匀连续的光滑曲线(图3-2)。图3-2中曲线的横轴表示测量指标$X$,纵轴表示概率密度函数(probability density function)$f(X)$,$f(X)=(f_i/n)/\Delta X_i$,$f_i$和$\Delta X_i$分别表示第$i$组的频数和组距,$n$表示总例数,则图中各直条的面积恰好等于各自组段的频率$[\Delta X_i f(X)=f_i/n]$。在例数较大的情况下频率可近似地看作概率,曲线下概率的总和等于1。若概率密度曲线表现为中间高、两边低,左右对称,略呈钟形,则近似于数学上的正态曲线(normal curve),在处理资料时,可把它看作是正态分布。

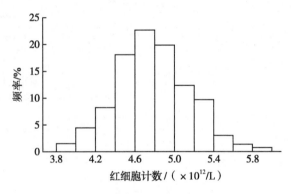

图 3-1 红细胞计数的频率分布图

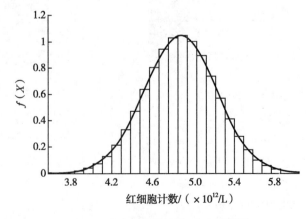

图 3-2 红细胞计数的概率密度曲线

## 二、正态分布的特征

如果随机变量 $X$ 的分布服从概率密度函数

$$f(X)=\frac{1}{\sigma\sqrt{2\pi}}e^{-\frac{1}{2}\left(\frac{X-\mu}{\sigma}\right)^2}\quad(-\infty<X<+\infty)\tag{3-1}$$

和概率分布函数

$$F(X)=\frac{1}{\sigma\sqrt{2\pi}}\int_{-\infty}^{X}e^{-\frac{1}{2}\left(\frac{X-\mu}{\sigma}\right)^2}dx\quad(-\infty<X<+\infty)\tag{3-2}$$

则称连续型随机变量 $X$ 服从正态分布,记为 $X\sim N(\mu,\sigma^2)$,式中 $\pi$ 和 e 是两个常数,分别为圆周率($\pi=3.141\,592\cdots$)和自然对数的底值(e 近似等于 2.718 28);$\mu$ 和 $\sigma$ 为正态分布的两个参数,其中 $\mu$ 为 $X$ 的总体均数,$\sigma$ 为 $X$ 的总体标准差($\sigma^2$ 为 $X$ 的总体方差),$X$ 的取值范围理论上没有边界($-\infty<X<+\infty$),$X$ 离 $\mu$ 越远,函数 $f(X)$ 值越接近于 0,但不会等于 0。

正态分布具有如下几个主要特征:

1. 正态分布是单峰分布,以 $X=\mu$ 为中心,左右完全对称,正态曲线以 $x$ 轴为渐近线,两端与 $x$ 轴不相交。

2. 正态曲线在 $X=\mu$ 处有最大值,其值为 $f(\mu)=1/(\sigma\sqrt{2\pi})$;$X$ 越远离 $\mu$,$f(X)$ 值越小,在 $X=\mu\pm\sigma$ 处有拐点,呈现为钟形。

3. 正态分布完全由两个参数 $\mu$ 和 $\sigma$ 决定,$\mu$ 是位置参数,描述正态分布的平均水平,决定着正态曲线在 $x$ 轴上的位置;$\sigma$ 是形状参数,描述正态分布的变异程度,决定着正态曲线的分布形状。若 $\sigma$ 固定而改变 $\mu$,曲线沿着 $X$ 轴平行移动,其形状不变,改变的只是位置(图 3-3);若 $\mu$ 固定而改变 $\sigma$,$\sigma$ 越大曲线越 "矮胖",表示数据越分散即变异越大,$\sigma$ 越小曲线越 "瘦高",表示数据越集中即变异越小(图 3-4)。因此,不同的 $\mu$ 与不同的 $\sigma$ 对应不同的正态分布。

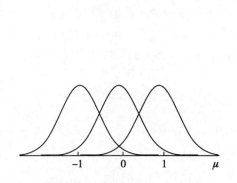

图 3-3　正态分布位置参数变化示意图($\sigma=1$)

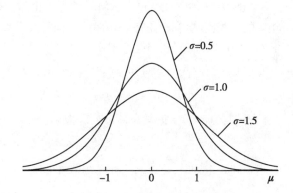

图 3-4　正态分布形状参数变化示意图($\mu=0$)

4. 正态曲线下的面积分布有一定的规律。①曲线下的面积即为概率,可通过式(3-2)求得,服从正态分布的随机变量在某一区间上的曲线下面积与该随机变量在同一区间上的概率相等(图 3-5);②曲线下的总面积为 1 或 100%,以 $\mu$ 为中心左右两侧面积各占 50%,越靠近 $\mu$ 处曲线下面积越大,两边逐渐减少;③所有正态曲线,在 $\mu$ 左右的任意相同标准差倍数的范围内面积相同,例如区间 $\mu\pm\sigma$ 范围内的面积约为 68.27%,区间 $\mu\pm1.96\sigma$ 范围内的面积约为 95.00%,区间 $\mu\pm2.58\sigma$ 范围内的面积约为 99.00%(图 3-6)。

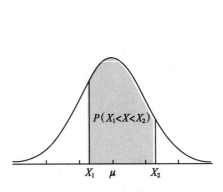

图 3-5　正态曲线下面积示意图

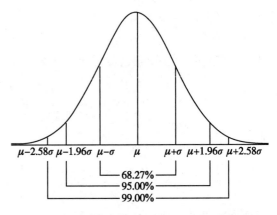

图 3-6　正态曲线下面积的分布规律示意图

## 三、标准正态分布

正态分布由两个参数 $\mu$ 和 $\sigma$ 确定,对任意一个服从 $N(\mu,\sigma^2)$ 分布的随机变量 $X$,经式(3-3)变换都可转换为 $\mu = 0$、$\sigma = 1$ 的标准正态分布(standard normal distribution),即

$$z = \frac{X - \mu}{\sigma} \tag{3-3}$$

式(3-3)变换,也称随机变量的标准化变换(standardized transformation)。$z$ 的概率密度函数为

$$\varphi(z) = \frac{1}{\sqrt{2\pi}} e^{-\frac{z^2}{2}} \quad (-\infty < z < +\infty) \tag{3-4}$$

分布函数为

$$\Phi(z) = \frac{1}{\sqrt{2\pi}} \int_{-\infty}^{z} e^{-\frac{z^2}{2}} \, \mathrm{d}z \quad (-\infty < z < +\infty) \tag{3-5}$$

实际应用中,经 $z$ 变换可把求解任意一个正态分布曲线下面积的问题,转化成标准正态分布曲线下相应的面积问题(标准正态分布曲线下面积关系如图 3-7 所示)。附表 1 给出了标准正态分布曲线下 $z$ 值左侧尾部面积,利用标准正态分布可求出变量 $X$ 在任意区间的概率。由于标准正态分布曲线以 0 为中心左右两侧完全对称,故表中只列出了 $z$ 值的负数部分,当 $z > 0$ 时可以使用式(3-6)计算

$$\Phi(z) = 1 - \Phi(-z) \tag{3-6}$$

$z$ 在区间 $(z_1, z_2)$ 上的概率计算公式为

$$P(z_1 < z < z_2) = \Phi(z_2) - \Phi(z_1) \tag{3-7}$$

当 $\mu$ 和 $\sigma$ 未知时,可以利用样本均数 $\bar{X}$ 和标准差 $S$ 计算 $z$,即

$$z = \frac{X - \bar{X}}{S} \tag{3-8}$$

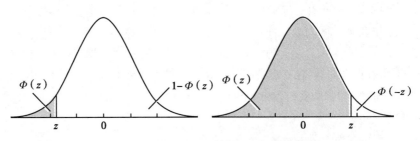

图 3-7　标准正态分布曲线下面积示意图

【例3-1】若$X \sim N(\mu, \sigma^2)$，试计算$X$取值在区间$\mu \pm 1.96\sigma$上的概率。

先做标准化变换，求$X$所对应的$z$值，根据式（3-3）计算

$$z_1 = \frac{X_1 - \mu}{\sigma} = \frac{(\mu - 1.96\sigma) - \mu}{\sigma} = -1.96$$

$$z_2 = \frac{X_2 - \mu}{\sigma} = \frac{(\mu + 1.96\sigma) - \mu}{\sigma} = 1.96$$

通过查附表1，由式（3-6）和式（3-7）可得

$$P(-1.96 < z < 1.96) = \Phi(1.96) - \Phi(-1.96) = (1 - \Phi(-1.96)) - \Phi(-1.96)$$
$$= 1 - 2\Phi(-1.96) = 1 - 2 \times 0.025 = 0.95$$

即$X$取值在区间$\mu \pm 1.96\sigma$上的概率为95%。同理，$P(-2.58 < z < 2.58) = 0.99$，即$X$取值在区间$\mu \pm 2.58\sigma$上的概率为99%。对于正态分布而言，1.96和2.58这2个数值经常会被用到。

【例3-2】已知某地140名正常成年男性红细胞计数近似服从正态分布，$\bar{X} = 4.78 \times 10^{12}$/L，$S = 0.38 \times 10^{12}$/L，试估计：①该地正常成年男性红细胞计数在$4.0 \times 10^{12}$/L以下者占该地正常成年男性总数的百分比；②红细胞计数在$(4.0 \sim 5.5) \times 10^{12}$/L者占该地正常成年男性总数的百分比。

估计红细胞计数在某个范围内的人数占总人数的比例，可以转化为求此区间内正态曲线下的面积问题。

（1）将$X = 4.0$代入式（3-8）得

$$z = \frac{X - \bar{X}}{S} = \frac{4.0 - 4.78}{0.38} = -2.05$$

于是问题转化成了求标准正态分布$z$值小于$-2.05$的概率，查附表1得$\Phi(-2.05) = 0.020\,2$，表明该地成年男性红细胞计数低于$4 \times 10^{12}$/L者约占该地正常成年男性总数的2.02%。

（2）$X_2 = 5.5$所对应的$z$值

$$P(4.00 < X < 5.50) = P\left(\frac{4.00 - 4.78}{0.38} < \frac{X - \mu}{\sigma} < \frac{5.50 - 4.78}{0.38}\right) = P(-2.05 < z < 1.89)$$
$$= (1 - \Phi(-1.89)) - \Phi(-2.05) = (1 - 0.029\,4) - 0.020\,2 = 0.950\,4$$

表明红细胞计数在$(4.0 \sim 5.5) \times 10^{12}$/L者约占该地正常成年男性总数的95.04%。

### 四、对数正态分布

对数正态分布（logarithmic normal distribution）是指随机变量的对数值服从正态分布，也就是说随机变量的原始观测值并不服从正态分布（通常服从正偏态分布）但经过对数变换后其对数值服从正态分布。

环境监测中某些有害物质的浓度、食品中农药残留量、某些临床指标的检验结果、某些疾病的潜伏期、患者的住院天数等偏态分布数据以及血清学和微生物学中抗体滴度、血清凝集效价等倍数关系变化数据，通过对数变换（底数可以是自然对数 e，也可以是 10 或 2）其对数值可能服从正态分布，则可借助正态分布理论进行后续的统计处理。

### 五、质量控制图

临床医学、预防医学、医学检验、卫生管理等领域的诸多指标，若影响指标值的随机因素虽多但每个因素所起作用均不大，即不存在某些影响较大的因素（如环境、设备或人为因素）所导致的系统误差时，指标值的随机波动是由随机误差导致的，因而服从正态分布。故可以正态分布曲线下的面积规律作为质量控制的理论依据。

开展质量控制的重要工具是质量控制图。质量控制图（图3-8）是以$\mu$所在水平线为中心的 7 条

平行线(其他 6 条线分别是 $\mu\pm\sigma$、$\mu\pm2\sigma$、$\mu\pm3\sigma$,其中 $\mu\pm2\sigma$ 为上下警戒限,$\mu\pm3\sigma$ 为上下控制限,若总体参数 $\mu$ 和 $\sigma$ 未知时,也可以用样本统计量 $\bar{X}$ 和 $S$ 替代),若某一测量值落在控制限以外,则有理由认为数据的波动不仅仅是由随机测量误差引起的,可能存在某种非随机的系统误差。

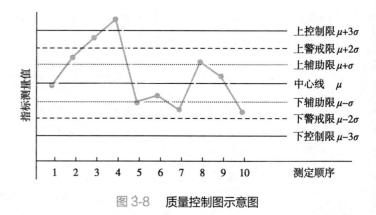

图 3-8　质量控制图示意图

　　依据测量的先后顺序在质量控制图上进行指标值描点,判定可能存在某种系统误差的 8 种情形是:①有 1 个点位于控制限以外(距中心线的距离超过 3 个标准差);②连续 3 个点中有 2 个点位于警戒限以外(距中心线的距离超过 2 个标准差);③连续 5 个点中有 4 个点距中心线的距离超过 1 个标准差;④连续 6 个点稳定地增加或减少;⑤连续 14 个点交替上下;⑥在中心线的一侧连续有 9 个点;⑦在中心线的一侧或两侧连续 15 个点距中心线的距离都在 1 个标准差以内;⑧在中心线的一侧或两侧连续 8 个点距中心线的距离都在 1 个标准差以外。

# 第二节 | 医学参考值范围

## 一、医学参考值范围的概念

　　所谓医学参考值范围(medical reference range),是指"正常人"的解剖、生理、生化指标等数据大多数个体值的波动范围。由于存在生物个体变异,虽然都是"正常人",但指标的测量值也会有所不同,即使是同一个体的数据,也会随环境、时间等变化而改变,因此不能以某一个测量数据作为标准,而必须确定一个波动范围。医学参考值范围的确切含义是,从选择的参照总体中获得的所有个体观察值,用统计学方法建立百分位数界限,由此得到个体观察值的波动区间。通常情况,使用的是 95%参考值范围。

　　确定医学参考值范围主要有两方面的意义:一是基于临床实践,从个体角度,作为临床上判定正常与异常的参考标准,即用于划分界限或分类,如成年人的白细胞计数一般以 $(3.5\sim9.5)\times10^9/\text{L}$ 作为医学参考值范围;二是基于预防医学实践,从人群角度,可用来评价儿童的发育水平,如制订不同年龄、不同性别儿童某项发育指标的等级标准。

## 二、制订医学参考值范围的注意事项

　　**1. 确定同质的参照总体**　一般选择"正常人",但需要注意的是,所谓正常不是指机体任何器官、组织的形态和功能都正常的人,而是指符合特定健康水平的人,绝对健康是不存在的,在每个人身上都可能存在着某种程度的病理状态,在使用或制定临床参考值范围时,"正常人"的健康水平应有明确的界定,主要是排除了对研究指标有影响的疾病或有关因素的同质人群。例如,制订血清谷丙转氨酶(SGPT)参考值范围,"正常人"的条件是:①无肝、肾、心、脑、肌肉等疾病;②近期未服用对肝脏有损伤的药物(如氯丙嗪,异烟肼等);③检测前未做剧烈运动。此外,在划分同质对象时,要注意地区、民族、性别、年龄、时间、妊娠等因素对指标的影响,例如红细胞计数及血红蛋白含量,男女各异、高原居民与平原居民不同,应区分制定。

　　**2. 选择足够例数的参照样本**　参照样本含量的确定没有统一的规则,它与总体分布有关,若接近正态分布,变异度又不是很大,需要的样本含量就可以少一些;反之,若明显偏态或数据比较分散,需要的样本含量就相应地多一些。通常情况下,确定参考值范围需要大样本,如果例数过少,确定的参考值范围往往不够准确。

**3. 控制检测误差** 为保证原始数据可靠,检测过程中要严格控制随机误差,避免系统误差和过失误差。一些受主观因素影响的指标,对测定的方法、分析仪器的灵敏度、试剂的纯度、操作的熟练程度等要尽可能做到标准化,对测量环境和条件有统一的规定和说明,且要尽量与应用医学参考值范围时的实际情况一致。如临床检验中应对收集样本的环境和生理条件(温度、季节、体育活动强度、饮食、妊娠等),收集、转运和储藏样品的方法及时间有明确的规定;可通过人员培训、控制检测条件、重复测定等措施,严格控制检测误差。

**4. 选择单、双侧界值** 应依据专业知识确定是采用单侧还是双侧界值,即决定取单侧范围还是双侧范围值。例如,白细胞计数无论过高或过低均属异常,其参考值范围需分别确定下限和上限,即采用双侧界值;有些指标仅过大或过小为异常,如肺活量仅过低异常,血铅仅过高异常,只需确定下限或上限,即采用单侧界值。

**5. 选择适当的百分数范围** 参考值范围是指绝大多数"正常人"(参照总体)测量值的所在范围。所谓的"绝大多数"究竟是多少,应结合专业知识,根据研究目的、研究指标的性质、数据分布特征等情况综合考虑百分数范围的选择,可以取 80%、90%、95%、97% 或 99% 等,其中以 95% 最为常用。实际应用中最好结合"正常人"和病人的数据分布特点(图 3-9 和图 3-10),权衡假阳性率和假阴性率,选择适当的百分数范围:如研究的主要目的是减少假阳性(用于确诊病人或选定的科研病例),参考值范围的百分数范围要取大一些(如 95%、97% 或 99%);如研究的主要目的是减少假阴性(用于初筛病人),参考值范围的百分数范围可小一些(如 90% 或 80%)。若"正常人"与病人数据分布重叠较多,为避免较大的假阳性和假阴性错误率,有时还需确定可疑值范围:可疑值范围不宜过大,只要包括交叉重叠的主要部分即可,可根据研究目的以减小误诊率(假阳性率)或漏诊率(假阴性率)来选择,在临床诊断试验中常用 ROC 曲线进行综合判定。

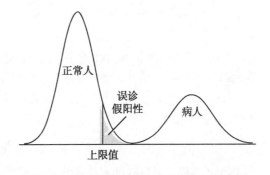

图 3-9 两组人群的数据分布无重叠示意图

**6. 选择计算参考值范围的方法** 根据资料的分布类型,样本含量的多少和研究目的等,选用适当的方法确定参考值范围。近似服从正态分布或转换为正态分布的资料,可选用正态近似法;不服从正态分布的资料,可选用百分位数法或曲线拟合法等进行计算。

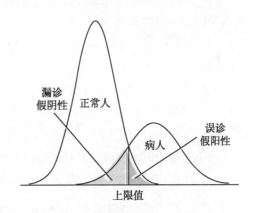

图 3-10 两组人群的数据分布有重叠示意图

## 三、医学参考值范围的计算方法

计算参考值范围的方法有多种,其中最基本的有正态分布法和百分位数法(表 3-1 给出了两种方法 3 个百分数范围的计算公式)。相对而言,百分位数法适合于任何分布类型的资料,故在实际中最为常用,但由于参考值范围所涉及的常常是波动较大的两端数据,使用百分位数法必须要有较大的样本含量,否则结果不稳定;正态分布法要求资料必须服从或近似服从正态分布,优点是结果较稳定,在样本含量不是很大的情况下仍然能够进行处理,缺点是适用范围较窄,不适合偏态分布资料。如偏态分布资料经变量变换(取对数、倒数等)能够转换为正态分布或近似正态分布,依然可用正态分布法计算参考值范围。

表 3-1　医学参考值范围的正态分布法和百分位数法计算公式

| 概率/% | 正态分布法 | | | 百分位数法 | | |
|---|---|---|---|---|---|---|
| | 双侧 | 单侧 | | 双侧 | 单侧 | |
| | | 下限 | 上限 | | 下限 | 上限 |
| 90 | $\bar{X}\pm1.64S$ | $\bar{X}-1.28S$ | $\bar{X}+1.28S$ | $P_5\sim P_{95}$ | $P_{10}$ | $P_{90}$ |
| 95 | $\bar{X}\pm1.96S$ | $\bar{X}-1.64S$ | $\bar{X}+1.64S$ | $P_{2.5}\sim P_{97.5}$ | $P_5$ | $P_{95}$ |
| 99 | $\bar{X}\pm2.58S$ | $\bar{X}-2.33S$ | $\bar{X}+2.33S$ | $P_{0.5}\sim P_{99.5}$ | $P_1$ | $P_{99}$ |

**1. 正态分布法**　对服从正态分布的指标,可根据正态曲线下面积的分布规律进行参考值范围的计算,具体步骤为:①对资料进行正态性检验;②若资料服从正态分布,需计算均数 $\bar{X}$ 与标准差 $S$;③按式(3-9)计算参考值范围。

$$\bar{X}\pm z_{\alpha/2}S(双侧),\quad \bar{X}+z_\alpha S 或 \bar{X}-z_\alpha S(单侧) \tag{3-9}$$

其中 $z_\alpha$ 为标准正态分布上 $100\alpha$ 百分位点,即标准正态分布右侧概率为 $\alpha$ 时对应的界值,如 $z_{0.05}=1.64$;$z_{\alpha/2}$ 为双侧 $100\alpha$ 百分位点,即标准正态分布左右两侧概率相加为 $\alpha$ 时对应的上侧界值,如 $z_{0.05/2}=1.96$。

【例 3-3】已知某地 140 名正常成年男性红细胞计数近似服从正态分布,$\bar{X}=4.78\times10^{12}$/L,$S=0.38\times10^{12}$/L,试估计该地正常成年男性红细胞计数的 95% 参考值范围。

近似正态分布资料可按正态分布法处理,因红细胞计数值过大或过小均为异常,故应估计双侧 95% 参考值范围:

$$\bar{X}\pm z_{0.05/2}S=4.78\pm1.96\times0.38=(4.04,5.52)$$

即该地正常成年男性红细胞计数的 95% 参考值范围为(4.04~5.52)$\times10^{12}$/L。

【例 3-4】测得某年某地 100 名正常成年人的血铅含量(μg/dl)如下,试确定该地正常成年人血铅含量的 95% 参考值范围。

| 4 | 4 | 5 | 5 | 6 | 6 | 7 | 7 | 7 | 7 | 8 | 8 | 8 | 8 | 8 | 9 | 9 |
|---|---|---|---|---|---|---|---|---|---|---|---|---|---|---|---|---|
| 10 | 10 | 10 | 10 | 10 | 10 | 10 | 10 | 11 | 11 | 11 | 12 | 13 | 13 | 13 | 13 | 13 | 13 | 13 |
| 13 | 13 | 14 | 14 | 14 | 15 | 15 | 16 | 16 | 16 | 16 | 16 | 16 | 16 | 17 | 17 | 17 | 17 | 17 |
| 18 | 18 | 18 | 18 | 19 | 20 | 20 | 20 | 20 | 21 | 21 | 22 | 22 | 22 | 23 | 24 | 24 | 25 | 25 | 26 |
| 26 | 26 | 27 | 27 | 28 | 28 | 29 | 30 | 30 | 31 | 31 | 32 | 32 | 32 | 33 | 35 | 41 | 44 | 50 | 51 |

血铅含量的原始数值表现为正偏态分布,通过对数变换且经正态性检验可知对数值服从正态分布(表 3-2),故根据对数值的频数分布(表 3-2 第 4~6 栏)利用正态分布法求 95% 参考值范围。

表 3-2　某年某地 100 名正常成年人血铅含量(μg/dl)原始数值与对数值频数表

| 原始数值组段<br>(1) | 频数<br>(2) | 累积频数<br>(3) | 对数值组段<br>(4) | 频数<br>(5) | 累积频数<br>(6) |
|---|---|---|---|---|---|
| 4~<8 | 11 | 11 | 0.6~<0.7 | 4 | 4 |
| 8~<12 | 20 | 31 | 0.7~<0.8 | 2 | 6 |
| 12~<16 | 16 | 47 | 0.8~<0.9 | 5 | 11 |
| 16~<20 | 18 | 65 | 0.9~<1.0 | 9 | 20 |
| 20~<24 | 10 | 75 | 1.0~<1.1 | 12 | 32 |
| 24~<28 | 9 | 84 | 1.1~<1.2 | 15 | 47 |

| 原始数值组段<br>（1） | 频数<br>（2） | 累积频数<br>（3） | 对数值组段<br>（4） | 频数<br>（5） | 累积频数<br>（6） |
|---|---|---|---|---|---|
| 28~<32 | 7 | 91 | 1.2~<1.3 | 18 | 65 |
| 32~<36 | 5 | 96 | 1.3~<1.4 | 14 | 79 |
| 36~<40 | 0 | 96 | 1.4~<1.5 | 12 | 91 |
| 40~<44 | 1 | 97 | 1.5~<1.6 | 5 | 96 |
| 44~<48 | 1 | 98 | 1.6~<1.7 | 3 | 99 |
| 48~52 | 2 | 100 | 1.7~1.8 | 1 | 100 |
| 合计 | 100 | — | — | 100 | — |

设 $X$ 为对数组段的组中值，$n=100$，$\sum fX=120$，$\sum fX^2=149.73$，则对数值的均数和标准差为：

$$\bar{X}=\frac{\sum fX}{n}=\frac{120}{100}=1.20\,(\mu g/dl)$$

$$S=\sqrt{\frac{\sum fX^2-(\sum fX)^2/n}{n-1}}=\sqrt{\frac{149.73-120^2/100}{100-1}}=0.24\,(\mu g/dl)$$

因为血铅含量仅过大异常，故参考值范围应为单侧，求单侧 95% 上限值：

$$lg^{-1}(\bar{X}+1.64S)=lg^{-1}(1.20+1.64\times0.24)=39.228\,3\approx39\,(\mu g/dl)$$

即该地正常成年人血铅含量 95% 参考值范围为小于 39μg/dl。

【例3-5】依据表2-2某地120名健康志愿者接种2剂试验疫苗后28天中和抗体滴度的倒数资料，计算中和抗体滴度的 95% 参考值范围。

中和抗体滴度的倒数呈现倍数变化，依据对数值服从正态分布进行参考值范围的正态分布法计算，因接种疫苗后中和抗体滴度数值越高越有效，故求单侧 95% 下限值：

$$lg^{-1}(\bar{X}-1.64S)=lg^{-1}(2.196\,9-1.64\times0.385\,2)=36.74\approx37$$
$$log_2^{-1}(\bar{X}-1.64S)=log_2^{-1}(7.298\,0-1.64\times1.279\,7)=36.74\approx37$$

即该地健康志愿者接种 2 剂试验疫苗后 28 天中和抗体滴度的 95% 参考值范围为不低于 37。

需要说明的是：在预防性疫苗的研发中通常以保护效力（在人群中经过接种疫苗后，相对于不接种疫苗人群所减少疾病发病的程度即发病率下降的百分率）为有效性评价的主要终点指标，而抗体滴度的医学参考值范围并不能反映疫苗的这种直接保护作用。

**2. 百分位数法**　当分析指标例数 $n$ 较大时分布趋于稳定，若不满足正态分布可采用百分位数法计算参考值范围。

【例3-6】依据表2-3某地 630 名 50~60 岁正常女性血清甘油三酯含量（mmol/L）的资料，估计其血清甘油三酯含量的单侧 95% 参考值范围，为该地 50~60 岁女性高血脂诊断与治疗提供参考依据。

本资料显现出血清甘油三酯含量数值偏小的人数较多，呈正偏态分布，故选用百分位数法计算参考值范围，依据专业知识，为该地 50~60 岁女性高血脂诊断与治疗提供参考依据应计算单侧 95% 界值 $P_{95}$。

$$P_{95}=1.90+(630\times95\%-580)/28\times0.30=2.10\,(mmol/L)$$

即该地 50~60 岁正常女性血清甘油三酯含量的单侧 95% 参考值范围为小于 2.10mmol/L。

许多统计方法都要求资料服从正态分布或近似正态分布，在使用这些方法之前需对资料进行正态性判定，尤其是在样本含量较小时，对各组数据要分别予以考察。正态性判定的方法有两类：一是图示法，简单易行但比较粗糙，依据对频数表和直方图的目测或绘制频率-频率图（proportion-

proportion plot, P-P plot)和分位数-分位数图（quantile-quantile plot, Q-Q plot），可粗略了解观察资料是否服从正态分布；二是计算法，即通过计算反映正态分布特征的指标对观察资料是否服从正态分布做出推断，常采用矩法、$W$ 检验和 $D$ 检验等正态性检验方法，其计算结果可利用统计软件获得。

## 练习题

### 一、单项选择题

1. 正态曲线拐点所对应的横坐标为（　　　）

   A. $\overline{X} \pm S$        B. $\mu \pm \sigma$        C. $\overline{X} \pm 2S$

   D. $\mu \pm 2\sigma$       E. $\mu \pm 1.96\sigma$

2. 标准正态分布的形状参数和位置参数分别为（　　　）

   A. 0,1           B. 1,0           C. $\mu,\sigma$

   D. $\sigma,\mu$        E. $S,\overline{X}$

3. 正态分布 $N(\mu, \sigma^2)$，当 $\mu$ 恒定时，$\sigma$ 越大则（　　　）

   A. 曲线沿横轴越向左移动        B. 曲线沿横轴越向右移动

   C. 曲线越"瘦高"            D. 曲线越"矮胖"

   E. 曲线形状和位置不变

4. 正态分布的均数、中位数和几何均数之间的关系为（　　　）

   A. 均数与几何均数相等        B. 均数与中位数相等

   C. 中位数与几何均数相等      D. 均数、中位数、几何均数均不相等

   E. 均数、中位数、几何均数均相等

5. 正态曲线下，横轴上从均数到 $+\infty$ 的面积为（　　　）

   A. 50%                    B. 95%

   C. 97.5%              D. 99%

   E. 不能确定（与标准差的大小有关）

6. 若随机变量 $X$ 服从 $N(\mu, \sigma^2)$ 的正态分布，则 $X$ 的第 97.5 百分位数等于（　　　）

   A. $\mu - 1.96\sigma$      B. $\mu - 1.64\sigma$      C. $\mu - \sigma$

   D. $\mu + 1.64\sigma$      E. $\mu + 1.96\sigma$

7. 正常成年男性的红细胞计数近似服从正态分布，已知 $\overline{X} = 4.78 \times 10^{12}/\text{L}$，$S = 0.38 \times 10^{12}/\text{L}$，$z = (4.00 - 4.78)/0.38 = -2.05, 1 - \Phi(z) = 1 - \Phi(-2.05) = 0.979\,8$，则理论上红细胞计数为（　　　）

   A. 高于 $4.78 \times 10^{12}/\text{L}$ 的成年男性占 97.98%

   B. 低于 $4.78 \times 10^{12}/\text{L}$ 的成年男性占 97.98%

   C. 高于 $4.00 \times 10^{12}/\text{L}$ 的成年男性占 97.98%

   D. 低于 $4.00 \times 10^{12}/\text{L}$ 的成年男性占 97.98%

   E. 在 $4.00 \times 10^{12}/\text{L}$ 至 $4.78 \times 10^{12}/\text{L}$ 的成年男性占 97.98%

8. 某项指标 95% 医学参考值范围表示的是（　　　）

   A. 在此范围"异常"的概率大于或等于 95%

   B. 在此范围"正常"的概率大于或等于 95%

   C. 在"异常"总体中有 95% 的人在此范围之外

   D. 在"正常"总体中有 95% 的人在此范围

   E. 在人群中检测指标有 5% 的可能超出此范围

9. 确定某项指标的医学参考值范围时,"正常人"指的是（　　　）

    A. 从未患过疾病的人

    B. 患过疾病但不影响研究指标的人

    C. 排除了患过某种疾病的人

    D. 排除了影响研究指标的疾病或因素的人

    E. 健康状况良好的人

10. 某人群某项生化指标的医学参考值范围,该指标指的是（　　　）

    A. 在所有人中的波动范围

    B. 在所有正常人中的波动范围

    C. 在绝大部分正常人中的波动范围

    D. 在少部分正常人中的波动范围

    E. 在一个人不同时间的波动范围

11. 要评价某地区一名 5 岁男孩的身高是否偏高,其统计学方法是（　　　）

    A. 用均数来评价

    B. 用中位数来评价

    C. 用几何均数来评价

    D. 用变异系数来评价

    E. 用参考值范围来评价

12. 应用百分位数法计算参考值范围的条件是（　　　）

    A. 数据服从正态分布

    B. 数据服从对数正态分布

    C. 有大样本数据

    D. 数据服从对称分布

    E. 数据变异不能太大

13. 若正常成年人的血铅值 $X$(已知 $Y=\lg X$)近似服从对数正态分布,根据 200 名正常成年人的血铅值确定 95% 参考值范围,计算公式最好采用（　　　）

    A. $\lg^{-1}(\overline{Y}\pm 1.96 S_Y)$

    B. $\lg^{-1}(\overline{Y}-1.64 S_Y)$

    C. $\lg^{-1}(\overline{Y}+1.64 S_Y)$

    D. $\overline{X}\pm 1.96 S$

    E. $\overline{X}\pm 1.64 S$

14. 某疗养院对 1 096 名飞行员的红细胞计数($\times 10^{12}$/L)进行测量,数据服从正态分布,其均数为 $4.141\times 10^{12}$/L,标准差为 $0.428\times 10^{12}$/L,则区间($4.141-1.96\times 0.428,4.141+1.96\times 0.428$)($\times 10^{12}$/L)为红细胞计数的（　　　）

    A. 99% 正常值范围

    B. 95% 正常值范围

    C. 99% 置信区间

    D. 95% 置信区间

    E. 90% 正常值范围

15. 已知某市 1974 年 238 名居民的发汞含量(μmol/kg)的频数分布(题表3-1),则该地居民发汞值的 95% 医学参考值范围是（　　　）

题表 3-1 **某市 1974 年 238 名居民的发汞含量的频数分布** 单位:μmol/kg

| 发汞值 | 1.5~<br><3.5 | 3.5~<br><5.5 | 5.5~<br><7.5 | 7.5~<br><9.5 | 9.5~<br><11.5 | 11.5~<br><13.5 | 13.5~<br><15.5 | 15.5~<br><17.5 | 17.5~<br><19.5 | 19.5~<br>21.5 |
|---|---|---|---|---|---|---|---|---|---|---|
| 人数 | 20 | 66 | 60 | 48 | 18 | 16 | 6 | 1 | 0 | 3 |

    A. $<P_{95}$

    B. $>P_5$

    C. $(P_{2.5},P_{97.5})$

    D. $\overline{X}+1.96S$

    E. $<\overline{X}+1.64S$

二、计算分析题

1. 已知健康男童的体重近似服从正态分布,某年某地 150 名 12 岁健康男童体重的均数 $\overline{X}=36.3$kg,标准差 $S=6.19$kg,试估计:①该地 12 岁健康男童体重在 50kg 以上者占该地 12 岁健康男童总数的百分比;②该地 12 岁健康男童体重在 30~40kg 者占该地 12 岁健康男童总数的百分比;③该地 80% 的 12 岁健康男童体重集中在哪个范围;④估计该地 12 岁健康男童体重的 95% 参考值范围。

2. 已知某地 200 名正常成年人血铅含量（μmol/L）的频数分布（题表 3-2），试估计该地正常成年人血铅含量的 95% 参考值范围。

题表 3-2　某地 200 名正常成年人血铅含量的频数分布　　　　　　单位：μmol/L

| 血铅值 | 0~<br><0.24 | 0.24~<br><0.48 | 0.48~<br><0.72 | 0.72~<br><0.96 | 0.96~<br><1.20 | 1.20~<br><1.44 | 1.44~<br><1.68 | 1.68~<br><1.92 | 1.92~<br><2.16 | 2.16~<br><2.40 | 2.40~<br><2.64 | 2.64~<br><2.88 |
|---|---|---|---|---|---|---|---|---|---|---|---|---|
| 频数 | 7 | 49 | 45 | 32 | 28 | 13 | 14 | 4 | 4 | 1 | 2 | 1 |

（刘　艳　朱彩蓉）

本章练习题
参考答案

本章补充练习题
及参考答案

本章思维导图

## 第四章 | 定性数据的统计描述

在医学研究中,除了前述的定量数据,还有如阴性和阳性、有效和无效、治愈和未治愈、生存和死亡以及各种疾病分类等类型的定性数据。对这些数据的整理往往是先将研究对象按其性质或特征分类,再分别计数每一类的例数。描述定性数据的数据特征,通常需要计算相对数。根据不同的研究目的,常用率、构成比、相对比等指标来进行统计描述。

## 第一节 | 常用相对数

相对数(relative number)是两个有关联的绝对数之比,也可以是两个有关联的统计指标之比。相对数的性质取决于其分子和分母的意义,不同类型的相对数具有不同的性质。计算相对数的意义主要是把基数化作相等,便于相互比较。例如,某病用 A 法治疗 100 人,75 人有效,B 法治疗 150 人,100 人有效,若仅比较两组有效的绝对人数是不恰当的,而通过分别计算其有效率 75/100×100%=75% 与 100/150×100%=66.7% 来比较两法的疗效才有实际意义。常用的相对数指标有率、构成比和相对比。

### 一、率

率(rate)表示在一定空间或时间范围内某现象的发生数与可能发生的总数之比,说明某现象出现的强度或频率,通常以百分率(%)、千分率(‰)、万分率(1/万)或十万分率(1/10 万)等表示。计算公式为

$$率 = \frac{某事物或现象发生的实际数}{可能发生该事物或现象的总例数} \times 比例基数 \tag{4-1}$$

公式中的"比例基数"通常依据习惯而定,通常使算得的率小数点前面保留 1~2 位整数,以便阅读,如治愈率、感染率用百分率,出生率、死亡率用千分率,某些疾病的死亡率用十万分率。总体率用 $\pi$ 表示,样本率用 $p$ 表示。需要注意的是,率在更多情况下是一个具有时间概念的指标,即用于说明某一段时间内某现象发生的强度或频率,如出生率、死亡率、发病率等,这些指标通常是指在 1 年时间内发生的频率。

【例 4-1】某单位在 2022 年有 3 128 名职工,该单位每年对职工进行体检,在这一年新发现高血压患者 12 例,则

$$高血压发病率 = \frac{12}{3\ 128} \times 1\ 000‰ = 3.84‰$$

### 二、构成比

构成比(proportion)表示某事物内部各组成部分在整体中所占的比重,常以百分数表示,计算公式为

$$构成比 = \frac{该事物内部某一组成部分的观察单位数(例数)}{某事物内部的所有观察单位之和(例数之和)} \times 100\% \tag{4-2}$$

【例 4-2】某医院某月住院病人数及死亡人数如表 4-1 所示,其中第(4)栏为构成比,是由第(3)栏数据计算而得。第(5)栏为率,是由第(2)与第(3)栏数据计算而得。

表 4-1 某医疗机构某月住院病人数及死亡人数统计

| 疾病类型<br>（1） | 病人数<br>（2） | 病死人数<br>（3） | 死亡构成比/%<br>（4） | 病死率/‰<br>（5） |
|---|---|---|---|---|
| 呼吸系统疾病 | 620 | 25 | 23.81 | 40.32 |
| 循环系统疾病 | 1 030 | 35 | 33.33 | 33.98 |
| 消化系统疾病 | 540 | 20 | 19.05 | 37.04 |
| 恶性肿瘤 | 300 | 25 | 23.81 | 83.33 |
| 合计 | 2 490 | 105 | 100.00 | 42.17 |

由表 4-1 中的第（4）与第（5）栏可看出,构成比和率虽然同是相对数,但却是两种不同的概念,应用的目的、意义不同,应特别注意。构成比之和应为 100%,某一构成部分的增减会影响其他构成部分相应的减少或增加;而某一部分率的变化并不影响其他部分率的变化,且其平均率不能简单地将各率相加后平均求得。这里需要注意的是,死因构成比只能说明某病死亡人数在总死亡人数中所占比重,如果需要描述其致死的严重程度,则要计算病死率。

## 三、相对比

相对比(relative ratio)是 $A$ 和 $B$ 两个有关联指标值之比,用以描述两者的对比水平,说明 $A$ 是 $B$ 的若干倍,通常用倍数表示。这两个指标可以性质相同,如不同时期的患病人数之比,也可以性质不同,如体重与身高的平方之比(体重指数,BMI)。其计算公式为

$$相对比 = \frac{A}{B} \tag{4-3}$$

**1. 两类别例数之比** 如在我国 2020 年人口普查大陆 31 个省、自治区、直辖市和现役军人的人口中,男性人口数为 72 334 万人,女性人口数为 68 844 万人,则

$$男女性别比 = \frac{72\ 334}{68\ 844} = 1.051$$

即男性人口数是女性人口数的 1.051 倍。

**2. 相对危险度** 相对危险度(relative risk, $RR$)是流行病学前瞻性研究中常用的指标,表示在两种不同条件下某疾病发生的概率之比,反映暴露组发病或死亡的危险是非暴露组的多少倍,说明疾病与暴露之间的关联强度。其计算公式为

$$RR = \frac{P_1}{P_0} \tag{4-4}$$

其中 $P_1$ 为暴露组的发病率或患病率,$P_0$ 为非暴露组的发病率或患病率。

**【例 4-3】** 为了解吲达帕胺片治疗原发性高血压的疗效,将 80 名高血压患者随机分为两组,试验组用吲达帕胺片加辅助治疗,对照组用安慰剂加辅助治疗,结果见表 4-2,试计算两组疗效的相对危险度。

表 4-2 两种疗法治疗原发性高血压的疗效

| 组别 | 合计 | 有效例数 | 有效率/% |
|---|---|---|---|
| 对照组 | 40 | 22 | 55.00 |
| 试验组 | 40 | 31 | 77.50 |

相对危险度为

$$RR = \frac{77.50}{55.00} = 1.41$$

说明试验组治疗原发性高血压的有效率是对照组的 1.41 倍。

**3. 比数比** 比数比(odds ratio, $OR$)又称优势比,常用于分析流行病学中的病例-对照研究资料,

表示病例组和对照组中的暴露比例与非暴露比例的比值之比,是反映疾病与暴露因素之间关联强度的指标。$OR$ 值的计算公式为

$$OR = \frac{P_1/(1-P_1)}{P_0/(1-P_0)}\qquad(4\text{-}5)$$

其中 $P_1$ 为病例组的暴露比例,$P_0$ 为对照组的暴露比例。

【例4-4】母亲围孕期是否有发热或感冒病史与婴儿神经血管畸形关系的病例对照研究的资料如表4-3所示,试计算母亲围孕期是否有发热或感冒病史引起婴儿神经血管畸形的比数比。

表4-3 母亲围孕期是否有发热或感冒病史与婴儿神经血管畸形的关系

| 发热或感冒病史 | 神经血管畸形组 | 对照组 | 合计 |
| --- | --- | --- | --- |
| 有 | 40($a$) | 20($b$) | 60 |
| 无 | 112($c$) | 203($d$) | 315 |
| 合计 | 152($a+c$) | 223($b+d$) | 375 |

病例组中的暴露比例与非暴露比例分别为

$$P_1 = \frac{a}{a+c}, \qquad 1-P_1 = \frac{c}{a+c}$$

对照组的暴露比例与非暴露比例分别为

$$P_0 = \frac{b}{b+d}, \qquad 1-P_0 = \frac{d}{b+d}$$

由公式(4-5)可以得出

$$OR = \frac{P_1/(1-P_1)}{P_0/(1-P_0)} = \frac{[a/(a+c)]/[c/(a+c)]}{[b/(b+d)]/[d/(b+d)]} = \frac{ad}{bc}\qquad(4\text{-}6)$$

本例

$$OR = \frac{40\times203}{20\times112} = 3.63$$

即母亲围孕期是否有发热或感冒病史引起婴儿神经血管畸形的优势比为3.63。

## 四、标准化率

在比较不同人群的患病率、发病率、死亡率等资料时,为消除其内部构成(如年龄、性别、工龄、病程长短、病情轻重等)对率的影响,可以使用标准化率(standardized rate)。

【例4-5】甲、乙两医院治愈率比较的资料如表4-4所示。

表4-4 甲、乙两医院治愈率的比较

| 科室 | 甲医院 | | | 乙医院 | | |
| --- | --- | --- | --- | --- | --- | --- |
| | 入院人数 | 治愈人数 | 治愈率/% | 入院人数 | 治愈人数 | 治愈率/% |
| 内科 | 1 500 | 975 | 65.0 | 500 | 315 | 63.0 |
| 外科 | 500 | 470 | 94.0 | 1 500 | 1 365 | 91.0 |
| 传染病科 | 500 | 475 | 95.0 | 500 | 460 | 92.0 |
| 合计 | 2 500 | 1 920 | 76.8 | 2 500 | 2 140 | 85.6 |

从表4-4可以看出,对于任何一科室,甲医院的治愈率均高于乙医院,但甲医院的总治愈率却低于乙医院,这种偏差源于两医院科室内部构成不同,即甲医院内科人数较多而导致总治愈率偏低。若将两医院治愈率直接进行比较,结果显然是不合理的。为了正确比较两医院治愈率的大小,统计学

上常用标准化的方法来消除内部构成的影响,即先将两医院科室的构成按照统一的标准进行校正,计算出校正的标准化治愈率后再进行比较。

常用的标准化法包括直接标准化法和间接标准化法,根据已有资料的实际情况,可以采用其中一种方法。本节仅介绍常用的直接法。

**1. 标准化直接法的计算公式**

$$P' = \frac{N_1P_1 + N_2P_2 + \cdots + N_kP_k}{N} = \frac{\sum N_iP_i}{N} \tag{4-7}$$

式中 $P'$ 为标准化率,$N_1, N_2, \cdots, N_k$ 为某一影响因素标准构成的每层例数,$P_1, P_2, \cdots, P_k$ 为原始数据中各层的率,$N$ 为标准构成的总例数。上式也可写成

$$P' = C_1P_1 + C_2P_2 + \cdots + C_kP_k = \sum C_iP_i \tag{4-8}$$

式中 $C_i = N_i / N$ 为标准构成比。

**2. 标准构成的选取**　标准化法计算的关键是选择统一的标准构成,选取标准构成的方法通常有下面三种:

(1)选取有代表性的、较稳定的、数量较大的人群构成为标准构成,如全国范围或全省范围的数据作为标准构成。

(2)选择用于比较的各组例数合计作为标准构成。

(3)从比较的各组中任选其一作为标准构成。

【例4-6】试根据表4-4资料计算甲乙两个医院的标准化率。

将比较各组的各层例数的合计作为标准构成,即将两医院各科室的人数之和作为标准构成,根据两医院各层的治愈率,计算两医院各层的预期治愈数,最后得到两组标准化后的预期治愈数,其计算结果如表4-5所示。

表4-5　消除构成影响后两医院治愈率的比较

| 科室 | 标准构成人数 | 甲医院 | | 乙医院 | |
|---|---|---|---|---|---|
| | | 原治愈率/% | 预期治愈数 | 原治愈率/% | 预期治愈数 |
| 内科 | 2 000 | 65.0 | 1 300 | 63.0 | 1 260 |
| 外科 | 2 000 | 94.0 | 1 880 | 91.0 | 1 820 |
| 传染病科 | 1 000 | 95.0 | 950 | 92.0 | 920 |
| 合计 | 5 000 | | 4 130 | | 4 000 |

按公式(4-7)计算得到甲医院标准化后的总治愈率为

$$P'_{\text{甲}} = \frac{4\ 130}{5\ 000} \times 100\% = 82.6\%$$

乙医院标准化后的总治愈率为

$$P'_{\text{乙}} = \frac{4\ 000}{5\ 000} \times 100\% = 80.0\%$$

由上可见,甲医院标准化后的总治愈率高于乙医院标准化后的总治愈率。需要注意:标准化率只代表相互比较的各组间的相对水平,而不能反映实际情况;另外,选用的标准不同,得到的标准化率可能不同。

## 第二节 ｜ 医学中常用的相对数指标

### 一、死亡统计指标

**1. 死亡率**　死亡率(death rate, mortality rate)又称粗死亡率(crude death rate),表示某年某地每

千人口中的死亡人数,反映当地居民总的死亡水平,计算公式为

$$死亡率 = \frac{某年某地死亡人口总数}{同年该地年平均人口数} \times 1\ 000‰ \qquad (4\text{-}9)$$

计算死亡率时,需注意分母必须是与分子相同时间对应的人口数,同年平均人口数等于年初人口数和年末人口数的平均值。在实际工作中,常以平均人口数表示某一年的人口数量水平。一般情况下,老人和婴儿的死亡率较高,男性的死亡率高于女性。因此,对不同地区的死亡率进行比较时,应注意不同地区人口年龄或性别构成的影响,若年龄或性别构成存在差异,需先将死亡率标化后再进行比较。

**2. 年龄别死亡率**　年龄别死亡率(age-specific death rate)表示某年某地在各年龄组中每千人口中的死亡数,它消除了人口年龄构成不同对死亡水平的影响,计算公式为

$$年龄别死亡率 = \frac{某年某地某年龄组死亡人数}{同年该地同年龄别平均人口数} \times 1\ 000‰ \qquad (4\text{-}10)$$

**3. 死因别死亡率**　死因别死亡率(cause-specific death rate)表示某年某地每 10 万人中因某种原因死亡的人数,它反映各类病伤死亡对居民生命的危害程度,是死因分析的重要指标,如某病死亡率计算公式为

$$某病死亡率 = \frac{某年某地某病死亡人数}{同年该地平均人口数} \times 100\ 000/10\ 万 \qquad (4\text{-}11)$$

**4. 死因构成**　死因构成(proportion of dying of a specific cause)也称相对死亡比,指全部死亡人数中,死于某死因者的人数占总死亡数的百分比,反映各种死因的相对重要性,计算公式为

$$某种死因的构成比 = \frac{因某种死因死亡的人数}{总死亡人数} \times 100\% \qquad (4\text{-}12)$$

## 二、疾病统计指标

**1. 发病率**　发病率(incidence rate)表示在一定期间内,一定人群中某病新发生的病例出现的频率,是反映疾病对人群健康影响和描述疾病分布状态的一项测量指标。其计算公式为

$$某病发病率 = \frac{某时期某病新病例数}{同期间内平均人口数} \times 比例基数 \qquad (4\text{-}13)$$

需要注意的是,分母中所规定的平均人口是指可能会发生该病的人群,对于那些正在患病或不可能患该病的人(如已接种疫苗有效者)不应计算入分母内。

**2. 患病率**　患病率(prevalence rate)也称现患率,表示某一时点某人群中患某病的频率,通常用来表示病程较长的慢性病的发生或流行情况,计算公式为

$$某病患病率 = \frac{某地某期间某病患病例数}{该地同期内平均人口数} \times 比例基数 \qquad (4\text{-}14)$$

以上比例基数可为 100%、1 000‰、10 000/万、100 000/10 万,应根据流行病学的专业要求决定。实际中患病率的分母通常为调查的总人数,分子为患病的人数。

**3. 病死率**　病死率(case fatality rate)表示某期间内,某病患者中因该病死亡的频率,表明该疾病的严重程度和医疗水平等,多用于急性传染病,计算公式为

$$某病病死率 = \frac{某期间因某病死亡人数}{同期该病的患病人数} \times 100\% \qquad (4\text{-}15)$$

**4. 治愈率**　治愈率(cure rate)表示接受治疗的病人中治愈的频率,计算公式为

$$治愈率 = \frac{治愈病人数}{接受治疗病人数} \times 100\% \qquad (4\text{-}16)$$

## 第三节 │ 相对数指标使用的注意问题

**1. 不要把构成比与率相混淆**　构成比只能说明某事物内部各组成部分的比重和分布,不能说明该事物某一部分发生的强度与频率。如表4-1,从第(4)栏的构成可看出循环系统疾病的病死人数占全院病死人数的比例最大,但从第(5)栏各类疾病的病死率来看,恶性肿瘤的病死率最高,它反映了各类疾病死亡危险性的大小。

**2. 使用相对数时分母不宜过小**　分母过小时相对数不稳定。如使用某药物治疗5例病人其中4例有效,计算有效率为80%,若3例有效,则有效率为60%,虽然只有1例的变化,但是波动幅度较大。因此,在观察例数较小时,最好直接用绝对数表示,以免引起误解。

**3. 正确计算合计率**　对观察单位数不等的几个率,其合计率的计算不能将各个率相加求其平均值,而应该用各率的分子之和除以分母之和来计算。如表4-1中合计的病死率要用病死人数总数105除以病人总数2 490求得。

**4. 注意资料的可比性**　在比较相对数时,用以比较的资料应是同质的,即除了要比较的处理因素外,其他条件应尽量相同或相近。对不同时期、地区、条件下的资料进行比较时应注意观察对象、研究方法、观察时间等是否一致,尤其对不同时期的资料应考虑客观条件是否相同。同时还应观察待比较组间的资料内部构成是否相同,如两组间年龄构成不同,可分别比较各年龄别的率或者对总率进行标准化后再比较。

**5. 样本率或构成比存在抽样误差**　对样本率或构成比进行比较时,由于存在抽样误差,不能单凭数字表面相差大小下结论,而应对各组的样本率或构成比的差别作假设检验(见第九章)。

### 练习题

一、单项选择题

1. 如果一种新的治疗方法能够使不能治愈的疾病得到缓解并延长生命,则应发生的情况是( )

　A. 该病患病率增加　　　　　　　　B. 该病患病率减少

　C. 该病的发病率增加　　　　　　　D. 该病的发病率减少

　E. 该疾病的死因构成比增加

2. 计算乙肝疫苗接种后血清学检查的阳转率,分母为( )

　A. 乙肝易感人数　　　　　　　　　B. 平均人口数

　C. 乙肝疫苗接种人数　　　　　　　D. 乙肝患者人数

　E. 乙肝疫苗接种后的阳转人数

3. 计算标准化死亡率的目的是( )

　A. 减少死亡率估计的偏倚　　　　　B. 减少死亡率估计的抽样误差

　C. 便于进行不同地区死亡率的比较　D. 消除各地区内部构成不同的影响

　E. 便于进行不同时间死亡率的比较

4. 已知男性的钩虫感染率高于女性的,今欲比较甲乙两乡居民的钩虫感染率,但甲乡女性居多,而乙乡男性居多,适当的比较方法是( )

　A. 两个率直接比较　　　　　　　　B. 两个率间接比较

　C. 直接对感染人数进行比较　　　　D. 计算标准化率比较

　E. 不具备可比性

5. 甲县恶性肿瘤粗死亡率比乙县高,经标准化后甲县恶性肿瘤标化死亡率比乙县低,其原因最有可能是( )

A. 甲县的诊断水平高　　　　　　　　B. 甲县的肿瘤防治工作比乙县好

C. 甲县的人口健康水平高　　　　　　D. 甲县的老年人口在总人口中所占比例更小

E. 甲县的老年人口在总人口中所占比例更大

6. 相对危险度 *RR* 的计算方法是（　　　）

A. 两个标准化率之比　　　　　　　　B. 两种不同疾病的发病人数之比

C. 两种不同疾病患病率之比　　　　　D. 两种不同疾病发病率之比

E. 两种不同条件下某疾病发生的概率之比

7. 比数比 *OR* 值表示的是（　　　）

A. 两个标准化率的差别大小　　　　　B. 两种不同疾病的发病率差别程度

C. 两种不同疾病患病率差别程度　　　D. 两种不同疾病的严重程度

E. 两种不同条件下某疾病发生的危险性程度

8. 计算患病率时的平均人口数的计算方法是（　　　）

A. 年初人口数和年末人口数的平均值　B. 全年年初的人口数

C. 全年年末的人口数　　　　　　　　D. 生活满一年的总人口数

E. 生活至少半年的总人口数

9. 死因构成比反映的是（　　　）

A. 各种疾病发生的严重程度　　　　　B. 疾病发生的主要原因

C. 疾病在人群的分布情况　　　　　　D. 各种死因的相对重要性

E. 各种疾病的死亡风险大小

10. 患病率与发病率的区别是（　　　）

A. 患病率高于发病率　　　　　　　　B. 患病率低于发病率

C. 计算患病率不包括新发病例　　　　D. 发病率更容易获得

E. 患病率与病程有关

11. 20 世纪 50 年代, 发现某省部分地区的居民因长期饮用深井高碘水导致高碘性甲状腺肿, 随机抽查得到该地区甲乙两村常住居民的高碘性甲状腺肿患病率, 甲村为 20.6%, 乙村为 25.3%, 则甲乙两村该病的合计患病率为（　　　）

A. 两患病率的几何平均数得 29.11%

B. 两患病率相加得 45.9%

C. 两患病率相乘得 5.21%

D. 两患病率的算数均数得 22.95%

E. 甲乙两村调查人群中患该病总人数除以调查总人数

12. 某地某年肝炎发病人数占同年传染病人数的 10.1%, 该指标属于（　　　）

A. 相对比　　　　B. 构成比　　　　C. 发病率

D. 传染率　　　　E. 患病率

13. 某医师对其所在科室近 5 年某病住院患者进行了统计, 结果发现该病患者农村人口 200 人, 城镇人口 50 人, 分别占 80% 与 20%, 则结论为（　　　）

A. 农村人容易患该病　　　　　　　　B. 城镇人容易患该病

C. 农村、城镇都易患该病　　　　　　D. 尚不能得出结论

E. 根据该资料可计算出农村、城镇的患病率

14. 要比较甲乙两厂某工种工人某种职业病患病率的高低, 采取标准化法的原理是（　　　）

A. 假设甲乙两厂的工人数相同

B. 假设甲乙两厂患某职业病的工人数相同

C. 假设甲乙两厂某工种工人的工龄构成比相同

D. 假设甲乙两厂某职业病的患病率相同

E. 假设甲乙两厂的工人数构成相同

15. 可以用死亡率近似估计发病率的疾病是（　　）

  A. 发病率较高的疾病       B. 死亡率较高的疾病

  C. 病死率不高的疾病       D. 病死率极高的疾病

  E. 患病率较高的疾病

二、计算与分析题

1. 为了解某单位职工冠心病的患病情况，对全体职工进行体检后发现，在该单位 1 290 名职工中，患冠心病的有 305 人，其中女性 110 人，占 36%，男性 195 人，占 64%，因此认为男性易患冠心病，这种结论是否正确？为什么？

2. 在"锑剂短程疗法治疗血吸虫病病例的临床分析"一文中，根据题表 4-1 资料认为"其中 10~<20 岁组死亡率最高，其次为 20~<30 岁组"，问这种说法是否正确？

题表 4-1　锑剂治疗血吸虫不同性别死亡者年龄分布

| 年龄组/岁 | 男 | 女 | 合计 |
|---|---|---|---|
| 0~<10 | 3 | 3 | 6 |
| 10~<20 | 11 | 7 | 18 |
| 20~<30 | 4 | 6 | 10 |
| 30~<40 | 5 | 3 | 8 |
| 40~<50 | 1 | 2 | 3 |
| ≥50 | 5 | 1 | 6 |
| 合计 | 29 | 22 | 51 |

3. 某市对其某区的各型病毒性肝炎的疫情资料进行分析，结果如题表 4-2 所示，发现 2008 年与 2017 年相比，甲肝、乙肝和未分型病毒性肝炎的构成比均有所下降，而丙肝和戊肝的构成比则呈上升趋势，尤其以丙肝的构成比上升最明显。若据此得出"乙肝发病率下降，丙肝发病率上升"的结论，是否正确？请陈述理由。

题表 4-2　某市某区 2008 年和 2017 年病毒性肝炎发病情况

| 疾病 | 2008 年 | | 2017 年 | |
|---|---|---|---|---|
| | 发病数 | 构成比/% | 发病数 | 构成比/% |
| 甲肝 | 21 | 5.54 | 6 | 4.96 |
| 乙肝 | 182 | 48.02 | 42 | 34.71 |
| 丙肝 | 1 | 0.26 | 11 | 9.09 |
| 戊肝 | 12 | 3.17 | 40 | 33.06 |
| 未分型 | 163 | 43.01 | 22 | 18.18 |
| 合计 | 379 | 100.00 | 121 | 100.00 |

4. 现有两个煤矿的工人肺尘埃沉着病(尘肺)患病率如题表 4-3，试比较两个煤矿的工人尘肺总的患病率。

题表 4-3　两个煤矿的工人尘肺患病率情况

| 工龄/年 | 甲矿 | | | 乙矿 | | |
|---|---|---|---|---|---|---|
| | 检查人数 | 尘肺人数 | 患病率/% | 检查人数 | 尘肺人数 | 患病率/% |
| 0~<6 | 14 026 | 120 | 0.86 | 992 | 2 | 0.20 |
| 6~<10 | 4 285 | 168 | 3.92 | 1 905 | 8 | 0.42 |
| 10~30 | 2 542 | 316 | 12.43 | 1 014 | 117 | 11.54 |
| 合计 | 20 853 | 604 | 2.90 | 3 911 | 127 | 3.25 |

5. 现有甲乙两地某月居民的粗死亡率资料如题表 4-4 所示,试比较两地死亡率水平高低。

题表 4-4　甲乙两地某月居民粗死亡率比较

| 年龄/周岁 | 甲地区 | | | 乙地区 | | |
|---|---|---|---|---|---|---|
| | 死亡数 | 人口数 | 死亡率/‰ | 死亡数 | 人口数 | 死亡率/‰ |
| 0~<25 | 20 | 1 000 | 20 | 180 | 6 000 | 30 |
| 25~<65 | 120 | 3 000 | 40 | 150 | 3 000 | 50 |
| ≥65 | 360 | 6 000 | 60 | 70 | 1 000 | 70 |
| 合计 | 500 | 10 000 | 50 | 400 | 10 000 | 40 |

（王　玖　艾自胜）

本章练习题
参考答案

本章补充练习题
及参考答案

本章思维导图

# 第五章 | 统计表与统计图

统计表和统计图是统计描述的重要工具。在统计工作的整个过程中,从研究设计开始,直到最后分析总结,为突出数据的说服力,都要用统计表和统计图进行描述,尤其在科研论文中,表达统计结果及进行对比分析时,应用更为广泛。目前统计表和统计图的制作主要借助各种计算机软件完成。

## 第一节 | 统计表

统计表(statistical table)是把统计资料和统计分析结果用表格的形式进行表达,其目的是简洁、清晰和直观,方便对比和阅读。统计表有基本的制作要求,并不是把数据放到表格里就形成统计表。同时也要注意,不是所有的数据都需要制作统计表,应该有选择性地对重点要表达的数据制作统计表。

### 一、统计表的编制原则和结构

#### (一) 统计表的编制原则

1. 重点突出,简单明了,即一张表一般只表达一个中心内容和一个主题。若内容过多,可分别制成若干张表。

2. 主谓分明,层次清楚。统计表虽然是表格的形式,但其内涵代表的是若干完整的文字语句,因此,主谓语的位置要准确。一般来说,定语部分放在标题内,主语放在表的左边作为横标目,谓语放在右边作为纵标目,横标目与纵标目交叉的格子放置数据,从左向右读,每一行便形成一个完整的句子。标目的安排及分组要层次清楚,符合逻辑,便于分析比较。

3. 格式规范。如数据表达规范,文字和线条尽量从简等。

#### (二) 统计表的结构

从外形上看,统计表可由标题、标目(包括横标目、纵标目)、线条、数字和备注 5 部分构成,如表5-1 所示。

表 5-1 试验药与对照药治疗帕金森病临床疗效的有效率比较

| 组别 | 例数 | 有效例数 | 无效例数 | 有效率/% |
|---|---|---|---|---|
| 对照组 | 103 | 17 | 86 | 16.50 |
| 试验组 | 105 | 74 | 31 | 70.48 |
| 合计 | 208 | 91 | 117 | 43.75 |

1. **标题** 标题是统计表的总名称,放在表的上方中间位置,简明扼要地说明表的主要内容,包括时间、地点和研究内容。表的标题非常重要,内容既不能过于简单,又不要过于繁复,尽可能一言切中所要表达的目的和内容。若有多张表格,标题前应加上标号,以方便引用,如"表 5-1"。

2. **标目** 用来说明表内数据含义的文字。横标目位于表的左侧,说明各行数据的意义,如表5-2 中"医院 1"和"医院 2"等;纵标目位于表头右侧,如表5-2 中"例数""有效例数"和"有效率/%"等。总标目主要是对纵标目内容的概括,在需要时才设置,如表5-2 中的"对照组(安慰剂)"和"试验组"。标目要尽可能简单、明了,指标的单位标示需清楚,统计学符号使用符合规范,同时还要兼顾到不同杂志的规定。

3. **线条** 撰写论文的统计表一般采用"三线表"的格式,即一张表格以三条线为基础,根据内容需要在表内可以适当附加 1~2 条细线。表的顶线和底线把表的主要内容与标题分隔开,中间一条线把纵标目与数据分隔开,不宜使用竖线和斜线。如果某些标目或数据需要分层表示,可用短横线分隔(表 5-2)。

表 5-2　试验药物与安慰剂治疗帕金森病的多中心临床试验结果

| 医院 | 对照组(安慰剂) | | | 试验组 | | |
| --- | --- | --- | --- | --- | --- | --- |
| | 例数 | 有效例数 | 有效率/% | 例数 | 有效例数 | 有效率/% |
| 医院 1 | 36 | 6 | 16.67 | 36 | 27 | 75.00 |
| 医院 2 | 31 | 4 | 12.90 | 34 | 22 | 64.71 |
| 医院 3 | 36 | 7 | 19.44 | 35 | 25 | 71.43 |
| 合计 | 103 | 17 | 16.50 | 105 | 74 | 70.48 |

**4. 数字**　用阿拉伯数字表示,位数对齐,小数位数一致。表内不留空格,无数字用"—"表示,缺失数字用"…"表示,并最好以备注的形式进行说明。若数字是"0",则填写"0"。

**5. 备注**　表中数据区一般不插入文字或其他说明,需要说明时可用"*"号标出,将说明文字写在表格的下面。

## 二、统计表的种类

根据标目的层次复杂程度,统计表可以分成简单表和复合表。

**1. 简单表**　简单表的标目只有一个层次,主语按一个标志排列,一般用作横标目,而纵标目为统计指标名称,如表 5-1 所示。每一行可用一个完整的句子表达,如第一行可读为"对照组试验的例数为 103 例,其中有效例数为 17 例,无效例数为 86 例,有效率为 16.50%";第二行可以读为"试验组的例数为 105 例,其中有效例数为 74 例,无效例数为 31 例,有效率为 70.48%"。

**2. 复合表**　复合表的标目有两个以上层次,即主语按多个标志排列。复合表有两个或三个分组标志,一般把其中主要的或分项较多的一个作为横标目,而其余的则安排在纵标目与总标目上。如表 5-2 所示,将试验的各医院和两种不同治疗结合起来分组,可以表达不同医院、不同处理组别的有效率,从两个不同方面进行分析和对比。

## 三、编制统计表的注意事项

统计表只要满足编制原则、结构合理、能够清晰地表达数据结果即可,实际应用中应注意以下几方面的问题。

**1. 统计表的格式**　统计表的格式不是唯一的,同一数据经过标目重排或分解组合,可以根据需要构造不同形式的统计表。表中标目位置的安排最易把握,通常将要比较的主体放在表格最左边,右边则是相应的统计学指标和实验数据,左右标目位置不宜颠倒,但有时也要视具体情况决定。例如,表 5-3 和表 5-4 给出的是治疗高血压的临床试验患者治疗前的舒张压和收缩压的情况,使用的是两种不同的表格。表 5-3 是一个比较规范的统计表,从逻辑上看比较的主体是试验组和对照组,通过舒张压和收缩压的测量值了解两组是否有所不同。而表 5-4 中标目的位置看似有些问题,但如果列表的主要目的不是比较试验组和对照组,重点是要体现不同指标的测量值,尤其指标比较多、标目横向难以排放时,就应该采用这种格式。

表 5-3　试验组和对照组血压的基线情况

| 分组 | 例数 | 舒张压/mmHg | | 收缩压/mmHg | |
| --- | --- | --- | --- | --- | --- |
| | | $\bar{X} \pm S$ | $M$ | $\bar{X} \pm S$ | $M$ |
| 试验组 | 61 | 98.64±4.73 | 98.0 | 150.56±13.27 | 149.0 |
| 对照组 | 62 | 98.31±5.29 | 96.0 | 148.23±12.43 | 146.0 |

表5-4　试验组和对照组血压的基线情况

| 指标/mmHg | 试验组（$n_1=61$） | | 对照组（$n_2=62$） | |
|---|---|---|---|---|
| | $\bar{X}\pm S$ | $M$ | $\bar{X}\pm S$ | $M$ |
| 舒张压 | 98.64±4.73 | 98.0 | 98.31±5.29 | 96.0 |
| 收缩压 | 150.56±13.27 | 149.0 | 148.23±12.43 | 146.0 |

**2. 统计表的内容结构**　避免内容混杂，表达不清，结构混乱。若标目层次多于三个以上，统计表就会变得冗繁，因此尽量少用。

【例5-1】某地某年111例钩端螺旋体病患者发病季节、年龄和职业构成资料如表5-5所示，请按照编制统计表的基本要求，检查此表编制是否合适，如不合适，加以修改。

表5-5　流行病学有关的主要因素（原表）

| 季节 | | | | | | | |
|---|---|---|---|---|---|---|---|
| 8月上旬 | | 8月中旬 | | 8月下旬 | | 9月上旬 | |
| 人数 | % | 人数 | % | 人数 | % | 人数 | % |
| 7 | 6.3 | 70 | 63.1 | 28 | 25.2 | 6 | 5.4 |

| 年龄/岁 | | | | | |
|---|---|---|---|---|---|
| 15以下 | | 15~ | | 45以上 | |
| 人数 | % | 人数 | % | 人数 | % |
| 12 | 10.8 | 95 | 85.6 | 4 | 3.6 |

| 职业 | | | | | | | |
|---|---|---|---|---|---|---|---|
| 农民 | | 学生 | | 待业青年 | | 其他 | |
| 人数 | % | 人数 | % | 人数 | % | 人数 | % |
| 106 | 95.5 | 1 | 0.9 | 3 | 2.7 | 1 | 0.9 |

表5-5的缺点是：①标题不够明确，而且未注明时间、地点；②发病季节、年龄和职业三项指标无可比性，放在一起，内容繁杂；③标目设计不合理，"人数""%"多次重复，不便于分析对比；④表内文字和线条过多。因此可以将其修改成表5-6、表5-7和表5-8三个表。

表5-6　某地某年钩端螺旋体病患者发病季节分布（修改表）

| 季节 | 人数 | 构成比/% |
|---|---|---|
| 8月上旬 | 7 | 6.3 |
| 8月中旬 | 70 | 63.1 |
| 8月下旬 | 28 | 25.2 |
| 9月上旬 | 6 | 5.4 |
| 合计 | 111 | 100.0 |

表5-7　某地某年钩端螺旋体病患者发病年龄分布（修改表）

| 年龄/岁 | 人数 | 构成比/% |
|---|---|---|
| ＜15 | 12 | 10.8 |
| 15~＜45 | 95 | 85.6 |
| ≥45 | 4 | 3.6 |
| 合计 | 111 | 100.0 |

表5-8 某地某年钩端螺旋体病患者发病职业分布(修改表)

| 职业 | 人数 | 构成比/% |
|------|------|---------|
| 农民 | 106 | 95.5 |
| 学生 | 1 | 0.9 |
| 待业青年 | 3 | 2.7 |
| 其他 | 1 | 0.9 |
| 合计 | 111 | 100.0 |

【例5-2】某医院使用某药物治疗急慢性肝炎患者161例,疗效资料如表5-9所示,指出其缺点并加以改进。

表5-9 使用某药物治疗急慢性肝炎疗效观察(原表)

| 效果 / 总例数 | 有效 | | | | | | 无效 | |
|---|---|---|---|---|---|---|---|---|
| | 小计 | | 近期痊愈 | | 好转 | | | |
| | 例 | % | 例 | % | 例 | % | 例 | % |
| | 108 | 67.1 | 70 | 43.5 | 38 | 23.6 | 53 | 32.9 |

此表的主要目的是表达使用某药物治疗急慢性肝炎的疗效情况,但是其标题过于简单,主谓安排不合理,标目组合重复。可进行如下修改,见表5-10。

表5-10 某年某医院使用某药物治疗急慢性肝炎的疗效观察(修改表)

| 疗效 | 例数 | 构成比/% |
|------|------|---------|
| 无效 | 53 | 32.9 |
| 好转 | 38 | 23.6 |
| 近期痊愈 | 70 | 43.5 |
| 合计 | 161 | 100.0 |

# 第二节 | 统计图

统计图(statistical chart)是把数据资料以图示的形式表达,使数据对比更加形象、直观、一目了然。统计图利用点的位置、曲线的变化、直条的长短和面积的大小等几何图形来表达统计资料和统计指标,它将研究对象的特征、内部构成、相互关系、对比情况和频数分布等情况形象而生动地表达出来,直观地反映出事物间的数量关系,更易于比较和理解研究结果。

## 一、统计图的制作

### (一)统计图的制作原则
1. 必须根据资料的性质、分析目的及表达效果选用适当的统计图。
2. 一幅图通常只表达一个中心内容和一个主题,即一个统计学指标。
3. 绘制图形应注意准确、美观,图线粗细适当,定点准确,不同事物用不同线条(实线、虚线、点线)或颜色表示,给人以清晰的印象。

### (二)统计图的结构
统计图通常由标题、图域、标目、图例和刻度5个部分组成。
1. **标题** 其作用是简明扼要地说明统计资料的内容、时间和地点,一般位于图的下方中央位置并编号,便于引用和说明。
2. **图域** 即制图空间,除圆图外,一般用直角坐标系第一象限的位置表示图域,或者用长方形的框架表示。

**3. 标目** 分为纵标目和横标目,分别表示纵轴和横轴数字刻度的意义,如有度量衡单位则要标出。

**4. 图例** 对图中不同颜色或图案代表的指标注释。图例通常放在横标目与标题之间,如果图域部分有较大空间,也可以放在图域中。

**5. 刻度** 是纵轴或横轴上面表示量值大小的记号。其数值一般按从小到大的顺序,纵轴由下向上,横轴由左向右。绘图时需要按照统计指标数值的大小,适当选择坐标原点和刻度的间隔。

**(三) 统计图的种类**

医学中最基本的统计图有直条图、百分条图、圆图、普通线图、半对数线图、直方图、箱式图、误差条图和散点图等。还有一些特殊的统计图,如表达多个试验中心研究结果的森林图、生存分析中的生存曲线图、聚类分析的热图和树形图等。一般应根据资料的性质和分析目的选择适当的图形。以下介绍医学研究中几种常用的统计图。

## 二、描述定量数据的统计图

### (一) 直方图

直方图(histogram)用直条矩形面积代表各组频数,各矩形面积总和代表频数的总和。它主要用于表示连续变量频数分布情况,如根据频数表 5-11 绘成频数分布图 5-1。从图可以看出,该市 3 岁女孩身高主要分布在 92cm 左右,位于 84~100cm 之间者约占总数的 95%。为了对比两组的频数分布情况,也可以根据表 5-12 将两个直方图用图 5-2 一张图表示。结果显示,糖尿病患者的糖化血红蛋白(HbA1c)水平明显高于正常人,而且可以明显看出两组人糖化血红蛋白含量数值分布的差异。

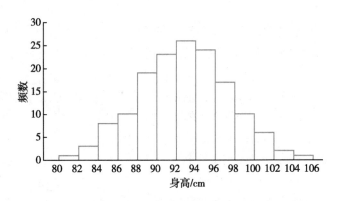

图 5-1 广州市 150 名 3 岁女孩身高频数分布

表 5-11 广州市 150 名 3 岁女孩身高的频数分布

| 组段/cm | 频数 | 组段/cm | 频数 | 组段/cm | 频数 |
|---|---|---|---|---|---|
| 80~<82 | 1 | 90~<92 | 23 | 100~<102 | 6 |
| 82~<84 | 3 | 92~<94 | 26 | 102~<104 | 2 |
| 84~<86 | 8 | 94~<96 | 24 | 104~106 | 1 |
| 86~<88 | 10 | 96~<98 | 17 | | |
| 88~<90 | 19 | 98~<100 | 10 | | |

表 5-12 糖尿病患者和正常对照 HbA1c 分布

| 组段/% | 频数 | | 组段/% | 频数 | | 组段/% | 频数 | |
|---|---|---|---|---|---|---|---|---|
| | 糖尿病 | 正常 | | 糖尿病 | 正常 | | 糖尿病 | 正常 |
| 4.0~<5.2 | 1 | 20 | 6.8~<7.2 | 7 | 2 | 8.8~<9.2 | 4 | 0 |
| 5.2~<5.6 | 2 | 28 | 7.2~<7.6 | 16 | 2 | 9.2~<9.6 | 8 | 0 |
| 5.6~<6.0 | 3 | 27 | 7.6~<8.0 | 12 | 1 | 9.6~<10.0 | 5 | 0 |
| 6.0~<6.4 | 3 | 13 | 8.0~<8.4 | 10 | 1 | 10.0~12.8 | 19 | 0 |
| 6.4~<6.8 | 7 | 6 | 8.4~<8.8 | 3 | 0 | | | |

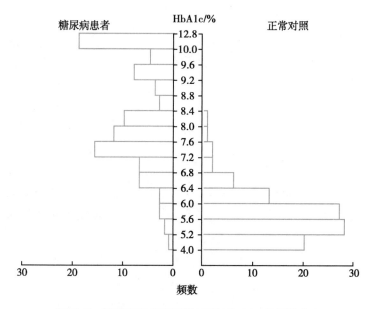

图 5-2　糖尿病患者和正常对照 HbA1c 的频数分布

　　绘制直方图时应注意:纵轴的刻度必须从"0"开始,而横轴的刻度按实际范围制定;各矩形的高度为频数或频率,宽度为组距。如果各组段的组距不同要调整各矩形的高,矩形高度=组段频数/组距。

## (二) 线图

　　线图(line chart)是通过线段的上升或下降来表示指标(变量)的连续变化过程,适用于描述一个变量随另一个变量变化的趋势和波动情况。通常纵坐标是统计指标,横坐标是时间变量。线图分为普通线图(习惯简称线图)和半对数线图两种,两者的区别在于普通线图的横、纵坐标均为算术尺度标记刻度,在两个不同的时间段上,如果终点相对于起点的"绝对改变量"相同,将在图形上表现为相同的变化幅度。如根据表 5-13 绘成图 5-3,可以直观地表示出 2001—2019 年中国肺癌和结直肠癌死亡率的变化趋势和波动情况,结果显示总体呈上升趋势,各年有一定的波动。

表 5-13　我国 2001—2019 年肺癌和结直肠癌死亡率　　　　　　　　单位:1/10 万

| 年份 | 肺癌 | | 结直肠癌 | |
| --- | --- | --- | --- | --- |
| | 死亡率 | 对数值 | 死亡率 | 对数值 |
| 2001 | 30.46 | 1.48 | 9.32 | 0.97 |
| 2002 | 31.94 | 1.50 | 10.01 | 1.00 |
| 2003 | 33.31 | 1.52 | 10.74 | 1.03 |
| 2004 | 35.03 | 1.54 | 11.60 | 1.06 |
| 2005 | 36.13 | 1.56 | 12.16 | 1.08 |
| 2006 | 36.60 | 1.56 | 12.47 | 1.10 |
| 2007 | 37.72 | 1.58 | 12.90 | 1.11 |
| 2008 | 39.14 | 1.59 | 13.41 | 1.13 |
| 2009 | 40.68 | 1.61 | 13.99 | 1.15 |
| 2010 | 42.28 | 1.63 | 14.61 | 1.16 |
| 2011 | 43.37 | 1.64 | 15.05 | 1.18 |
| 2012 | 44.13 | 1.64 | 15.31 | 1.18 |
| 2013 | 44.88 | 1.65 | 15.47 | 1.19 |
| 2014 | 45.94 | 1.66 | 15.72 | 1.20 |

续表

| 年份 | 肺癌 | | 结直肠癌 | |
| --- | --- | --- | --- | --- |
| | 死亡率 | 对数值 | 死亡率 | 对数值 |
| 2015 | 46.98 | 1.67 | 15.89 | 1.20 |
| 2016 | 48.24 | 1.68 | 16.28 | 1.21 |
| 2017 | 49.64 | 1.70 | 16.79 | 1.23 |
| 2018 | 51.28 | 1.71 | 17.55 | 1.24 |
| 2019 | 53.23 | 1.73 | 18.40 | 1.26 |

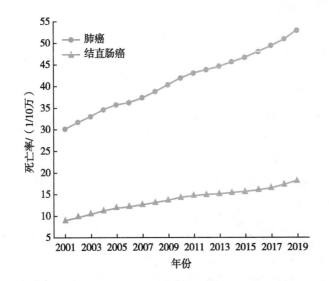

图 5-3 我国 2001—2019 年肺癌和结直肠癌死亡率的线图

半对数线图(semi-logarithmic line chart)的纵坐标按对数尺度(通常采用常用对数)给出,横坐标仍按算术尺度。如果终点相对于起点的"相对改变量"相同,在半对数线图上表现为相同的变化幅度,所以半对数线图适用于描述研究指标变化的速度。如将表 5-13 的数据绘制成普通线图时(图 5-3),呈现出肺癌的死亡率上升幅度明显大于结直肠癌,尤其是 2011 年以后差别更大,但当使用半对数线图时(图 5-4),则发现肺癌和结直肠癌死亡率上升速度差异不大。

绘制线图时应注意:横轴和纵轴的刻度都可以不从"0"开始;用短线依次将相邻各点连接即得线图,不应将折线描成光滑曲线。线图中若只有一条折线,称为单式线图;若有两条及以上的线条,称为复式线图。在绘图时,需要注意纵横轴比例,比例不同,给人的印象也不同。此外,实际中可以对上述线图做适当的改进,如在各时间点同时标出标准差(或标准误、置信区间)。

### (三)箱式图

箱式图(box plot)用于比较两组或多组数据的平均水平和变异程度,各组数据均可呈现其平均水平、四分位数间距、最小值和最大值,主要适用于描述偏态分布的资料。对于箱式图,中间的横线表示中位数,箱体的长度表示四分位数间距,两端分别是 $P_{75}$ 和 $P_{25}$,显然箱体越长表示数据离散程度越大。箱式图最外面两端连线有两种表示方法:一种是表示最大值和最小值,另一种是去除异常值(outlier)后的最大值和最小值,对异常值另作标记。异常值也称为离群值,可定义为大于 $P_{75}+1.5Q$ 或小于 $P_{25}-1.5Q$ 的观测值,$Q$ 为四分位数间距;而把 $P_{75}+3Q$ 或小于 $P_{25}-3Q$ 的观测值定义为极端值(extreme outlier)。中间横线若在箱体中心

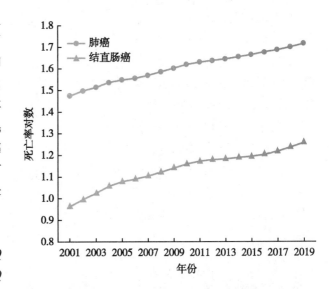

图 5-4 我国 2001—2019 年肺癌和结直肠癌死亡率的半对数线图

位置,表示数据分布对称,其偏离箱体正中心越远,表示数据分布越不对称。箱式图的纵轴起点不一定从"0"开始。

根据表5-14绘成的箱式图(图5-5)可以看出,肝癌模型鼠血清中腺苷脱氨酶(ADH)活性明显高于正常鼠,而且数据的变异更大,有一个异常值(用"○"标记)。实际中也可以在箱式图上用散点标示出个体观测值,更全面地展示数据和分析结果(图5-6)。

表5-14　正常鼠和肝癌模型鼠血清中腺苷脱氨酶活性　　　　　　单位:IU/ml

| 正常肝 | 肿瘤肝 | 正常肝 | 肿瘤肝 |
| --- | --- | --- | --- |
| 1.9 | 22.7 | 9.1 | 10.4 |
| 3.0 | 33.9 | 3.5 | 21.1 |
| 4.3 | 13.0 | 6.8 | 34.6 |
| 7.0 | 59.2 | 1.5 | 13.3 |
| 6.4 | 40.5 | 0.6 | 81.4 |

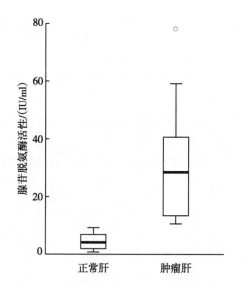

图5-5　正常鼠和肝癌模型鼠血清中腺苷脱氨酶活性的箱式图

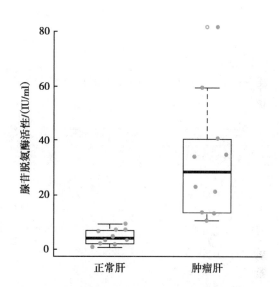

图5-6　正常鼠和肝癌模型鼠血清中腺苷脱氨酶活性的箱式散点图

### (四)误差条图

误差条图(error bar)用于比较多组资料的均值和标准差(或标准误、置信区间),用线条的高度表示均值的大小,可以用"工"表示置信区间,上端"—"表示置信区间的上限,下端"—"表示置信区间的下限,中间"|"的长度表示置信区间的长度(参见第六章)。另一种表示方法,可以用"┬"表示标准差或者均数的标准误($SE = S / \sqrt{n}$)。误差条图有若干种表示方法,本例选择在撰写论文时常用的方法,即根据表5-15中的数据计算出的均数和标准误绘制误差条图(图5-7),从图中可看出试验组降压的平均值高于对照组。

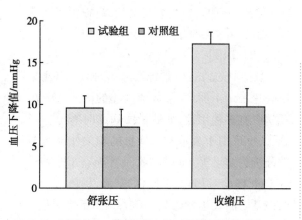

图5-7　试验组和对照组血压的平均变化情况($\bar{X} \pm SE$)

绘制误差条图时应注意:如果以横轴为基线,表示各个分组或标志,纵轴则表示各分组相应的均值和标准误(或置信区间);纵轴尺度必须从"0"开始,表示均值的各直条的宽度要相等,直条之间的间隔不必等距。

表5-15 试验组和对照组患者6周后血压的变化情况 单位:mmHg

| 试验组 | | 对照组 | | 试验组 | | 对照组 | |
|---|---|---|---|---|---|---|---|
| 舒张压 | 收缩压 | 舒张压 | 收缩压 | 舒张压 | 收缩压 | 舒张压 | 收缩压 |
| 12 | 17 | 10 | 10 | 8 | 20 | 7 | 10 |
| 12 | 8 | −4 | −7 | −7 | 1 | 6 | 10 |
| 10 | 19 | 8 | 21 | 9 | 26 | 8 | 8 |
| 0 | 24 | 12 | 13 | 14 | 44 | −4 | 6 |
| 16 | 9 | 10 | −11 | 6 | 11 | 8 | 15 |
| 10 | 20 | 10 | 6 | 14 | 15 | 8 | 16 |
| 14 | 19 | 16 | 25 | 16 | 26 | 11 | 10 |
| 14 | 19 | 12 | 12 | 20 | 27 | −4 | 3 |
| 11 | 14 | 10 | 7 | 9 | 10 | 11 | 25 |
| 2 | 8 | 2 | 12 | 2 | 9 | 9 | 5 |

## (五)散点图

散点图(scatter plot)用点的密集程度和变化趋势表示两指标之间的直线或曲线关系,如根据表5-16绘成图5-8。结果显示,随着载脂蛋白B含量的增加,高血脂患者低密度脂蛋白的含量也相应增加。

表5-16 高血脂患者载脂蛋白B(ApoB)与低密度脂蛋白(LDL)的关系

| ApoB/(g/L) | LDL/(mol/L) | Apo-B/(g/L) | LDL/(mol/L) |
|---|---|---|---|
| 0.80 | 2.98 | 0.66 | 2.28 |
| 0.60 | 2.76 | 0.67 | 2.34 |
| 0.90 | 3.22 | 1.12 | 4.84 |
| 0.80 | 3.84 | 0.97 | 3.89 |
| 0.90 | 3.12 | 0.80 | 2.14 |
| 0.90 | 4.18 | 0.94 | 3.60 |
| 0.70 | 2.00 | 0.82 | 2.30 |
| 0.70 | 2.94 | 0.79 | 3.30 |
| 0.80 | 3.12 | 0.76 | 2.20 |
| 1.21 | 5.33 | 0.80 | 2.12 |

绘制散点图时应注意:横轴和纵轴各代表一个变量,一般横轴代表自变量,纵轴代表因变量;纵轴和横轴的起点,不一定从"0"开始。

## (六)热图

热图(heat map)是指通过不同的颜色或深浅变化表示不同区域、数值大小的图。热图在医学中有多种用途,如表示疾病的时间与空间分布,也可用于表示不同变量的相关性以及聚类分析的结果等。如图5-9是乳腺癌5种分子分型的35个基因聚类分析的结果,颜色越深说明该基因的表达量越高。该图揭示了乳腺癌5种分子分型不同的基因表达特点。

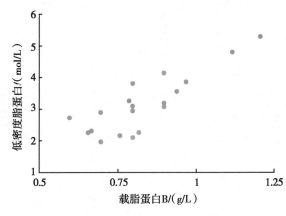

图5-8 20名高血脂患者载脂蛋白B与低密度脂蛋白关系的散点图

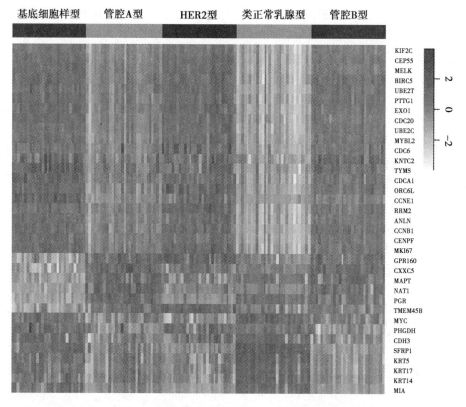

图 5-9　不同乳腺癌分型的 35 个基因表达热图

## （七）森林图

森林图（forest plot）是以统计指标和统计分析方法为基础,用数值运算结果绘制出的图形。它在平面直角坐标系中,以一条垂直线为基础,用平行于横轴的多条线段描述了每个被纳入研究的效应量和置信区间,用一个菱形（或其他图形）描述多个研究的合并结果,是综合分析（如 meta 分析）和多中心研究常用的一种统计图形。图 5-10 森林图展示的是使用多奈哌齐（donepezil）治疗阿尔茨海默病（Alzheimer disease）与安慰剂对照研究文献综合分析的结果,包括 7 项研究两种治疗方法的治疗前后主要评价指标 ADAS-cog（0~70）量表得分平均变化的差值 $\Delta_i$（$i=1,2,\cdots,7$）及 95% 置信区间,在此基础上得到 meta 分析的合并效应量 $[\Delta=-1.93,95\%$ 置信区间（$95\%CI$）: $-2.34\sim-1.53]$。

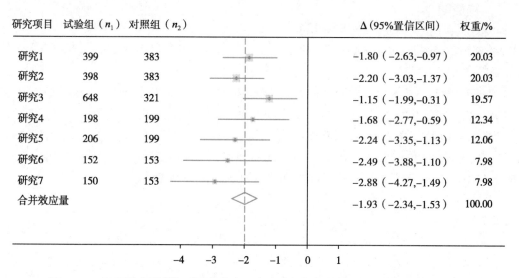

图 5-10　7 项以安慰剂为对照的多奈哌齐治疗阿尔茨海默病研究文献的综合分析

## 三、描述定性数据的统计图

### (一)直条图

直条图(bar chart)又称条图,即用等宽直条的长短来表示相互独立的统计指标数值大小和它们之间的对比关系,统计指标既可以是绝对数也可以是相对数。直条图按直条是横放还是竖放分为卧式和立式两种,按分组标志的多少分为单式和复式两种。

1. 单式条图 具有一个统计指标和一个分组标志(如死因)。如根据表5-17绘成的图5-11,图中显示,1990年我国人口的四种主要死亡原因中,脑卒中的死亡率最高。

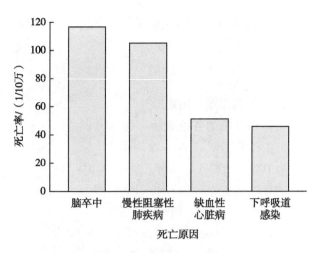

图 5-11 1990 年我国人口四种主要死亡原因的死亡率

表 5-17 我国人口 1990 年和 2019 年四种主要死亡原因的死亡率 单位:1/10 万

| 死亡原因 | 1990 年 | 2019 年 |
|---|---|---|
| 脑卒中 | 116.34 | 153.91 |
| 慢性阻塞性肺疾病 | 105.09 | 72.94 |
| 缺血性心脏病 | 51.34 | 131.75 |
| 下呼吸道感染 | 45.95 | 13.03 |

2. 复式条图 具有一个统计指标,两个分组标志(如死因和年份)。如根据表5-17绘成的图5-12,将两个年份的同一种死因放在一起,便于比较两个年份之间的差异。

绘制直条图时应注意:一般用横轴表示各分组,纵轴表示各分组对应的值;纵轴尺度必须从"0"开始,而且要等距;直条的宽度须相等,间隔等距。分组标志最好不要超过三组。

### (二)构成图

构成图常用于描述构成比资料。常用的构成图有圆图(pie chart)和百分条图(percent bar chart)。

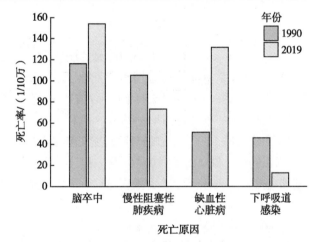

图 5-12 1990 年和 2019 年我国人口四种主要死亡原因的死亡率

1. 圆图 把圆的总面积作为100%,表示事物的全部,而圆内各扇形面积用来表示全体中各部分所占的比例。圆图绘制方法:以圆形的360°角为100%,将各构成部分的构成比(%)乘以3.6°,即得各组成部分应占的圆心角度数;再以某刻度(比如相当于时钟12点的位置)为起点,顺时针按圆心角度数大小或者自然顺序排列各个扇形。不同的扇形可以用不同的颜色或花纹区别,也可以简要注明文字和百分比。例如,根据表5-18亚洲人的血型分布资料,绘制成图5-13。

表 5-18 三个不同地区血型样本的频数分布和构成比(%)

| 地区 | 例数 | A 型 | B 型 | AB 型 | O 型 |
|---|---|---|---|---|---|
| 亚洲 | 1 080 | 321(29.7) | 369(34.2) | 95(8.8) | 295(27.3) |
| 欧洲 | 517 | 258(49.9) | 43(8.3) | 22(4.3) | 194(37.5) |

NOTES

| 地区 | 例数 | A 型 | B 型 | AB 型 | O 型 |
|---|---|---|---|---|---|
| 北美洲 | 995 | 408(41.0) | 106(10.7) | 37(3.7) | 444(44.6) |
| 合计 | 2 592 | 987(38.1) | 518(20.0) | 154(5.9) | 933(36.0) |

**2. 百分条图**　用矩形直条的长度表示 100%，而用其中分割的各段表示各构成部分的百分比。百分条图绘制方法:绘一条等宽的水平直条,其长度为 100%,根据各部分所占百分比,按其大小或资料的自然顺序把直条分成若干段,然后在直条的各分段上标出百分比。同一指标分组相互比较时,可以绘制多个百分直条。例如,根据表 5-18 绘制图 5-14,对比三个地区人群的血型构成。

最后需要注意:本章介绍的内容是最基本图表形式,实际中可根据需要自行设计各种美观的图形,例如可以运用不同的色彩丰富图形,也可以把图和表组合在一起形成一个新的图,还可以把多个不同的图组合成一个图。总之,图表的运用对撰写论文至关重要,"一图胜千言",图表运用得当可以使读者更容易理解作者的意图,并使数据分析结果的表达更为形象和生动。

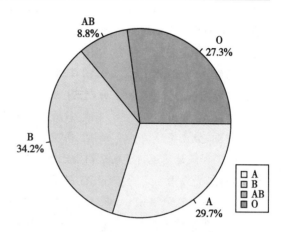

图 5-13　亚洲人群各种血型的构成比

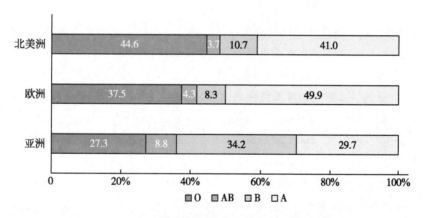

图 5-14　亚洲、欧洲和北美洲三个地区的人群血型分布

## 练习题

**一、单项选择题**

1. 统计表的主要作用是(　　)
   A. 便于形象描述和表达结果
   B. 客观表达实验的原始数据
   C. 减少论文篇幅
   D. 容易进行统计描述和推断
   E. 代替冗长的文字叙述和便于分析对比

2. 描述某疾病患者年龄(岁)的分布,应采用的统计图是(　　)
   A. 线图
   B. 条图
   C. 百分条图
   D. 直方图
   E. 箱式图

3. 高血压临床试验分为试验组和对照组,分析考虑治疗 0 周、2 周、4 周、6 周、8 周血压的动态变化和改善情况,为了直观显示出两组血压平均变动情况,宜选用的统计图是( )

    A. 半对数图　　　　　　B. 线图　　　　　　　　C. 条图

    D. 直方图　　　　　　　E. 百分条图

4. 研究三种不同麻醉剂在麻醉后的镇痛效果,采用计量评分法,分数呈偏态分布,比较终点时分数的平均水平及个体的变异程度,应使用的图形是( )

    A. 复式条图　　　　　　B. 复式线图　　　　　　C. 散点图

    D. 直方图　　　　　　　E. 箱式图

5. 研究血清低密度脂蛋白(LDL)与载脂蛋白 B1 的数量依存关系,应绘制的图形是( )

    A. 直方图　　　　　　　B. 箱式图　　　　　　　C. 线图

    D. 散点图　　　　　　　E. 条图

6. 下列统计图适用于表示构成比关系的是( )

    A. 直方图　　　　　　　B. 箱式图　　　　　　　C. 误差条图、条图

    D. 散点图、线图　　　　E. 圆图、百分条图

7. 对有些资料构造统计表时,下列可以省略的是( )

    A. 标题　　　　　　　　B. 标目　　　　　　　　C. 线条

    D. 数字　　　　　　　　E. 备注

8. 绘制下列统计图纵轴坐标刻度必须从"0"开始的有( )

    A. 圆图　　　　　　　　B. 百分条图　　　　　　C. 线图

    D. 直条图　　　　　　　E. 森林图

9. 描述某现象频数分布情况应选择的是( )

    A. 圆图　　　　　　　　B. 百分条图　　　　　　C. 箱式图

    D. 误差条图　　　　　　E. 直方图

10. 对比某种清热解毒药物和对照药物的疗效,其单项指标为口渴、全身酸痛、头痛、咳嗽、流涕、鼻塞、咽痛和发热的有效率,应选用的统计图是( )

    A. 圆图　　　　　　　　B. 百分条图　　　　　　C. 箱式图

    D. 复式条图　　　　　　E. 直方图

11. 规范的统计表应该选择的形式是( )

    A. 标题应放在表的下方

    B. 三线表

    C. 应尽可能用线段把行和列的数字隔开

    D. 数字不可以有缺失

    E. 数字必须有备注

12. 描述两种不同类型的疾病发病率随时间的上升速度,应使用的图形是( )

    A. 误差线图　　　　　　B. 半对数线图　　　　　C. 直方图

    D. 散点图　　　　　　　E. 热图

13. 描述历年两个地区结核发病率的变化趋势,合适的统计图是( )

    A. 圆图　　　　　　　　B. 百分条图　　　　　　C. 箱式图

    D. 线图　　　　　　　　E. 直方图

14. 对某年龄段的某生理指标进行调查,结果分 5 个等级,描述该资料分布情况合适的统计图是( )

    A. 圆图　　　　　　　　B. 统计地图　　　　　　C. 箱式图

    D. 线图　　　　　　　　E. 直方图

15. 分析和综合不同研究中心的试验结果,适合采用的图形是(　　　)

A. 直方图　　　　　B. 散点图　　　　　C. 森林图

D. 直条图　　　　　E. 热图

## 二、改表和绘图

1. 某研究为了调查脾大与疟疾临床分型的关系,得到脾大程度与疟疾分型的结果如下表,此表有何缺点,请改进。

| 项目<br>脾大程度 | 血膜<br>阴性 | 血膜阳性 | | | | 合计 | | |
| --- | --- | --- | --- | --- | --- | --- | --- | --- |
| | | 恶性疟 | | 间日疟 | | | 例数 | % |
| | | 例数 | % | 例数 | % | | | |
| 合计 | 174 | 28 | 12.6 | 20 | 9.04 | 222 | 48 | 21.6 |
| 脾 I | 105 | 8 | 6.6 | 9 | 7.40 | 122 | 17 | 13.9 |
| 脾 II | 51 | 14 | 20.0 | 5 | 7.10 | 70 | 19 | 27.1 |
| 脾 III | 15 | 6 | 23.1 | 5 | 19.20 | 26 | 11 | 42.3 |
| 其他 | 3 | 0 | 0.0 | 1 | 25.00 | 4 | 1 | 25.0 |

2. 试根据题表 5-1 资料绘制适当统计图形。

题表 5-1　某地 839 例正常人发汞值分布资料　　　　　　　　单位:μg/g

| 组段 | 0~<0.2 | 0.2~<0.4 | 0.4~<0.6 | 0.6~<0.8 | 0.8~<1.0 | 1.0~<1.2 | 1.2~<1.4 | 1.4~<1.6 | 1.6~2.2 | 合计 |
| --- | --- | --- | --- | --- | --- | --- | --- | --- | --- | --- |
| 例数 | 133 | 193 | 190 | 111 | 83 | 34 | 43 | 16 | 36 | 839 |

3. 根据题表 5-2 分别绘制普通线图和半对数线图,并说明两种统计图的意义。

题表 5-2　某地某年食管癌不同性别年龄别发病率　　　　　　　　单位:1/10 万

| 年龄/岁 | 男 | 女 | 年龄/岁 | 男 | 女 |
| --- | --- | --- | --- | --- | --- |
| 40~<45 | 4.4 | 2.1 | 65~<70 | 50.2 | 16.4 |
| 45~<50 | 7.2 | 3.3 | 70~<75 | 68.5 | 12.5 |
| 50~<55 | 7.3 | 4.5 | 75~<80 | 86.2 | 19.9 |
| 55~<60 | 6.9 | 5.5 | ≥80 | 97.0 | 15.2 |
| 60~<65 | 19.3 | 6.7 | | | |

（欧春泉　赵杨）

本章练习题
参考答案

本章补充练习题
及参考答案

本章思维导图

# 第六章 | 参数估计与假设检验

本章开始学习统计推断方法,内容涉及参数估计和假设检验的基本概念和原理。参数估计指由样本统计量估计总体参数,是统计推断的重要内容之一,常用的方法有点估计和区间估计。其中区间估计是指按预先给定的概率计算出一个区间,使它能够包含未知的总体参数。假设检验是统计推断的另一重要内容,其目的是比较总体参数之间有无差别。做统计推断时应综合参数估计和假设检验两个方面来下结论。

## 第一节 | 参数估计

### 一、抽样误差

在医学研究中,由于总体不易或无法得到,绝大多数情况是抽样后由样本数据推断总体特征。由于个体存在差异,因此通过随机抽样得到的样本在推论总体时会存在一定的误差(如样本均数 $\bar{X}$ 往往不等于总体均数 $\mu$),这种由抽样造成的样本统计量与总体参数之间的差异称为抽样误差(sampling error)。例如,假设健康成年男性的红细胞数服从均数为 $\mu = 4.75 \times 10^{12}/L$,标准差为 $\sigma = 0.38 \times 10^{12}/L$ 的正态分布,现随机抽取 140 人,计算红细胞的样本均数为 $\bar{X} = 4.77 \times 10^{12}/L$,造成样本均数与总体均数不相等的原因即为抽样误差。可以设想,若再随机抽取 140 名成年男性进行测量,其平均红细胞数会是另一不同的结果。对于抽样研究,抽样误差是不可避免的。

#### (一) 均数的标准误

如何用样本均数估计成年男性红细胞数的总体均数? 由于存在抽样误差,基于 140 例研究对象的样本均数通常不会与总体均数完全相同,问题是我们能否知道估计值的准确程度,对此可以利用抽样误差的分布规律进行分析。理论上可以证明:若从正态分布总体 $N(\mu, \sigma^2)$ 中,反复多次随机抽取样本含量固定为 $n$ 的样本,那么这些样本均数 $\bar{X}$ 也服从正态分布,即 $\bar{X}$ 的总体均数仍为 $\mu$,样本均数的标准差为 $\sigma/\sqrt{n}$,记作 $\bar{X} \sim N(\mu, \sigma^2/n)$。事实上,在样本含量 $n$ 很大的情况下(如 $n \geq 50$),无论原始测量变量服从什么分布,$\bar{X}$ 的抽样分布都近似服从正态分布 $N(\mu, \sigma^2/n)$,这就是所谓的中心极限定理。

统计学中为了区别个体观察值之间变异的标准差与反映样本均数之间变异的标准差,将后者称为均数的标准误(standard error of mean, $SE$),标准误就是样本均数 $\bar{X}$ 的标准差。显然,标准误小于原始测量值的标准差,标准误越小说明估计越精确,因此可以用均数的标准误表示均数抽样误差的大小。均数的标准误用符号 $\sigma_{\bar{X}}$ 表示,计算公式为

$$\sigma_{\bar{X}} = \frac{\sigma}{\sqrt{n}} \tag{6-1}$$

由式(6-1)可见,在样本含量一定的情况下,均数的标准误与标准差成正比,说明当总体中各观测值变异较小时,抽到的样本均数 $\bar{X}$ 与总体均数 $\mu$ 相差较小,用 $\bar{X}$ 估计 $\mu$ 的可靠程度较高;当总体中各观测值变异较大时,抽到的样本均数 $\bar{X}$ 与总体均数 $\mu$ 相差很大,用 $\bar{X}$ 估计 $\mu$ 的可靠程度也相对较低。均数的标准误与样本含量的平方根 $\sqrt{n}$ 成反比,说明在同一总体中随机抽样,样本含量 $n$ 越大,标准误越小。

实际中,总体标准差 $\sigma$ 往往未知,通常用样本标准差 $S$ 估计 $\sigma$,求得均数标准误的估计值 $S_{\bar{X}}$,计算公式为

$$S_{\bar{X}} = \frac{S}{\sqrt{n}} \qquad (6\text{-}2)$$

【例6-1】在某地随机抽查成年男性 140 人,得红细胞均数 $4.77 \times 10^{12}/L$,标准差 $0.38 \times 10^{12}/L$,试计算其标准误。

按公式(6-2)计算得:

$$S_{\bar{X}} = \frac{S}{\sqrt{n}} = \frac{0.38}{\sqrt{140}} = 0.032\,(\times 10^{12}/L)$$

## (二)率的标准误

样本率的标准差称为率的标准误(standard error of rate),可用来描述样本率抽样误差的大小。率的标准误越小,则率的抽样误差越小,率的标准误越大,则率的抽样误差越大。现记总体率参数为 $\pi$,样本率为 $p$;在 $n$ 次独立重复试验中出现的"阳性"次数记为 $X$,则样本率为

$$p = \frac{X}{n} \qquad (6\text{-}3)$$

样本率 $p$ 的总体方差为

$$\sigma_p^2 = \frac{\pi(1-\pi)}{n} \qquad (6\text{-}4)$$

$p$ 的标准差(即率的标准误)为

$$\sigma_p = \sqrt{\frac{\pi(1-\pi)}{n}} \qquad (6\text{-}5)$$

在一般情况下,总体率 $\pi$ 往往是未知的,此时可用样本率 $p$ 来估计总体率 $\pi$,则 $\sigma_p$ 的估计值为

$$S_p = \sqrt{\frac{p(1-p)}{n}} \qquad (6\text{-}6)$$

无论是均数的标准误还是率的标准误,都是抽样分布的重要特征之一,它可用于参数的区间估计和不同组之间参数的比较。

## 二、置信区间的概念

参数估计(parameter estimation)指由样本统计量估计总体参数,是统计推断的重要内容之一。常用的估计方式有两种:点估计(point estimation)和区间估计(interval estimation)。

点估计是使用单一的数值直接作为总体参数的估计值,如用 $\bar{X}$ 估计相应的 $\mu$,用 $p$ 估计相应的 $\pi$。该法表达简单,但未考虑抽样误差的影响,无法评价参数估计的准确程度。

区间估计是指按预先给定的概率,计算出一个区间,使它能够包含未知的总体参数。事先给定的概率 $1-\alpha$ 称为置信度(通常取 0.95 或 0.99),计算得到的区间称为置信区间(confidence interval,*CI*)。置信区间通常由两个数值界定的置信限(confidence limit)构成,其中数值较小的一方称为下限,数值较大的一方称为上限。总体均数估计的 95% 置信区间表示该区间包括总体均数 $\mu$ 的概率为 95%,即若作 100 次抽样算得 100 个置信区间,则平均有 95 个置信区间包括 $\mu$(估计正确),只有 5 个置信区间不包括 $\mu$(估计错误)。例如,估计某地成年男性的红细胞平均水平,其 95% 的置信区间为 $4.71 \times 10^{12}/L \sim 4.83 \times 10^{12}/L$,说明总体红细胞均数被包含在这一区间的概率为 95%。

置信区间估计的效果,一是由置信度 $1-\alpha$ 来反映其准确度,即计算出的区间包括总体均数 $\mu$ 的概率大小,其值越接近 1 越好;二是由区间的宽度来反映其精密度,区间越窄说明估计越精确。在样本含量一定的情况下,二者是矛盾的,若仅考虑提高置信度,则使估计的区间变宽,从而降低了使用置信区间的价值。一般情况下,95% 置信区间较为常用;在置信度确定的情况下,增加样本量可以缩小

区间宽度,从后面区间估计的计算公式可以更清楚地看到这一点。

### 三、总体均数的区间估计

总体均数 $\mu$ 置信区间的计算公式可以利用 $\bar{X}$ 的抽样分布获得。实际中,总体均数置信区间的计算方法,根据总体标准差 $\sigma$ 是否已知,以及样本量 $n$ 的大小而有所不同。

#### (一) $\sigma$ 已知

如果变量 $X$ 服从均数为 $\mu$、标准差为 $\sigma$ 的正态分布,则

$$z = \frac{\bar{X} - \mu}{\sigma / \sqrt{n}} \tag{6-7}$$

服从标准正态分布。按照标准正态分布规律,95% 的 $z$ 值在 $-1.96$ 和 $1.96$ 之间,即

$$P\left(-1.96 \leqslant \frac{\bar{X} - \mu}{\sigma / \sqrt{n}} \leqslant 1.96\right) = 0.95 \tag{6-8}$$

$$P\left(\bar{X} - 1.96\frac{\sigma}{\sqrt{n}} \leqslant \mu \leqslant \bar{X} + 1.96\frac{\sigma}{\sqrt{n}}\right) = 0.95$$

从而得到 95% 置信区间:

$$(\bar{X} - 1.96\sigma_{\bar{X}}, \ \bar{X} + 1.96\sigma_{\bar{X}}) \tag{6-9}$$

见图 6-1。

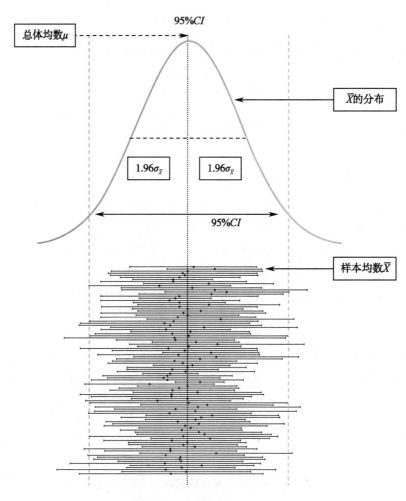

图 6-1　总体均数 95%$CI$

更一般的情况:

$$(\bar{X}-z_{\alpha/2}\sigma_{\bar{X}},\bar{X}+z_{\alpha/2}\sigma_{\bar{X}}) \qquad (6\text{-}10)$$

其中 $z_{\alpha/2}$ 为标准正态分布的双侧界值,即标准正态分布左右两侧概率相加为 $\alpha$ 时对应的上侧界值。若取 $1-\alpha=0.95$,则为总体均数的 95% 置信区间,或取 $1-\alpha=0.99$,则为总体均数的 99% 置信区间。需要注意的是,$\mu$ 不是一个随机变量,而是包含在置信区间内的一个参数值。

### (二)$\sigma$ 未知

事实上,总体标准差 $\sigma$ 通常是未知的,这时我们可以用其估计量 $S$ 代替 $\sigma$,但在这种情况下,$(\bar{X}-\mu)/(S/\sqrt{n})$ 已不再服从标准正态分布,而是服从著名的 $t$ 分布。

1. $t$ 分布 $t$ 分布( $t$-distribution )由英国统计学家 W. S. Gosset 于 1908 年以 Student 笔名提出,他证明了在正态分布总体中进行抽样,$(\bar{X}-\mu)/(S/\sqrt{n})$ 服从自由度为 $\nu=n-1$ 的 $t$ 分布。$t$ 分布是以 0 为中心的对称分布(图 6-2)。

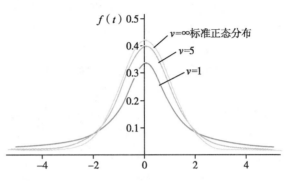

图 6-2　不同自由度的 $t$ 分布图

由图可见,$t$ 分布曲线的形态变化与自由度 $\nu=n-1$ 有关。随着自由度 $\nu$ 的增大,$t$ 分布曲线越来越接近于标准正态分布曲线;当 $\nu\to\infty$ 时,$t$ 分布的极限分布就是标准正态分布。因此,$t$ 分布曲线下面积 95% 的界值不是一个常量,它随自由度大小不同而变化。为了应用方便,可根据附表 2 查找相应的 $t$ 界值。$t$ 界值表中,给出了不同自由度情况下,单侧概率和双侧概率值对应的 $t$ 界值。如当 $\nu=24$、双侧概率 $\alpha=0.05$ 时,由表中查得 $t_{0.05/2,24}=2.064$,此处 2.064 即为两侧尾部概率各为 0.025 的 $t$ 界值。由于 $t$ 分布的对称性,表中只列出了正值。

2. 置信区间的计算　计算置信区间的原理与 $\sigma$ 已知情况完全相同,仅仅是两侧概率的界值有些差别。按 $t$ 分布规律,100%×$(1-\alpha)$ 的 $t$ 值在 $-t_{\alpha/2,\nu}$ 和 $t_{\alpha/2,\nu}$ 之间,即

$$P\left(-t_{\alpha/2,\nu}<\frac{\bar{X}-\mu}{S/\sqrt{n}}<t_{\alpha/2,\nu}\right)=1-\alpha \qquad (6\text{-}11)$$

将上式写成置信区间:

$$(\bar{X}-t_{\alpha/2,\nu}S_{\bar{X}},\bar{X}+t_{\alpha/2,\nu}S_{\bar{X}}) \qquad (6\text{-}12)$$

$t_{\alpha/2,\nu}$ 界值可以由附表 2 查得。需要注意:在小样本情况下,应用这一公式的条件是原始变量 $X$ 服从正态分布。

在大样本情况下(如 $n>50$ ),无论变量 $X$ 是否服从正态分布,按照中心极限定理 $\bar{X}$ 都服从正态分布,同时 $t$ 分布逼近标准正态分布,置信区间可以用下式近似计算:

$$(\bar{X}-z_{\alpha/2}S_{\bar{X}},\bar{X}+z_{\alpha/2}S_{\bar{X}}) \qquad (6\text{-}13)$$

【例 6-2】某医生测得 25 名动脉粥样硬化患者血浆纤维蛋白原含量的均数为 3.32g/L,标准差为 0.57g/L,试计算该种病人血浆纤维蛋白原含量总体均数的 95% 置信区间。

本例 $n=25$,$\bar{X}=3.32$,$S=0.57$,$\nu=n-1=25-1=24$,$\alpha=0.05$,查 $t$ 值表,$t_{0.05/2,24}=2.064$,按公式(6-12)计算得:

下限:$\bar{X}-t_{\alpha/2,\nu}S_{\bar{X}}=3.32-2.064\times0.57/\sqrt{25}=3.085(\text{g/L})$

上限:$\bar{X}+t_{\alpha/2,\nu}S_{\bar{X}}=3.32+2.064\times0.57/\sqrt{25}=3.555(\text{g/L})$

根据该资料计算得到,动脉粥样硬化病人血浆纤维蛋白原含量总体均数的 95% 置信区间为 3.085~3.555g/L。

【例6-3】试计算例6-1中该地成年男性红细胞总体均数的95%置信区间。

本例属于大样本,可采用正态近似的方法计算置信区间($\alpha = 0.05$)。因为$\overline{X} = 4.77, S = 0.38$,$n = 140$,则95%置信区间为

下限:$\overline{X} - z_{\alpha/2}S_{\overline{X}} = 4.77 - 1.96 \times 0.38/\sqrt{140} = 4.707 (\times 10^{12}/L)$

上限:$\overline{X} + z_{\alpha/2}S_{\overline{X}} = 4.77 + 1.96 \times 0.38/\sqrt{140} = 4.833 (\times 10^{12}/L)$

估计该地成年男性红细胞总体均数的95%置信区间为$4.707 \times 10^{12}/L \sim 4.833 \times 10^{12}/L$。

3. **单侧置信区间** 前面涉及的都是双侧置信区间。但有些情况下,我们所关心的仅仅是单侧的置信限。例如,对轻度原发性高血压患者进行治疗,一般病人接受治疗后可以使舒张压平均降低10mmHg,现提出一种新的治疗方法,我们仅对此疗法是否优于标准法感兴趣,为此有100名患者接受了这种新疗法,得到的数据显示舒张压平均降低12.7mmHg,治疗前后血压变化的标准差为5.6mmHg,能否说新疗法优于标准疗法($\alpha = 0.05$)?为此可以计算单侧置信区间,其中只需关心置信区间的下限,即如果下限值高于10mmHg,我们就有理由下结论说新疗法优于标准疗法。

单侧置信区间与双侧置信区间的计算公式基本相同,只需将公式(6-12)和公式(6-13)中的抽样分布的双侧界值换成单侧界值,同时只取下限或上限。本例95%置信区间下限为

$$\overline{X} - t_{0.05, 99}S_{\overline{X}} = 12.7 - 1.66 \times 5.6/\sqrt{100} = 11.770 (mmHg)$$

即有95%的把握推断新疗法平均降压至少为11.770mmHg,优于标准疗法。

### 四、两总体均数差值的区间估计

实际中,有时需要计算两个总体均数差值的置信区间,例如通过计算两种降压药物平均降压的差值比较两种药物疗效的差别,其双侧$100(1-\alpha)\%$置信区间的计算公式为

$$(\overline{X}_1 - \overline{X}_2) \pm t_{\alpha/2, v}S_{\overline{X}_1 - \overline{X}_2} \tag{6-14}$$

其中,$v = n_1 + n_2 - 2$为自由度,$S_{\overline{X}_1 - \overline{X}_2}$为两样本均数之差的标准误,当两总体方差相同时,则

$$S_{\overline{X}_1 - \overline{X}_2} = \sqrt{S_c^2 \left( \frac{1}{n_1} + \frac{1}{n_2} \right)}, \quad S_c^2 = \frac{(n_1 - 1)S_1^2 + (n_2 - 1)S_2^2}{n_1 + n_2 - 2} \tag{6-15}$$

其中$S_c^2$为两样本的合并方差。当两样本的样本含量均较大时(如$n_1$和$n_2$均大于50),上述计算置信区间中的$t_{\alpha/2, v}$可用相应的$z_{\alpha/2}$代替,有

$$S_{\overline{X}_1 - \overline{X}_2} = \sqrt{\frac{S_1^2}{n_1} + \frac{S_2^2}{n_2}} \tag{6-16}$$

【例6-4】评价复方缬沙坦胶囊与缬沙坦胶囊对照治疗轻中度高血压的有效性,将102名患者随机分为两组,其中试验组和对照组分别为51例和51例。经六周治疗后测量收缩压,试验组平均下降15.77mmHg,标准差为13.17mmHg;对照组平均下降9.53mmHg,标准差为13.55mmHg。试估计两组收缩压平均下降差值的95%置信区间。

由公式(6-15)和公式(6-16)计算

$$S_c^2 = \frac{(51-1) \times 13.17^2 + (51-1) \times 13.55^2}{51 + 51 - 2} = 178.526$$

$$S_{\overline{X}_1 - \overline{X}_2} = \sqrt{178.526 \times \left( \frac{1}{51} + \frac{1}{51} \right)} = 2.646$$

查附表2的$t$界值表得$t_{0.05/2, 100} = 1.984$,由公式(6-14)算得两组总体均数之差的95%置信区间为

下限:$(\overline{X}_1 - \overline{X}_2) - t_{\alpha/2}S_{\overline{X}_1 - \overline{X}_2} = (15.77 - 9.53) - 1.984 \times 2.646 = 0.990 (mmHg)$

上限:$(\overline{X}_1 - \overline{X}_2) + t_{\alpha/2}S_{\overline{X}_1 - \overline{X}_2} = (15.77 - 9.53) + 1.984 \times 2.646 = 11.490 (mmHg)$

即两组收缩压平均下降差值的95%置信区间为0.990~11.490mmHg。

## 五、总体率的区间估计

总体率的点估计是直接用样本率 $p$ 作为总体率 $\pi$ 的点估计值,因其未考虑抽样误差,在实际的医学研究中,经常使用总体率的区间估计。

1. **小样本率的区间估计**　利用二项分布可估计其总体率 $1-\alpha$ 置信区间,$\alpha$ 一般取 0.05。对于 $n \leqslant 50$ 时,可直接查附表 6 百分率的置信区间表得到其总体率的置信区间。

【例 6-5】采用某康复疗法治疗脑卒中后吞咽功能障碍患者 38 例,治疗 1 个月后经评定吞咽功能障碍改善人数 14 例,求该康复疗法治疗 1 个月吞咽功能改善率的 95% 置信区间。

查附表 6,在 $n=38$,$X=14$ 的纵横交叉处的数值上行 22~54,下行 18~59,即吞咽功能改善率 95% 的置信区间为 22%~54%。

注意:附表 6 中的 $X$ 只列出 $X \leqslant n/2$ 部分,当 $X > n/2$ 时,应以 $n-X$ 值查表,然后用 100 减去查表得到的数值,即为所求的置信区间。

2. **大样本率的区间估计**　当 $n$ 较大,$p$ 和 $1-p$ 均不太小,如 $np$ 和 $n(1-p)$ 均大于 5 时,可利用样本率 $p$ 近似服从正态分布的原理来估计总体率的 $1-\alpha$ 置信区间,计算公式为

$$p \pm z_{\alpha/2}S_p \tag{6-17}$$

其中 $S_p = \sqrt{p(1-p)/n}$。当 $\alpha = 0.05$ 时,$z_{0.05/2} = 1.96$。

【例 6-6】某区疾病预防控制中心对该乡镇 250 名小学生进行贫血的检测,结果发现有 86 名贫血者,检出率为 34.40%,求贫血检出率 95% 的置信区间。

本例 $n=250$ 较大,且 $np=86$,$n(1-p)=164$ 均大于 5,可用公式(6-17)计算总体率 95% 的置信区间。

$$p \pm z_{\alpha/2}S_p = p \pm z_{0.05/2}\sqrt{\frac{p(1-p)}{n}} = 0.344\,0 \pm 1.96\sqrt{\frac{0.344\,0(1-0.344\,0)}{250}} = (0.285, 0.403)$$

即该乡镇小学生贫血检出率 95% 的置信区间为 28.511%~40.289%。

## 六、两总体率差值的区间估计

设两样本率分别为 $p_1$ 和 $p_2$,当 $n_1$ 与 $n_2$ 均较大,且 $p_1$,$1-p_1$ 及 $p_2$,$1-p_2$ 均不太小,如 $n_1p_1$、$n_1(1-p_1)$、$n_2p_2$、$n_2(1-p_2)$ 均大于 5 时,可采用正态近似法对两总体率的差值进行置信区间估计,其计算公式为

$$(p_1 - p_2) \pm z_{\alpha/2}S_{p_1-p_2} \tag{6-18}$$

其中

$$S_{p_1-p_2} = \sqrt{p_c(1-p_c)\left(\frac{1}{n_1} + \frac{1}{n_2}\right)}, \quad p_c = \frac{X_1+X_2}{n_1+n_2} \tag{6-19}$$

$X_1$ 和 $X_2$ 分别表示两组中某事件发生的例数。

【例 6-7】某医院口腔科医生用某新药治疗牙本质过敏症,以某常规药作对照,进行了 1 年的追踪观察,结果见表 6-1 所示,试估计两组有效率差别 95% 的置信区间。

表 6-1　治疗牙本质过敏症两组有效率的比较

| 组别 | 总牙数 | 有效数 | 有效率/% |
|------|--------|--------|----------|
| 试验组 | 77 | 61 | 79.22 |
| 对照组 | 69 | 38 | 55.07 |
| 合计 | 146 | 99 | 67.81 |

本例：

$$p_c = \frac{X_1 + X_2}{n_1 + n_2} = \frac{61 + 38}{77 + 69} = 0.678\ 1$$

$$S_{p_1 - p_2} = \sqrt{p_c(1 - p_c)\left(\frac{1}{n_1} + \frac{1}{n_2}\right)} = \sqrt{0.678\ 1 \times (1 - 0.678\ 1) \times \left(\frac{1}{77} + \frac{1}{69}\right)}$$

$$= 0.077\ 5$$

两组总体率差别 95% 的置信区间为

$$(p_1 - p_2) \pm z_{\alpha/2} S_{p_1 - p_2} = (0.792\ 2 - 0.550\ 7) \pm 1.96 \times 0.077\ 5$$

$$= (0.089\ 6, 0.393\ 4)$$

即两组治疗效果的总体有效率之差的 95% 置信区间为 8.96%~39.34%。

# 第二节 | 假设检验

## 一、基本原理

假设检验(hypothesis test)亦称显著性检验(significance test),是统计推断的另一重要内容,其目的是利用样本信息概率性地定性比较总体参数之间有无差别或总体分布是否相同。实际应用中,对某个医学问题给出一般性的回答往往是针对总体而言的,总体是真正的研究对象,而总体往往难以得到,实际中多数情况是用样本数据去推断总体,由于存在抽样误差,不能简单地根据某次抽样得到的样本统计量数值的大小直接比较总体参数,得出结论。如在比较甲乙两种治疗高脂血症药物疗效的试验中,甲乙两组各为 100 名患者,甲药使血清甘油三酯平均下降 1.36mmol/L,乙药使血清甘油三酯平均下降 1.12mmol/L,并不能说明甲药优于乙药,因为如果再重新做一次试验其结果可能相反。两样本均数的不同可能是同一总体中抽样误差所致,也可能确实来自总体均数不同的两个总体。假设检验的基本做法是,首先假设样本来自参数相等的同一个总体,然后通过样本数据去推断是否可以冒很小的风险去拒绝这一假设,从而回答样本统计量之间的不一致是否真正源于不同的总体。综上,假设检验主要利用了小概率和反证法两个基本思想。具体步骤由下面的例子说明。

【例6-8】某研究者从某工厂从事铅作业男性工人中随机抽取了 25 人,测量了血红蛋白含量,结果如下。问该厂从事铅作业男性工人的血红蛋白是否不同于正常成年男性血红蛋白平均值 140g/L?

| | | | | | | | |
|---|---|---|---|---|---|---|---|
| 148.22 | 123.13 | 158.44 | 140.15 | 166.69 | 171.66 | 118.11 | 113.48 |
| 141.88 | 77.81 | 136.83 | 121.74 | 110.56 | 121.87 | 140.24 | 147.00 |
| 111.04 | 78.14 | 101.55 | 127.16 | 116.24 | 144.57 | 119.18 | 147.44 |
| 136.28 | | | | | | | |

此例中正常成年男性血红蛋白总体均数 $\mu_0 = 140$g/L,该厂从事铅作业男性工人的血红蛋白样本均数 $\bar{X} = 128.78$g/L,其相应的未知总体均数用 $\mu$ 表示。如果从事铅作业男性工人的血红蛋白与正常成年男性血红蛋白没有差别,则从事铅作业男性工人的血红蛋白与正常成年男性血红蛋白总体均数相等,即 $\mu = \mu_0$,但现有的样本均数 128.78g/L 不等于假设的总体均数 $\mu_0 = 140$g/L,其差别可能是源自同一总体(即 $\mu = \mu_0$)中的抽样误差或者确实来自不同总体(即 $\mu \neq \mu_0$)。由前一节知道,如果血红蛋白这一变量服从正态分布,在假设两总体均数相等即 $\mu = \mu_0$ 成立的条件下,$t = \dfrac{\bar{X} - \mu_0}{S/\sqrt{n}}$ 服从 $t$ 分布,它是两总体均数相等的假设下根据现有样本提供信息(即 $t$ 统计量中的 $\bar{X}$、$S$、$n$ 这三个数量)算得。如果计

算出的 $t$ 统计量离 0 很近，就有理由认为 $\bar{X}$ 所来自的总体均数 $\mu$ 可能就是 $\mu_0$，由于抽样误差得到了现有样本；如果 $t$ 统计量离 0 越远，就越有理由怀疑 $\bar{X}$ 所来自的总体均数 $\mu_0$ 可能不是 $\mu_0$。进行最终决策就变成了判断 $t$ 统计量离 0 有多远就可以合理地认为现有样本在 $\mu = \mu_0$ 成立的条件下很难出现，从而可以较为安全地决策 $\mu = \mu_0$ 这一假设不合理，现有样本均数 128.78g/L 不同于总体均数 140g/L 不是由于抽样误差，而是该样本来自另外的 $\mu \neq \mu_0$ 的总体。如果事先规定出一个 $t$ 界值，从样本计算出的 $t$ 统计量的绝对值超出此界值即可判断为两总体不同，由此就可以完成对总体均数差别的假设检验。

假设检验的实质是判断观察到的"差别"是由抽样误差引起还是总体上的不同，判断的依据是 $t$ 统计量离 0 有多远。除 $t$ 分布外，针对不同的资料还有其他各种检验统计量及分布，如 $F$ 分布、$\chi^2$ 分布等，应用这些分布对不同类型的数据进行假设检验的步骤相同，其差别仅仅是需要计算的检验统计量不同。

## 二、基本步骤

### (一) 建立假设和确定检验水准

假设检验的第一步首先要建立逻辑上互斥完备的原假设 ( null hypothesis ) 和备择假设 ( alternative hypothesis )。假设检验最终的结论就是在对这两个假设进行选择，非此即彼。

原假设符号为 $H_0$，通常是指样本来自的某总体的总体参数与已知的总体参数相等，如例 6-8 中为从事铅作业男性工人的血红蛋白与正常成年男性血红蛋白的均数相等，即

$$H_0 : \mu = \mu_0 = 140\text{g/L}$$

备择假设符号为 $H_1$，是与 $H_0$ 互斥或者说一旦 $H_0$ 被拒绝的情况下而被接受的假设，如例 6-8 中为从事铅作业男性工人的血红蛋白与正常成年男性血红蛋白的均值不相等，即

$$H_1 : \mu \neq \mu_0$$

备择假设有双侧和单侧两种情况，单侧是指 $\mu > \mu_0$ 或 $\mu < \mu_0$。双侧检验和单侧检验的选择，需根据研究目的和专业知识而定。例如，比较两种降血脂药物的疗效，因无法判断两种药物的优劣，应选用双侧检验；如果是检验一种药物的疗效是否优于另一种药物，这时可以采用单侧检验。本书中除特别说明外，均使用双侧检验。

建立两个检验假设的同时，还必须给出检验水准。检验水准亦称显著性水平 ( significance level )，用 $\alpha$ 表示，是预先规定的一个小概率值，其大小可根据研究目的给予不同的设置，实际中一般取 $\alpha = 0.05$ 或 $\alpha = 0.01$。它表示如果真实情况是 $H_0$ 成立，我们根据样本信息错误拒绝 $H_0$ 的概率不超过 5% 或 1%。

在 $H_0$ 成立时的统计量分布中，检验水准所对应的统计量数值称为假设检验的界值，本例中用 $t_{\alpha/2, v}$ 表示。接下来用样本信息计算出的统计量超过此界值，就可以认为两总体有差别。从 $t$ 分布图中可以看出，$\alpha$ 值越大越容易得出有差别的结论。

### (二) 选择检验方法和计算检验统计量

在假设检验中，要根据资料类型、研究设计方案和统计推断的目的，选择适当的检验方法和计算公式。许多假设检验方法是以检验统计量来命名的，如 $t$ 检验、$z$ 检验、$F$ 检验和 $\chi^2$ 检验等，这些都是后面章节要学习的重要内容。检验统计量是对现有样本信息的综合，需要注意的是，该统计量是在 $H_0$ 成立的条件下计算出来的。从 $t$ 统计量的定义来看，分子应该用样本均数减去样本本身所来自的总体均数 $\mu$，但由于该总体均数未知，故而必须在原假设成立时才可以计算该统计量。

### (三) 根据 $P$ 值做出统计推断

确定 $P$ 值，需要先按前述 $\alpha$ 水准查 $t$ 界值表得到检验用的临界值 $t_{\alpha/2, v}$，然后将算得的 $t$ 统计量与此界值比较，$t$ 统计量所对应的尾部概率称为 $P$ 值，概率 $\alpha$ 所对应区域称为拒绝域，$1 - \alpha$ 为接受域。如

对双侧 $t$ 检验 $|t| \geqslant t_{\alpha/2, \nu}$，$t$ 值落在拒绝域，则 $P \leqslant \alpha$，按 $\alpha$ 检验水准拒绝 $H_0$，接受 $H_1$；若 $t$ 值在 0 附近波动落在接受域，则 $P > \alpha$，按 $\alpha$ 检验水准不能拒绝 $H_0$。在 $t$ 分布中，$P$ 值对应于 $t$ 统计量，$\alpha$ 水准对应于界值 $t_{\alpha/2, \nu}$，$P$ 值与 $\alpha$ 水准的比较是假设检验最后下结论的主要依据，$t$ 统计量与 0 有多远的规定界限就是 $t_{\alpha/2, \nu}$，通过计算出的 $t$ 统计量与此界值进行比较来判断 $P > \alpha$ 还是 $P \leqslant \alpha$（图 6-3）。理解 $P$ 值与 $\alpha$ 的关系对于掌握假设检验的思想至关重要。$P$ 值的定义是从原假设成立的总体中得到现有样

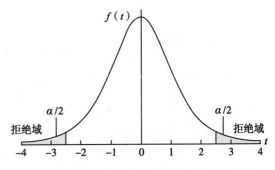

图 6-3　利用 $t$ 分布进行假设检验原理示意图

本以及更极端情况的累积概率，此定义中 $t$ 值分子中减去的是 $\mu_0$ 而不是 $\mu$，即强调了 $t$ 统计量是在原假设成立的条件下得到的，现有样本信息综合为现有 $t$ 值，而更极端是指与 $H_0$ 成立相斥而与 $H_1$ 成立的方向一致，也就是说 $P$ 值指向了 $H_0$ 不容易成立的那些方向的情况。

注意，这里不能把 $P$ 值理解为 $H_0$ 成立的概率，此概率小所以就拒绝 $H_0$。$P$ 值的实际含义是拒绝原假设所冒的风险，如果此风险足够小，就可以安全地拒绝原假设。这里的风险大小就是和检验水准 $\alpha$ 来比较的，这也是为什么检验水准通常会设置为一个小概率。由于小概率事件在一次抽样中不会发生是一个公理性的预设，因此，$P$ 值越小越有理由拒绝原假设，认为总体之间有差别的统计学证据越充分，因为此时所冒风险可以被忽略。需要注意：不拒绝 $H_0$ 不等于支持 $H_0$ 成立，仅表示现有样本信息不足以拒绝 $H_0$。由于双侧检验将拒绝域的概率等分在 $t$ 分布两侧的尾部，因此单侧检验的 $t$ 界值（绝对值）总是小于双侧检验所用的界值。对同一样本和固定的检验水准，双侧检验得出总体有差别的结论，单侧检验也一定是有差别的，因而在双侧检验拒绝 $H_0$ 时可以根据样本均数的大小进一步给出单侧有差别的结论。

从以上描述可以看出，假设检验的出发点是在于根据样本信息能否给出拒绝 $H_0$ 的结论，而不是从 $H_0$ 成立的概率大小来下结论，不拒绝 $H_0$ 不等于两总体相同，只能说现有证据尚不能安全地给出两总体不同的结论。这是由于：样本均数往往是不等于总体均数的，所以直接来回答总体均数是否也真的不同要比回答两总体均数相同在逻辑上顺畅，证明两总体不同的证伪过程要比证明两总体严格相等更容易，况且，很多时候假设检验背后的具体科学问题往往也是为了说明总体间的差别（如药物有效）而不是为了说明总体间相同（如药物无效）。

还需注意在下结论时，应使用"差异有无统计学意义"进行表述。由于统计软件的应用和普及，最好列出精确的 $P$ 值，以便对检验结果的证据强度做出准确的判断，$P$ 值大小本身也可能被继续用来进行其他统计分析（如 meta 分析等）。当软件输出 $P$ 为 0.000 时，应写成 "$P < 0.001$"。在没有统计软件的情况下，也可以通过查阅 $t$ 界值表得到 $P$ 值的具体范围。

## 第三节　假设检验中的两类错误

### 一、I类错误和II类错误

如前所述，假设检验实际上是一种风险决策，即根据现有样本信息来定性地判断原假设 $H_0$ 是否可以被拒绝。这种基于概率的决策，无论做出哪一种推断结论，都有可能发生错误。如果真实情况与原假设 $H_0$ 一致，仅仅由于抽样误差，使得检验统计量的值落到拒绝域，导致推断结论错误，对此称为第I类错误（type I error），用 $\alpha$ 表示。如果真实情况与原假设 $H_0$ 不一致，检验统计量的值却落到了接受域，则导致了另一种推断错误，即第II类错误（type II error），用 $\beta$ 表示。统计推断的两类错误及其概率见表 6-2。

表6-2 统计推断的两类错误及其概率

| 真实情况 | 假设检验结论 | |
|---|---|---|
| | 拒绝 $H_0$ | 不拒绝 $H_0$ |
| $H_0$ 成立 | Ⅰ类错误$(\alpha)$ | 推断正确$(1-\alpha)$ |
| $H_1$ 成立 | 推断正确$(1-\beta)$ | Ⅱ类错误$(\beta)$ |

假设检验从原理上讲主要是控制犯Ⅰ类错误,其理论依据的是小概率原理,即在原假设 $H_0$ 下,如果一个小概率事件$(P \leqslant \alpha)$发生了,则有充分的理由拒绝 $H_0$。当 $\alpha = 0.05$ 时,表示如果原假设 $H_0$ 成立,按照同样的方法进行 100 次这样的试验,理论上会有 5 次拒绝 $H_0$,这是一个小概率事件。对于Ⅱ类错误,因为 $H_0$ 不成立时总体的真实分布难以确定,所以在多数情况下难以准确估计 $\beta$ 的数值。

为了更好地理解两类错误的意义,以样本均数与总体均数比较的单侧 $t$ 检验来说明,见图6-3。设 $H_0:\mu=\mu_0,H_1:\mu>\mu_0$;若 $H_0$ 实际上成立,但由于抽样误差的存在,偶然得到较大的 $\bar{X}_1$ 值,使得 $t \geqslant t_{\alpha,\nu}$,按 $\alpha = 0.05$ 的检验水准拒绝 $H_0$,接受 $H_1$,结论为 $\mu > \mu_0$,此时犯Ⅰ类错误最大可能概率值为 $\alpha$。相反,若 $\mu$ 确实大于 $\mu_0$,($H_0$ 不成立),但由于偶然性得到较小的 $\bar{X}_2$ 值,使得 $t < t_{\alpha,\nu}$,检验结论不拒绝 $H_0$,此时犯的是Ⅱ类错误,其概率为 $\beta$。由图6-4中可见,给定的检验水准 $\alpha$ 值越小,出现Ⅱ类错误的概率 $\beta$ 越大,反之亦然。若要同时减小 $\alpha$ 和 $\beta$,可以通过增加样本量的方法实现。

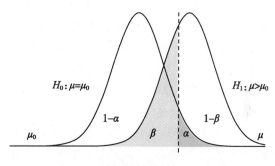

图6-4 Ⅰ类错误和Ⅱ类错误示意图

## 二、检验效能

检验效能(power)是指当不同总体间确实有差别时,按规定的检验水准 $\alpha$ 能发现其差别的概率,其值为 $1-\beta$。例如,如果 $1-\beta=0.80$,表示当 $H_0$ 不成立时,做 100 次试验,理论上有 80 次会拒绝 $H_0$。图6-5 给出了两种不同检验方法在总体参数差值为 $\Delta \neq 0$ 时的检验效能,可以看出,在相同的检验水准 $\alpha$ 下,其检验效能不同,方法 1 明显优于方法 2。实际中检验效能高的检验方法更节省样本。

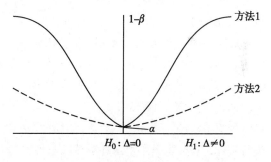

图6-5 两种不同检验方法的检验效能

## 第四节 | 假设检验与区间估计的关系

假设检验与区间估计是统计推断的两个方面,其中前者是对两总体关系的一个定性决策,而后者是对参数关系的定量概率描述。对同一数据,两者可得到同样的结论。例如前述治疗前后血清甘油三酯差值的问题,如差值总体均数 $1-\alpha$ 置信区间不包含 0,则按照相同 $\alpha$ 检验水准也会得到拒绝 $H_0$ 的推断结论。假设检验可以报告确切的 $P$ 值来提供拒绝原假设 $H_0$ 的证据可靠性,置信区间只能在预先确定的置信度上进行推断。对于非统计专业者而言,$P$ 值及假设检验流程给出了对于原假设 $H_0$ 一个易于操作的是非判断依据,但是仅仅根据 $P$ 值来给出推断结论是不全面的,尤其是当样本量很大的时候更应同时参考置信区间的结果(某些情况下对于任意大的样本量 $P$ 值可以任意小,此时假设检验的意义不大)。置信区间在回答差别有无统计学意义的同时,还可以提示差别是否具有实际意义。

例如,根据治疗前后血清甘油三酯差值的置信区间大小,可结合专业知识判断在数量上血清甘油三酯是否发生有临床价值的改善。而假设检验仅可回答前后差值是否有统计学意义,无法判断这种改变是否有专业价值。图 6-6 显示,5 个研究中研究 1、研究 2 和研究 3 具有统计学意义,但只有研究 1 具有实际意义。

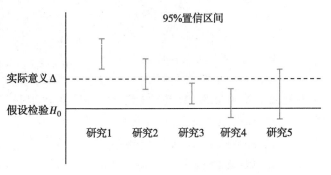

由上可知,置信区间与相应的假设检验既能提供相互等价的信息,又有各自不同的功能。把置信区间与假设检验结合起来,可以提供更为全面、完整的信息,在报告假设检验结论的同时,应报告相应区间估计的结果。

图 6-6 假设检验与置信区间的关系的示意图

**练习题**

一、单项选择题

1. 关于 $t$ 分布图形,以下说法**错误**的是( )

   A. $t$ 分布曲线的形态变化与自由度 $\nu$ 有关

   B. $t$ 分布是以 0 为中心的对称分布

   C. 当 $\nu \to \infty$ 时,$t$ 分布的极限分布就是标准正态分布

   D. $t$ 分布曲线下面积 95% 的界值会随自由度大小不同而变化

   E. $\nu$ 相同时,$|t|$ 值越小,$P$ 值越小

2. 当置信度一定时,( )可以减小置信区间的宽度

   A. 增大样本含量                    B. 减小样本含量

   C. 按原来的样本含量重新抽样          D. 去掉取值比较大的观察值

   E. 控制偏倚

3. 对总体均数 $\mu$ 进行点估计时,( )

   A. $n$ 越小,表示用该样本估计总体均数越可靠

   B. $\sigma_{\bar{x}}$ 越大,表示用该样本估计总体均数越可靠

   C. $\sigma_{\bar{x}}$ 越小,表示用该样本估计总体均数越可靠

   D. $S$ 越小,表示用该样本估计总体均数越可靠

   E. $S$ 越大,表示用该样本估计总体均数的可靠性越差

4. 甲、乙两人分别从随机数字表抽得 30 个(各取两位数字)随机数字作为两个样本,求得 $\bar{X}_1$,$S_1^2$,$\bar{X}_2$,$S_2^2$,则理论上( )

   A. $\bar{X}_1 = \bar{X}_2$,$S_1^2 = S_2^2$

   B. 进行两样本 $t$ 检验,必然得出差别无统计学意义的结论

   C. 进行两样本方差齐性的 $F$ 检验,必然得出方差齐的结论

   D. 分别由甲、乙两样本求出的总体均数的 95% 置信区间,很可能有重叠

   E. 由甲、乙两样本均数之差求出的总体均数的 95% 置信区间,必然包括 0

5. 用某种中成药治疗高血压患者 100 名,总有效率为 80.2%,标准误为 0.083,则总有效率的 95% 置信区间估计为( )

   A. $0.802 \pm 1.64 \times 0.083$                    B. $0.802 \pm 1.96 \times 0.083$

   C. $0.802 \pm 2.58 \times 0.083$                    D. $> 0.802 - 1.64 \times 0.083$

   E. $< 0.802 + 1.64 \times 0.083$

6. 根据样本资料算得健康成人白细胞计数的 95% 置信区间为 $7.2 \times 10^9/L \sim 9.1 \times 10^9/L$,其含义是( )

    A. 估计总体中有 95% 的观察值在此范围内　B. 总体均数在该区间的概率为 95%

    C. 样本中有 95% 的观察值在此范围内　D. 该区间包含样本均数的可能性为 95%

    E. 该区间包含总体均数的可能性为 95%

7. 某地抽取正常成年人 200 名,测得其血清胆固醇的均数为 3.64mmol/L,标准差为 1.20mmol/L,则该地正常成年人血清胆固醇均数 95% 的置信区间是( )

    A. $3.64 \pm 1.96 \times 1.20$　　　　　　　B. $3.64 \pm 1.20$

    C. $3.64 \pm 1.96 \times 1.20 / \sqrt{200}$　　　D. $3.64 \pm 2.58 \times 1.20 / \sqrt{200}$

    E. $3.64 \pm 2.58 \times 1.20$

8. 假设检验的目的是( )

    A. 检验参数估计的准确度　　　　　B. 检验样本统计量是否不同

    C. 检验样本统计量与总体参数是否不同　D. 检验总体参数是否不同

    E. 检验样本的 $P$ 值是否为小概率

9. 两样本均数比较,差别有统计学意义时,$P$ 值越小,说明( )

    A. 两样本均数差别越大

    B. 两总体均数差别越大

    C. 认为两样本均数之间有差别的统计学证据越充分

    D. 认为两总体均数不同的统计学证据越充分

    E. I 类错误的概率越大

10. 关于假设检验,正确的说法是( )

    A. 检验水准必须设为 0.05　　　　　B. 必须采用双侧检验

    C. 必须根据样本大小选择检验水准　D. 必须建立原假设

    E. 要说明原假设正确,必须计算 $P$ 值

11. 假设检验水准 $\alpha$ 指的是( )

    A. 检验的置信度　　　　　　　　　B. I 类错误的概率

    C. II 类错误的概率　　　　　　　　D. 原假设的概率

    E. 备择假设的概率

12. 假设检验中检验效能 $1 - \beta$ 是指( )

    A. 在总体无差别时拒绝 $H_0$ 的概率　B. 在总体无差别时接受 $H_0$ 的概率

    C. 在总体有差别时 $H_0$ 成立的概率　D. 在总体有差别时 $H_1$ 成立的概率

    E. 在总体有差别时拒绝 $H_0$ 的概率

13. 假设检验中的 $P$ 值的含义是( )

    A. 总体间有差别时出现现有样本及极端情况的概率

    B. 总体间无差别时出现现有样本及极端情况的概率

    C. 总体间有差别时 $H_0$ 成立的概率

    D. 总体间无差别时 $H_0$ 成立的概率

    E. 总体有差别时拒绝 $H_0$ 的概率

14. 在某样本均数与已知总体均数比较的 $t$ 检验中,算得 $t = 7.940$,$t_{0.05/2, v} = 2.093$,$t_{0.01/2, v} = 2.861$,检验水准 $\alpha = 0.05$,下列说法正确的是( )

    A. 该样本均数与已知总体均数差异很大

    B. 该样本均数与已知总体均数不同

    C. 该样本均数所对应的总体均数与已知总体均数差异很大

D. 该样本均数所对应的总体均数与已知总体均数不同

E. 该样本均数与已知总体均相同

15. 抽样研究中,适当增加样本量,下列说法**错误**的是（　　　　）

A. 可减小Ⅰ类错误

B. 可减小Ⅱ类错误

C. 可提高检验效能

D. 可减小标准误

E. 可降低检验效能

## 二、计算与分析题

1. 为了解某地区小学生血红蛋白含量的平均水平,现随机抽取该地小学生450人,算得其血红蛋白平均数为101.4g/L,标准差为1.5g/L,试计算该地小学生血红蛋白平均数的95%置信区间。

2. 新药临床试验对治疗细菌感染进行随机对照研究,采用某常规药作为对照组,试验组和对照组的例数分别为102和104例,试验结果新药的有效率为94.4%,对照药的有效率为91.26%,试计算两组有效率差值的95%置信区间。

3. 研究高胆固醇是否有家庭聚集性,已知正常儿童的总胆固醇平均水平是175mg/dl,现测得100名曾患心脏病且胆固醇高的子代儿童的胆固醇平均水平为207.5mg/dl,标准差为30mg/dl。问题:

（1）如何衡量这100名儿童总胆固醇样本平均数的抽样误差?

（2）估计100名儿童的胆固醇平均水平的95%置信区间;

（3）根据置信区间判断高胆固醇是否有家庭聚集性,并说明理由。

（王　彤）

本章练习题
参考答案

本章补充练习题
及参考答案

本章思维导图

# 第七章 | $t$ 检验

本章介绍计量资料均数比较的 $t$ 检验方法,根据研究设计和资料的性质有单个样本 $t$ 检验、配对样本 $t$ 检验、两个独立样本均数比较 $t$ 检验以及在方差不齐时的 $t'$ 检验。$t$ 检验的理论依据是上一章介绍的 $t$ 分布和假设检验原理。

## 第一节 | $t$ 检验

### 一、单样本 $t$ 检验

单样本 $t$ 检验(one sample $t$-test)适用于来自正态分布的某个样本均数 $\bar{X}$ 与已知总体均数 $\mu_0$ 的比较,其比较目的是检验样本均数 $\bar{X}$ 所代表的总体均数 $\mu$ 是否与已知总体均数 $\mu_0$ 有差别。已知总体均数 $\mu_0$ 一般为标准值、理论值或经大量观察得到的较稳定的参数。

单样本 $t$ 检验用于总体标准差 $\sigma$ 未知的资料,其统计量 $t$ 值按公式(7-1)计算:

$$t = \frac{\bar{X} - \mu_0}{S_{\bar{X}}} = \frac{\bar{X} - \mu_0}{S / \sqrt{n}} , \quad \nu = n - 1 \tag{7-1}$$

其中 $S$ 为样本标准差,$n$ 为样本含量。

【例7-1】以往通过大规模调查已知某地新生儿平均出生体重为 3.30kg。从该地难产儿中随机抽取 35 名新生儿作为研究样本,平均出生体重为 3.42kg,标准差为 0.40kg,问该地难产儿出生体重与一般新生儿体重有无差异?

本例已知总体均数 $\mu_0 = 3.30$kg,但总体标准差 $\sigma$ 未知,$n = 35$ 为小样本,$\bar{X} = 3.42$kg,$S = 0.40$kg,出生体重一般可假设服从正态分布,故选用单样本 $t$ 检验。

(1)建立检验假设,确定检验水准

$H_0 : \mu = \mu_0$,该地难产儿与一般新生儿平均出生体重相同

$H_1 : \mu \neq \mu_0$,该地难产儿与一般新生儿平均出生体重不同

$\alpha = 0.05$

(2)计算检验统计量

在 $\mu = \mu_0$ 成立的前提条件下,计算统计量为

$$t = \frac{\bar{X} - \mu_0}{S_{\bar{X}}} = \frac{\bar{X} - \mu_0}{S / \sqrt{n}} = \frac{3.42 - 3.30}{0.40 / \sqrt{35}} = 1.77$$

(3)根据 $P$ 值,作出推断结论

本例自由度 $\nu = n - 1 = 35 - 1 = 34$,查 $t$ 界值表(附表 2),得 $t_{0.05/2, 34} = 2.032$。因为 $t < t_{0.05/2, 34}$,故 $P > 0.05$,表明差异无统计学意义,按 $\alpha = 0.05$ 水准不拒绝 $H_0$,即根据现有样本信息,尚不能认为该地难产儿与一般新生儿平均出生体重存在差异。

### 二、配对样本均数 $t$ 检验

配对样本均数 $t$ 检验简称配对 $t$ 检验(paired $t$-test),又称非独立两样本均数比较的 $t$ 检验,适用

于配对设计计量资料的两样本均数比较,理论上假设配对的差值服从正态分布,其比较目的是检验两配对样本均数所代表的未知总体均数是否有差别。配对设计(paired design)是将受试对象按某些重要特征相近的原则配成对子,每对中的两个个体随机地给予两种处理。应用配对设计可以减少实验误差和控制非处理因素,提高统计处理效率。配对设计有两种情况:①同源配对:同一受试对象或同一标本的两个部分,随机分配接受两种不同处理;②异源配对:为消除混杂因素的影响,将两个同质受试对象配对分别接受两种处理,如把同窝、同性别和体重相近的动物配成一对,或把同性别、年龄相近及病情相同的病人配成一对,每对中的个体随机给予不同处理。

配对设计的资料具有对子内数据一一对应的特征,研究者应关心对子的效应差值而不是各自的效应值。因此进行配对t检验时,首先应计算各对数据间的差值d,将d作为变量计算均数。配对样本t检验的基本原理是假设两种处理的效应相同,理论上服从正态分布的差值d的总体均数$\mu_d$为0,现有样本差值均数不等于0的$\bar{d}$可能来自$\mu_d = 0$的总体,也可能来自$\mu_d \neq 0$的总体。因此可将该检验理解为差值样本均数$\bar{d}$与已知总体均数$\mu_d = 0$比较的单样本t检验,其检验统计量为

$$t = \frac{\bar{d} - \mu_d}{S_{\bar{d}}} = \frac{\bar{d} - 0}{S_{\bar{d}}} = \frac{\bar{d}}{S_d / \sqrt{n}} \qquad (7\text{-}2)$$

式中d为每对数据的差值,$\bar{d}$为差值的样本均数,$S_d$为差值的样本标准差,$S_{\bar{d}}$为差值样本均数的标准差,即差值的标准误,n为配对样本的对子数。

【例7-2】某项研究评估咖啡因对运动者心肌血流量的影响,先后测定了12名男性志愿者饮用咖啡前后运动状态下的心肌血流量[ml/(min·g)],数据如表7-1所示,问饮用咖啡前后运动者的心肌血流量有无差异。

表7-1　12名运动者饮用咖啡前后的心肌血流量　　　　　　　　　　单位:ml/(min·g)

| 编号 | 饮用前 | 饮用后 | 差值 d | 编号 | 饮用前 | 饮用后 | 差值 d |
|---|---|---|---|---|---|---|---|
| 1 | 4.8 | 4.8 | 0 | 7 | 5.1 | 4.1 | 1.0 |
| 2 | 5.1 | 4.9 | 0.2 | 8 | 4.9 | 3.2 | 1.7 |
| 3 | 6.4 | 4.5 | 1.9 | 9 | 4.7 | 3.0 | 1.7 |
| 4 | 5.7 | 5.4 | 0.3 | 10 | 3.5 | 3.2 | 0.3 |
| 5 | 5.6 | 4.7 | 0.9 | 11 | 5.2 | 5.3 | −0.1 |
| 6 | 5.3 | 3.8 | 1.5 | 12 | 5.3 | 5.1 | 0.2 |

(1)建立检验假设,确定检验水准

$H_0: \mu_d = 0$,饮用咖啡前后运动者的平均心肌血流量差值为零

$H_1: \mu_d \neq 0$,饮用咖啡前后运动者的平均心肌血流量差值不为零

$\alpha = 0.05$。

(2)计算检验统计量

先计算差值d,如表7-1第四列所示。

本例$n = 12$,$\bar{d} = 0.8$,$S_d = 0.741$,计算差值的标准误:

$$S_{\bar{d}} = \frac{S_d}{\sqrt{n}} = \frac{0.741}{\sqrt{12}} = 0.214$$

按公式(7-2)计算,得:

$$t = \frac{\bar{d}}{S_{\bar{d}}} = \frac{0.8}{0.214} = 3.738$$

(3)根据P值作出推断结论

自由度$v = n - 1 = 12 - 1 = 11$,查t界值表(附表2),得$t_{0.05/2,11} = 2.201$,本例$t > 2.201$,$P < 0.05$,差别有统计学意义,拒绝$H_0$,接受$H_1$,可以认为饮用咖啡前后运动者的心肌血流量存在差异。

### 三、两独立样本均数比较的 t 检验

两独立样本 t 检验（two independent sample t-test），又称成组 t 检验，适用于完全随机设计下两样本均数的比较，其目的是检验两样本所来自总体的均数是否相等。完全随机设计是将受试对象随机地分配到两组中，每组对象分别接受不同的处理，分析比较两组的处理效应。

两独立样本 t 检验要求两样本所在的总体服从正态分布 $N(\mu_1, \sigma_1^2)$ 和 $N(\mu_2, \sigma_2^2)$，且两总体方差 $\sigma_1^2 = \sigma_2^2$，即方差齐性（homogeneity of variance）。若两者总体方差不齐，可采用 $t'$ 检验或者使用变量变换的方法进行分析。

两独立样本 t 检验的检验假设是两总体均数相等，即 $H_0: \mu_1 = \mu_2$，也可以表述为 $\mu_1 - \mu_2 = 0$，这里可将两样本均数的差值 $\bar{X}_1 - \bar{X}_2$ 看成一个统计量，$S_{\bar{X}_1 - \bar{X}_2}$ 就是差值的标准误，则在 $H_0$ 成立条件下两独立样本均数 t 检验可视为样本 $\bar{X}_1 - \bar{X}_2$ 与已知总体均数 $\mu_1 - \mu_2 = 0$ 比较的单样本 t 检验，统计量计算公式为

$$t = \frac{(\bar{X}_1 - \bar{X}_2) - 0}{S_{\bar{X}_1 - \bar{X}_2}} = \frac{\bar{X}_1 - \bar{X}_2}{S_{\bar{X}_1 - \bar{X}_2}}, \quad \nu = n_1 + n_2 - 2 \tag{7-3}$$

其中，$S_{\bar{X}_1 - \bar{X}_2}$ 为两样本均数之差的标准差，也称为差值的标准误。

$$S_{\bar{X}_1 - \bar{X}_2} = \sqrt{S_c^2 \left( \frac{1}{n_1} + \frac{1}{n_2} \right)} \tag{7-4}$$

$S_c^2$ 称为合并方差（pooled variance）。

$$S_c^2 = \frac{(n_1 - 1)S_1^2 + (n_2 - 1)S_2^2}{n_1 + n_2 - 2} \tag{7-5}$$

【例 7-3】某项研究评估低氧环境（模拟高原环境）对运动者心肌血流量的影响，将 17 名男性志愿者随机分成两组，分别在正常含氧环境（正常组）和低氧环境（低氧组）中测定运动后的心肌血流量 [ml/(min·g)]，数据如表 7-2 所示，问两种环境中运动者的心肌血流量有无差异。

表 7-2　17 名运动者的心肌血流量　　　　　　　　　　　　单位:ml/(min·g)

| 正常组心肌血流量($X_1$) | 低氧组心肌血流量($X_2$) | 正常组心肌血流量($X_1$) | 低氧组心肌血流量($X_2$) |
| --- | --- | --- | --- |
| 3.5 | 6.4 | 2.3 | 4.9 |
| 3.1 | 5.7 | 2.3 | 4.7 |
| 3.1 | 5.6 | 2.2 | 3.5 |
| 2.7 | 5.3 | 2.2 | |
| 2.5 | 5.1 | | |

（1）建立检验假设，确定检验水准

$H_0: \mu_1 = \mu_2$，两种环境中运动者的心肌血流量的总体均数相同

$H_1: \mu_1 \neq \mu_2$，两种环境中运动者的心肌血流量的总体均数不同

$\alpha = 0.05$

（2）计算检验统计量

由原始数据计算得：

$$n_1 = 9, \quad \bar{X}_1 = 2.656, \quad s_1 = 0.475, \quad n_2 = 8, \quad \bar{X}_2 = 5.150, \quad s_1 = 0.852$$

代入公式（7-5）和公式（7-4），得：

$$S_c^2 = \frac{(9-1) \times 0.475^2 + (8-1) \times 0.852^2}{9 + 8 - 2} = 0.459$$

$$S_{\bar{X}_1 - \bar{X}_2} = \sqrt{0.459 \times \left( \frac{1}{9} + \frac{1}{8} \right)} = 0.329$$

按公式（7-3），算得

$$t = \frac{2.656 - 5.150}{0.329} = -7.581$$

（3）确定 *P* 值，作出推断结论

两独立样本 *t* 检验自由度为 $v = n_1 + n_2 - 2 = 9 + 8 - 2 = 15$；查 *t* 界值表（附表 2），$t_{0.05/2,15} = 2.131$。由于 $|t| > t_{0.05/2,15}$，$P < 0.05$，按 $\alpha = 0.05$ 水准双侧检验拒绝 $H_0$，接受 $H_1$，两组差异有统计学意义，可以认为两种环境中运动者的心肌血流量存在差异。

有些如抗体滴度的资料，宜用几何均数表示其平均水平。由于这些资料不服从正态分布（常服从对数正态分布），两样本的总体方差也可能不等，当对几何均数进行假设检验时，应先进行变量的对数变换，即将这些观察值 *X* 用 lg*X* 来代替，lg*X* 往往近似服从正态分布，相应的两总体方差也可能近似相等，故可用前述的 *t* 检验对 lg*X* 进行分析。

## 第二节 │ 方差不齐时两样本均数的比较

两独立样本均数的比较，当两总体方差不等时，可采用 *t'* 检验，亦称近似 *t* 检验。在大样本情况下也可以使用 *z* 检验。

### 一、方差齐性检验

与总体均数统计推断的原理类似，方差也同样具有抽样误差，即从方差相等的两个总体中抽样，两个样本方差也会不相等。若两个样本方差所代表的两个总体方差相等，则两个样本方差齐；反之，称两样本方差不齐。方差齐性检验（homogeneity test for variance）是指由两样本方差推断两总体方差是否相同的检验方法，使用 *F* 检验。*F* 检验要求资料服从正态分布。检验统计量 *F* 值按公式（7-6）计算：

$$F = \frac{S_1^2(较大)}{S_2^2(较小)}, \quad v_1 = n_1 - 1, \quad v_2 = n_2 - 1 \tag{7-6}$$

式中 $S_1^2$ 为较大的样本方差，$S_2^2$ 为较小的样本方差。检验统计量 *F* 值为两个样本方差之比，若样本方差的不同仅为抽样误差的影响，*F* 值一般不会偏离 1 太远。求得 *F* 值后，查附表 3（方差齐性检验用的 *F* 界值表）得 *P* 值。一般取 $\alpha = 0.10$ 水准作判断，若 $F \geq F_{\alpha/2,(v_1,v_2)}$，则 $P \leq \alpha$，拒绝 $H_0$，接受 $H_1$，可认为两总体方差不齐；反之，则认为两总体方差具有齐性。

【例 7-4】两组小白鼠分别饲以高蛋白和低蛋白饲料，4 周后记录小白鼠体重增加量（g）如表 7-3 所示，问两组动物体重增加量的方差是否相等？

表 7-3　两种饲料喂养小白鼠 4 周后体重增重情况　　　　　　　　　　单位：g

| 高蛋白组体重增加量（$X_1$） | 低蛋白组体重增加量（$X_2$） | 高蛋白组体重增加量（$X_1$） | 低蛋白组体重增加量（$X_2$） |
|---|---|---|---|
| 50 | 36 | 48 | 35 |
| 47 | 38 | 51 | 33 |
| 42 | 37 | 42 | 37 |
| 43 | 38 | 50 | 39 |
| 39 | 36 | 43 | 34 |
| 51 | 39 |  | 36 |
| 43 | 37 |  |  |

（1）建立检验假设，确定检验水准

$H_0$：$\sigma_1^2 = \sigma_2^2$，即高蛋白与低蛋白饲料喂养后小白鼠体重增加量的总体方差相同

$H_1$：$\sigma_1^2 \neq \sigma_2^2$，即高蛋白与低蛋白饲料喂养后小白鼠体重增加量的总体方差不同

$\alpha = 0.10$

（2）计算检验统计量

对表 7-3 的数据计算可得 $S_1^2 = 17.659$，$S_2^2 = 3.269$，按公式（7-6）有

$$F = \frac{S_1^2}{S_2^2} = \frac{17.659}{3.269} = 5.402$$

（3）确定 $P$ 值，作出推断结论

自由度 $\nu_1 = 12 - 1 = 11$，$\nu_2 = 13 - 1 = 12$，查方差齐性检验用的 $F$ 界值表（附表 3），$F_{0.10/2,(11,12)} = 2.72$，$F > 2.72$，故 $P < 0.10$，差别有统计学意义，按 $\alpha = 0.10$ 水准，拒绝 $H_0$，接受 $H_1$。故认为两组体重增加量的总体方差不齐，不可以直接使用两独立样本均数比较的 $t$ 检验，而应采用下述的 $t'$ 检验。

## 二、$t'$ 检验

$t'$ 检验有三种方法，包括 Satterthwaite 法、Cochran & Cox 法和 Welch 法近似 $t$ 检验。Cochran & Cox 法是对临界值校正，Satterthwaite 法和 Welch 法是对自由度进行校正。这里主要介绍 Satterthwaite 法和 Cochran & Cox 法。$t'$ 统计量的计算公式为

$$t' = \frac{\bar{X}_1 - \bar{X}_2}{\sqrt{\dfrac{S_1^2}{n_1} + \dfrac{S_2^2}{n_2}}} \tag{7-7}$$

Satterthwaite 法 $t'$ 检验的自由度校正公式为

$$\nu' = \frac{\left(S_1^2/n_1 + S_2^2/n_2\right)^2}{\left(S_1^2/n_1\right)^2/(n_1 - 1) + \left(S_2^2/n_2\right)^2/(n_2 - 1)} \tag{7-8}$$

根据自由度查 $t$ 界值表，做出推断结论。Satterthwaite 法是目前统计软件中使用最多的 $t'$ 检验方法。

Cochran & Cox 法校正临界值 $t'_{\alpha/2}$ 为

$$t'_{\alpha/2} = \frac{S_{\bar{X}_1}^2 t_{\alpha/2,\nu_1} + S_{\bar{X}_2}^2 t_{\alpha/2,\nu_2}}{S_{\bar{X}_1}^2 + S_{\bar{X}_2}^2}, \quad \nu = n_1 + n_2 - 2 \tag{7-9}$$

式中 $\nu_1 = n_1 - 1$，$\nu_2 = n_2 - 1$，根据校正的临界值，做出推断结论。

【例 7-5】对例 7-4 资料进行 $t'$ 检验，比较两组小白鼠增重均数是否不同。

（1）建立检验假设，确定检验水准

$H_0: \mu_1 = \mu_2$，即两种饲料小白鼠增重总体均数相同

$H_1: \mu_1 \neq \mu_2$，即两种饲料小白鼠增重总体均数不相同

$\alpha = 0.05$

（2）计算检验统计量

由表 7-3 数据算得：

$n_1 = 12$，$\bar{X}_1 = 45.750$，$S_1^2 = 17.659$

$n_2 = 13$，$\bar{X}_2 = 36.538$，$S_2^2 = 3.269$

由前面 $F$ 检验得知两总体方差不同，因此应选用 $t'$ 检验，即

$$t' = \frac{\bar{X}_1 - \bar{X}_2}{\sqrt{\dfrac{S_1^2}{n_1} + \dfrac{S_2^2}{n_2}}} = \frac{45.750 - 36.538}{\sqrt{\dfrac{17.659}{12} + \dfrac{3.269}{13}}} = 7.018$$

（3）确定 $P$ 值，作出推断结论

按 Satterthwaite 法计算校正自由度，得

$$v' = \frac{(S_1^2/n_1 + S_2^2/n_2)^2}{\frac{(S_1^2/n_1)^2}{n_1-1} + \frac{(S_2^2/n_2)^2}{n_2-1}} = \frac{(17.659/12 + 3.269/13)^2}{\frac{(17.659/12)^2}{12-1} + \frac{(3.269/13)^2}{13-1}} = 14.687 \approx 15$$

查 $t$ 界值表(附表 2),$t_{0.05/2,15} = 2.131$,$t' > t_{0.05/2,15}$,$P < 0.05$。

按 Cochran & Cox 法计算校正界值,先查 $t$ 界值表,得 $t_{0.05/2,11} = 2.201$,$t_{0.05/2,12} = 2.179$,再按公式(7-9),算得

$$t'_{0.05/2} = \frac{S_{\bar{X}_1}^2 t_{0.05/2,11} + S_{\bar{X}_2}^2 t_{0.05/2,12}}{S_{\bar{X}_1}^2 + S_{\bar{X}_2}^2} = \frac{(17.659/12) \times 2.201 + (3.269/13) \times 2.179}{(17.659/12) + (3.269/13)} = 2.198$$

$t' > t'_{0.05/2}$,得 $P < 0.05$。

两种检验方法所获得的界值虽略有差异,但结论是一致的。按 $\alpha = 0.05$ 水准,拒绝 $H_0$,接受 $H_1$,两组差异有统计学意义,可认为两种饲料饲养后小白鼠增重的总体均数不同,即高蛋白组的体重增加量高于低蛋白组。

## 第三节 | t 检验中的注意事项

1. **假设检验结论正确的前提** 假设检验所使用的样本资料,必须能代表相应的总体,同时各对比组应具有良好的组间均衡性,才能得出有意义的统计结论和有价值的专业结论。为此,要求有严谨的研究设计,如样本是从同质总体中抽取的一个随机样本、实验单位在干预前随机化分组等。

2. **检验方法的选用及其适用条件** 应根据分析目的、研究设计、资料类型、样本量大小等选用适当的检验方法。$t$ 检验以正态分布和方差齐性为基础(注意:配对 $t$ 检验不需要两组方差齐性的假定),资料是否满足条件可用正态性检验和方差齐性检验的方法,或直观地通过数据分布进行判断。若资料不符合方差齐性的条件,可以使用 $t'$ 检验。如果数据不满足 $t$ 检验上述两个条件,可尝试通过数据变换使之近似满足检验条件。在大样本情况下,无论数据是否符合正态分布和方差齐性,都可以使用 $z$ 检验方法。

3. **双侧检验与单侧检验的选择** 需根据研究目的和专业知识予以选择。通常情况下,因为无法事先从专业上判断是否一定有 $\mu_1 \geq \mu_2$(或 $\mu_1 \leq \mu_2$),因此更多采用双侧检验。单侧检验通常根据研究目的决定,如果在决策时只与检验的一侧结果有关(如非劣效性研究),则可以采用单侧检验。单侧检验和双侧检验中的 $t$ 值计算过程相同,只是 $t$ 界值不同,在相同检验水准下(如 $\alpha = 0.05$),对同一资料作单侧检验更容易获得有统计学意义的结果。单双侧检验的选择,应在统计分析工作开始之前根据专业知识决定,若缺乏这方面的依据,一般应选用双侧检验。

4. **假设检验的结论不能绝对化** 假设检验统计结论的正确性是以概率作保证的,作统计结论时不能绝对化。在报告结论时,最好列出概率 $P$ 的确切数值,当 $P$ 值很小时,可以用 $P < 0.0001$ 表示;同时应注明采用的是单侧检验还是双侧检验,以便读者与同类研究进行比较。

5. **正确理解 $P$ 值的统计意义** $P$ 值的含义是指在原假设成立的条件下,观察到的试验差别,以及更极端的差别是由于机遇所致的概率。因此,$P$ 值越小越有理由拒绝检验假设,认为不同组之间有差别的统计学证据越充分。因此,$P < \alpha$ 只能说明差异具有统计学意义,并不代表实际差异的大小。从本章 $t$ 检验的计算公式可以看出,假设检验的结论与样本大小有关,当样本量足够大时,标准误趋于零,只要两样本均数不相等,都能得到拒绝 $H_0$ 的 $t$ 值和 $P$ 值。

### 练习题

**一、单项选择题**

1. 两样本均数之差的标准误反映的是(　　)

A. 两样本数据集中趋势的差别　　　　B. 两样本数据的变异程度

C. $t$ 分布的不同形状　　　　D. 数据的分布特征

E. 两样本均数之差的变异程度

2. 两样本均数比较,检验结果 $P > 0.05$ 说明(　　)

    A. 两总体均数的差别较小
    B. 两总体均数的差别较大

    C. 支持两总体无差别的结论
    D. 不支持两总体有差别的结论

    E. 可以确认两总体无差别

3. 两样本均数比较,其差别有统计学意义指的是(　　)

    A. 两样本均数的差别具有实际意义

    B. 两总体均数的差别具有实际意义

    C. 两样本和两总体均数的差别都具有实际意义

    D. 有理由认为两样本均数有差别

    E. 有理由认为两总体均数有差别

4. 两样本均数比较,差别有统计学意义时,$P$ 值越小说明(　　)

    A. 两样本均数差别越大
    B. 两总体均数差别越大

    C. 越有理由认为两样本均数不同
    D. 越有理由认为两总体均数不同

    E. 越有理由认为两样本均数相同

5. 两样本均数差别的检验,使用正态分布检验统计量 $z$ 的条件是(　　)

    A. 两样本的总体方差相同
    B. 两样本的方差相同

    C. 两样本的例数都比较大
    D. 两样本来自正态总体

    E. 两样本的例数相同

6. 减小 $t$ 检验的Ⅱ类误差,应该使用的方法是(　　)

    A. 减小Ⅰ类错误
    B. 减小测量的系统误差

    C. 减小测量的随机误差
    D. 提高检验界值

    E. 增加样本量

7. 以下**不能**用配对 $t$ 检验方法的是(　　)

    A. 比较15名肝癌患者癌组织和癌旁组织中 *SIRT1* 基因的表达量

    B. 比较两种检测方法测量15名肝癌患者癌组织中 *SIRT1* 基因的表达量

    C. 比较早期和晚期肝癌患者各15例癌组织中 *SIRT1* 基因的表达量

    D. 比较糖尿病患者经某种药物治疗前后糖化血红蛋白的变化

    E. 比较15名受试者针刺膻中穴前后的痛阈值

8. 两独立样本均数比较的 $t$ 检验,其前提要求是(　　)

    A. 两总体均数相等
    B. 两总体均数不等

    C. 两总体方差相等
    D. 两总体方差不等

    E. 两总体均数和方差都相等

9. 对于配对设计的 $t$ 检验,其原假设是(　　)

    A. 两样本均数相同
    B. 两样本均数不同

    C. 两总体均数相同
    D. 两总体均数不同

    E. 配对数据差值的总体均数为0

10. 两组定量资料比较,当方差不齐时,应该使用的检验方法是(　　)

    A. 配对 $t$ 检验
    B. Satterthwaite $t'$ 检验

    C. 两独立样本均数 $t$ 检验
    D. 方差齐性检验

    E. 正态性检验

11. 对两独立样本均数作 $t$ 检验,两组样本量分别为 $n_1 = 25, n_2 = 20$,其自由度为(　　)

    A. 19
    B. 24
    C. 43

D. 44　　　　　　　　E. 45

12. 检验两组数据均数的差别是否具有统计学意义,取相同的 $\alpha$ 时,*t*检验与置信区间的关系是(　　)

  A. 两者完全等价　　　　　　　　B. 结果近似相同

  C. 结果完全不同　　　　　　　　D. 不具有可比性

  E. *t*检验相对更准确

13. 对两组计量资料的均数进行检验,使用 *z* 检验的条件是(　　)

  A. 两组方差相等　　　　　　　　B. 两组数据服从正态分布

  C. 两组数据服从正态分布且方差相同　　D. 两组例数必须相同

  E. 两组样本例数足够大

14. 在假设检验时,如果应该作双侧检验时误用了单侧检验,可导致(　　)

  A. 检验效能降低　　　　　　　　B. 增加了第Ⅰ类错误

  C. 增加了第Ⅱ类错误　　　　　　D. 减小了可信度

  E. 增加了可信度

15. 在假设检验中,*P* 值和第Ⅰ类错误 $\alpha$ 的关系为(　　)

  A. *P* 值越大 $\alpha$ 值就越大　　　　　B. *P* 值越大 $\alpha$ 值就越小

  C. *P* 值和 $\alpha$ 值均可由研究者事先设定　　D. *P* 值和 $\alpha$ 值都不可以由研究者事先设定

  E. *P* 值的大小与 $\alpha$ 值的大小无关

## 二、计算与分析题

1. 已知正常成年男性血红蛋白均值为140g/L,今随机调查某厂成年男性30人,测其血红蛋白均值为125g/L,标准差15g/L。问该厂成年男性血红蛋白均值与一般成年男性是否不同?

2. 某研究者为比较耳垂血和手指血的白细胞数,调查12名成年人,同时采取耳垂血和手指血见题表7-1,试比较两者的白细胞数有无不同。

题表7-1　成人耳垂血和手指血白细胞数　　　　　　　　单位:$\times 10^9$/L

| 编号 | 耳垂血 | 手指血 | 编号 | 耳垂血 | 手指血 |
|---|---|---|---|---|---|
| 1 | 9.7 | 6.7 | 7 | 4.7 | 4.6 |
| 2 | 6.2 | 5.4 | 8 | 5.8 | 4.2 |
| 3 | 7.0 | 5.7 | 9 | 7.8 | 7.5 |
| 4 | 5.3 | 5.0 | 10 | 8.6 | 7.0 |
| 5 | 8.1 | 7.5 | 11 | 6.1 | 5.3 |
| 6 | 9.9 | 8.3 | 12 | 9.9 | 10.3 |

3. 分别测得15名健康人和13名Ⅲ度肺气肿病人痰中 $\alpha_1$-抗胰蛋白酶含量(g/L)如题表7-2,问健康人与Ⅲ度肺气肿病人 $\alpha_1$-抗胰蛋白酶含量是否不同?

题表7-2　健康人与Ⅲ度肺气肿患者 $\alpha_1$-抗胰蛋白酶含量　　　　　　　　单位:g/L

| 健康人 | Ⅲ度肺气肿患者 | 健康人 | Ⅲ度肺气肿患者 | 健康人 | Ⅲ度肺气肿患者 |
|---|---|---|---|---|---|
| 2.7 | 3.6 | 1.9 | 6.8 | 1.5 | 4.1 |
| 2.2 | 3.4 | 1.7 | 4.7 | 1.7 | 3.3 |
| 4.1 | 3.7 | 0.6 | 2.9 | 1.3 | 4.3 |
| 4.3 | 5.4 | 1.9 | 4.8 | 1.3 | |
| 2.6 | 3.6 | 1.3 | 5.6 | 1.9 | |

4. 将钩端螺旋体病人的血清分别用标准株和水生株作凝溶试验,测得稀释倍数如下,问两组的平均效价有无差别?

标准株: 100  200  400  400  400  400  800  1 600  1 600  1 600  3 200  3 200  3 200

水生株: 100  100  100  200  200  200  200  400  400  800  1 600

5. 为比较男、女大学生的血清谷胱甘肽过氧化物酶(GSH-Px)的活力是否相同,某医生从某大学 18~22 岁大学生中随机抽查男生 48 名、女生 46 名,测定其血清谷胱甘肽过氧化酶含量(U/L),男、女性的均数分别为 154.76U/L 和 150.27U/L,男、女性标准差分别为 27.06U/L 和 52.88U/L。问男女性的 GSH-Px 是否相同?

(王学梅　张　涛)

本章练习题
参考答案

本章补充练习题
及参考答案

本章思维导图

# 第八章 | 方差分析

上一章介绍了两个样本均数比较的 $t$ 检验,而对于多个($k>2$)样本均数的比较,$t$ 检验不再适用,方差分析(analysis of variance,ANOVA)则是解决上述问题的重要分析方法。本章将基于不同设计类型详细介绍两种常用的方差分析:完全随机设计的方差分析和随机区组设计的方差分析;同时还将介绍几种常用的多重比较方法。

## 第一节 | 方差分析的基本思想

方差分析多用于两个及两个以上样本均数差异的显著性检验,它由 R.A.Fisher 首先提出,故又称为 $F$ 检验。在进行科学研究时,由于各种因素的影响,所得数据常常会呈现波动特征,因而不同处理组间均数往往存在差异。方差分析的基本原理认为这些差异的基本来源可分成两类:一类是系统误差,是指由于随机性因素和系统性因素所致而产生的不同总体间的差异,如不同组间的降压效果的差异就被称为系统误差,又可称为组间变异($SS_{组间}$),这种误差是由随机因素和系统因素共同引起的;另一类是随机误差,是指由于一些随机性因素所致而产生的同一个总体下的不同个体间的差异,如要检验某一药物的降压效果,将研究对象分为试验组和对照组,则同一组对象的降压效果的差异就被称为随机误差,又可称为组内变异($SS_{组内}$),这种误差是由纯随机因素导致的。

方差分析的基本思想是将全部观察指标的总变异按影响因素分解为相应的若干部分变异,在此基础上,计算假设检验的统计量 $F$ 值,即通过分析研究中不同来源的变异对总变异的贡献大小,实现对总体均数是否有差别的统计推断。

## 第二节 | 完全随机设计的方差分析

完全随机设计(complete randomized design)是一种将实验对象随机分配到不同处理组的单因素设计方法。该设计只考察一个处理因素,通过对该因素不同水平组间均值的比较,推断该处理因素不同水平之间的差异是否具有统计学意义。完全随机设计的数据结构一般形式如表 8-1 所示,其中 $k$ 为处理因素的水平数,$X_{ij}$ 为处理因素第 $i$ 水平的第 $j$ 个观测值,$n_i(i=1,2,\cdots,k)$ 为处理因素第 $i$ 水平组的观测例数,$n$ 为总例数,$\bar{X}_i$ 为处理因素第 $i$ 水平组的均数,$\bar{X}$ 为全部观测值的均数,$S_i^2$ 为处理因素第 $i$ 水平组的方差,$S^2$ 为全部观测值的方差。

表 8-1 完全随机设计方差分析的数据结构

| 处理因素 | | | | | | 合计 |
|---|---|---|---|---|---|---|
| 水平 1 | 水平 2 | $\cdots$ | 水平 $i$ | $\cdots$ | 水平 $k$ | |
| $X_{11}$ | $X_{21}$ | $\cdots$ | $X_{i1}$ | $\cdots$ | $X_{k1}$ | |
| $X_{12}$ | $X_{22}$ | $\cdots$ | $X_{i2}$ | $\cdots$ | $X_{k2}$ | |
| $\cdots$ | $\cdots$ | $\cdots$ | $\cdots$ | $\cdots$ | $\cdots$ | |
| $X_{1j}$ | $X_{2j}$ | $\cdots$ | $X_{ij}$ | $\cdots$ | $X_{kj}$ | |

| | 处理因素 | | | | | | 合计 |
|---|---|---|---|---|---|---|---|
| | 水平 1 | 水平 2 | ⋯ | 水平 $i$ | ⋯ | 水平 $k$ | |
| | ⋯ | ⋯ | ⋯ | ⋯ | ⋯ | ⋯ | |
| | $X_{1n}$ | $X_{2n}$ | ⋯ | $X_{in}$ | ⋯ | $X_{kn}$ | |
| $n_i$ | $n_1$ | $n_2$ | ⋯ | $n_i$ | ⋯ | $n_k$ | $n$ |
| $\bar{X}_i$ | $\bar{X}_1$ | $\bar{X}_2$ | ⋯ | $\bar{X}_i$ | ⋯ | $\bar{X}_k$ | $\bar{X}$ |
| $S_i^2$ | $S_1^2$ | $S_2^2$ | ⋯ | $S_i^2$ | ⋯ | $S_k^2$ | $S^2$ |

表 8-1 中，$n$ 个观测值彼此不同，可以用方差来反映其变异程度。方差的分子部分为 $n$ 个观测值的离均差平方和，称为总变异（记为 $SS_{总}$），对此可以作如下分解：

$$SS_{总} = \sum_{i=1}^{k}\sum_{j=1}^{n_i}(X_{ij}-\bar{X})^2 = \sum_{i=1}^{k}\sum_{j=1}^{n_i}[(X_{ij}-\bar{X}_i)+(\bar{X}_i-\bar{X})]^2$$

$$= \sum_{i=1}^{k}n_i(\bar{X}_i-\bar{X})^2 + \sum_{i=1}^{k}\sum_{j=1}^{n_i}(X_{ij}-\bar{X}_i)^2 + 2\sum_{i=1}^{k}\sum_{j=1}^{n_i}(X_{ij}-\bar{X}_i)(\bar{X}_i-\bar{X})$$

代数推导可得：

$$SS_{总} = \sum_{i=1}^{k}n_i(\bar{X}_i-\bar{X})^2 + \sum_{i=1}^{k}\sum_{j=1}^{n_i}(X_{ij}-\bar{X}_i)^2$$

其中，$\sum_{i=1}^{k}n_i(\bar{X}_i-\bar{X})^2$ 称为组间变异，记为 $SS_{组间}$，反映了处理因素各个水平组间的差异，同时也包含了随机误差；$\sum_{i=1}^{k}\sum_{j=1}^{n_i}(X_{ij}-\bar{X}_i)^2$ 称为组内变异，记为 $SS_{组内}$，反映了各组内样本的随机波动。由此可见，总变异 $SS_{总}$ 可以分解为组间变异 $SS_{组间}$ 和组内变异 $SS_{组内}$，即

$$SS_{总} = SS_{组间} + SS_{组内} \tag{8-1}$$

其中，总变异自由度 $\nu_{总}=n-1$，组间变异自由度 $\nu_{组间}=k-1$，组内变异自由度 $\nu_{组内}=n-k$。对于自由度，同样有

$$\nu_{总} = \nu_{组间} + \nu_{组内} \tag{8-2}$$

上述各部分变异除以相应自由度得到相应平均变异，即方差（通常称均方）。组间均方为

$$MS_{组间} = \frac{SS_{组间}}{\nu_{组间}} = \frac{SS_{组间}}{k-1} \tag{8-3}$$

组内（误差）均方为

$$MS_{组内} = \frac{SS_{组内}}{\nu_{组内}} = \frac{SS_{组内}}{n-k} \tag{8-4}$$

检验各处理组均值之间有无差异可以通过比较 $MS_{组间}$ 和 $MS_{组内}$ 来实现。$MS_{组间}$ 与 $MS_{组内}$ 之比即构成了方差分析的统计量，即

$$F = \frac{MS_{组间}}{MS_{组内}} \tag{8-5}$$

可以证明，当检验假设 $H_0$ 成立时，统计量 $F$ 服从自由度为 $(k-1, n-k)$ 的 $F$ 分布。$F$ 值接近 1，可认为均值的差异只源于随机波动，而非处理因素作用；$F$ 值大于 1 并且 $F>F_{\alpha(k-1,n-k)}$，$P<\alpha$，则按 $\alpha$ 水准拒绝 $H_0$，表明有随机波动之外的处理因素造成了均值的差异。

以上计算过程可用完全随机设计方差分析表（表8-2）进行概括。

表 8-2　完全随机设计的方差分析表

| 变异来源 | 平方和（$SS$） | 自由度（$\nu$） | 均方（$MS$） | $F$ 值 |
|---|---|---|---|---|
| 总变异 | $SS_{总}=\sum_{i=1}^{k}\sum_{j=1}^{n_i}(X_{ij}-\bar{X})^2$ $=(n-1)S^2$ | $\nu_{总}=n-1$ | | |
| 处理组间 | $SS_{组间}=\sum_{i=1}^{k}n_i(\bar{X}_i-\bar{X})^2$ | $\nu_{组间}=k-1$ | $MS_{组间}=\dfrac{SS_{组间}}{\nu_{组间}}$ | $F=\dfrac{MS_{组间}}{MS_{组内}}$ |
| 组内（误差） | $SS_{组内}=SS_{总}-SS_{组间}$ | $\nu_{组内}=\nu_{总}-\nu_{组间}$ | $MS_{组内}=\dfrac{SS_{组内}}{\nu_{组内}}$ | |

注：方差分析表中自由度 $\nu$ 常以 $DF$ 表示。

【例 8-1】在评价某药物耐受性及安全性的I期临床试验中，将符合纳入标准的 30 名健康志愿者随机分为 3 组，每组 10 名，各组注射剂量分别为 0.5U、1U 和 2U，观察 48 小时部分凝血活酶时间（s），结果见表 8-3。试问不同剂量组的部分凝血活酶时间有无不同？

表 8-3　三种不同剂量组 48 小时部分凝血活酶时间　　　单位：s

| | 0.5U | 1U | 2U | 合计 |
|---|---|---|---|---|
| | 36.8 | 40.0 | 32.9 | |
| | 34.4 | 35.5 | 37.9 | |
| | 34.3 | 36.7 | 30.5 | |
| | 35.7 | 39.3 | 31.1 | |
| | 33.2 | 40.1 | 34.7 | |
| | 31.1 | 36.8 | 37.6 | |
| | 34.3 | 33.4 | 40.2 | |
| | 29.8 | 38.3 | 38.1 | |
| | 35.4 | 38.4 | 32.4 | |
| | 31.2 | 39.8 | 35.6 | |
| $n_i$ | 10 | 10 | 10 | 30（$n$） |
| $\bar{X}_i$ | 33.62 | 37.83 | 35.10 | 35.516 7（$\bar{X}$） |
| $S_i$ | 2.263 6 | 2.207 1 | 3.313 3 | 3.107 2（$S$） |

方差分析具体步骤：

（1）提出检验假设，确定检验水准

$H_0:\mu_1=\mu_2=\mu_3$，即三个组部分凝血活酶时间的总体均数相同

$H_1:\mu_1,\mu_2,\mu_3$ 不全相同，即三个组部分凝血活酶时间的总体均数不全相同

$\alpha=0.05$

（2）计算检验统计量 $F$ 值

$$SS_{总}=(n-1)S^2=(30-1)\times 3.107\,2^2=279.986\,1$$

$$\nu_{总}=30-1=29$$

$$SS_{组间}=\sum_{i=1}^{k}n_i(\bar{X}_i-\bar{X})^2$$

$$=10\times(33.62-35.516\,7)^2+10\times(37.83-35.516\,7)^2+10\times(35.10-35.516\,7)^2$$

$$=91.224\,7$$

$$\nu_{组间}=3-1=2$$

$$MS_{组间} = \frac{SS_{组间}}{v_{组间}} = \frac{91.224\,7}{2} = 45.612\,4$$

$$SS_{组内} = SS_{总} - SS_{组间} = 279.986\,1 - 91.224\,7 = 188.761\,4$$

$$v_{组内} = v_{总} - v_{组间} = 29 - 2 = 27$$

$$MS_{组内} = \frac{SS_{组内}}{v_{组内}} = \frac{188.761\,4}{27} = 6.991\,2$$

$$F = \frac{MS_{组间}}{MS_{组内}} = \frac{45.612\,4}{6.991\,2} = 6.52$$

将上述计算结果列于表 8-4 的方差分析表中。

表 8-4 完全随机设计的方差分析表

| 变异来源 | SS | DF | MS | F | P |
|---|---|---|---|---|---|
| 总变异 | 279.986 1 | 29 | | | |
| 处理组间 | 91.224 7 | 2 | 45.612 4 | 6.52 | ＜0.05 |
| 组内（误差） | 188.761 4 | 27 | 6.991 2 | | |

（3）确定 $P$ 值，做出推断结论

分子自由度 $v_{组间} = 2$，分母自由度 $v_{组内} = 27$，查附表 4$F$ 界值表（方差分析用），$F_{0.05(2,27)} = 3.35$。由于 $F = 6.52$，$F > F_{0.05(2,27)}$，从而 $P < 0.05$，按照 $\alpha = 0.05$ 的检验水准拒绝 $H_0$，可以认为三种不同剂量 48 小时部分凝血活酶时间不全相同。

## 第三节 ｜ 随机区组设计的方差分析

随机区组设计（randomized block design）又称为配伍组设计，其做法是先将受试对象按条件相同或相近组成 $m$ 个区组（或称配伍组），每个区组中有 $k$ 个受试对象，再将其随机地分到 $k$ 个处理组中。随机区组设计在 $m$ 个区组和 $k$ 个处理水平组构成 $mk$ 个格子，每个格子仅一个数据 $X_{ij}(i = 1,2,3,\cdots,k; j = 1,2,3,\cdots,m)$，其方差分析属无重复数据的两因素方差分析（two-way ANOVA），数据结构如表 8-5 所示。

表 8-5 随机区组设计方差分析的数据结构

| 区组（B） | 处理因素（A） | | | |
|---|---|---|---|---|
| | 水平 1 | 水平 2 | ⋯ | 水平 k |
| 区组 1 | $X_{11}$ | $X_{21}$ | ⋯ | $X_{k1}$ |
| 区组 2 | $X_{12}$ | $X_{22}$ | ⋯ | $X_{k2}$ |
| ⋯ | ⋯ | ⋯ | ⋯ | ⋯ |
| 区组 m | $X_{1m}$ | $X_{2m}$ | ⋯ | $X_{km}$ |

与完全随机设计方差分析方法类似，总变异 $SS_{总}$ 可分解为处理组的变异 $SS_{处理}$、区组的变异 $SS_{区组}$ 以及随机误差 $SS_{误差}$，即

$$SS_{总} = SS_{处理} + SS_{区组} + SS_{误差} \qquad (8-6)$$

相应的自由度有

$$v_{总} = v_{处理} + v_{区组} + v_{误差} \qquad (8-7)$$

式（8-6）中的各项计算与完全随机设计的方差分析相同，只需要另外计算 $SS_{区组}$，即

$$SS_{区组} = \sum_{j=1}^{m} k(\overline{X}_j - \overline{X})^2 \qquad (8-8)$$

其中, $\bar{X}_j$ 为各区组的均数, $m$ 和 $k$ 分别为区组和处理的水平数。上述计算公式归纳在方差分析表中(表8-6)。需要注意的是,由于公式中使用了处理组间和区组间的均数(传统方法是求和计算),手工计算可能出现较大的误差,实际应用中最好采用统计软件进行计算。

表8-6 随机区组设计的方差分析表

| 变异来源 | 平方和($SS$) | 自由度($\nu$) | 均方($MS$) | $F$值 |
|---|---|---|---|---|
| 总变异 | $SS_{总}=\sum\limits_{i=1}^{k}\sum\limits_{j=1}^{m}(X_{ij}-\bar{X})^2$ | $\nu_{总}=n-1$ | | |
| 处理间 | $SS_{处理}=\sum\limits_{i=1}^{k}m(\bar{X}_i-\bar{X})^2$ | $\nu_{处理}=k-1$ | $MS_{处理}=\dfrac{SS_{处理}}{\nu_{处理}}$ | $F_{处理}=\dfrac{MS_{处理}}{MS_{误差}}$ |
| 区组间 | $SS_{区组}=\sum\limits_{j=1}^{m}k(\bar{X}_j-\bar{X})^2$ | $\nu_{区组}=m-1$ | $MS_{区组}=\dfrac{SS_{区组}}{\nu_{区组}}$ | $F_{处理}=\dfrac{MS_{区组}}{MS_{误差}}$ |
| 误差 | $SS_{误差}=SS_{总}-SS_{处理}-SS_{区组}$ | $\nu_{误差}=\nu_{总}-\nu_{处理}-\nu_{区组}$ $=(k-1)(m-1)$ | $MS_{误差}=\dfrac{SS_{误差}}{\nu_{误差}}$ | |

可以看出,与完全随机设计相比,随机区组设计方差分析将总变异分解为三部分,即除处理组间变异之外,还将区组因素导致的变异也分离出来,从而减少了随机误差,提高了实验效率。

【例8-2】为探讨不同营养素(A,B,C)喂养对增加小鼠体重的效果,某研究者将24只小鼠按性别、年龄、窝别及体重相同或相近原则分成8个区组。每区组中3只小鼠,用随机的方式分配到A、B、C三种不同的处理组,喂养四周后测量各小鼠体重,并计算其增加量(g),数据如表8-7所示。请问不同营养素喂养对体重增加的效果有无差别?

表8-7 三组小鼠体重增加量　　　　　　　　　　　　　　　　　　　　　　　　单位:g

| 区组 | A | B | C | $\bar{X}_j$ |
|---|---|---|---|---|
| 1 | 55.0 | 63.8 | 79.0 | 65.93 |
| 2 | 54.0 | 65.6 | 76.5 | 65.37 |
| 3 | 61.1 | 67.5 | 79.5 | 69.37 |
| 4 | 74.5 | 61.1 | 86.6 | 74.07 |
| 5 | 86.7 | 91.8 | 94.7 | 91.07 |
| 6 | 42.0 | 51.8 | 43.2 | 45.67 |
| 7 | 71.9 | 69.2 | 61.1 | 67.40 |
| 8 | 41.5 | 48.6 | 64.4 | 51.50 |
| $\bar{X}_i$ | 60.84 | 64.93 | 73.13 | 66.30($\bar{X}$) |

方差分析步骤如下:

(1)建立检验假设,确定检验水准

对于处理组

$H_0$: $\mu_1=\mu_2=\mu_3$,即三种营养素对体重增加量的总体均值相同

$H_1$: $\mu_1$, $\mu_2$, $\mu_3$ 不全相等,即三种营养素对体重增加量的总体均值不全相同

对于区组

$H_0$: $\mu_1=\mu_2=\cdots=\mu_8$,即八个区组体重增加量的总体均值相同

$H_1$: $\mu_1$, $\mu_2$, $\cdots$, $\mu_8$ 不全相等,即八个区组体重增加量的总体均值不全相同

$\alpha=0.05$

（2）计算检验统计量 $F$ 值

$$SS_{总}=\sum_{i=1}^{k}\sum_{j=1}^{m}(X_{ij}-\overline{X})^2$$
$$=(55.0-66.30)^2+(54.0-66.30)^2+\cdots+(64.4-66.30)^2$$
$$=5\ 466.210\ 0$$

$$SS_{处理}=\sum_{i=1}^{k}m(\overline{X}_i-\overline{X})^2=8\times(60.84-66.30)^2+8\times(64.93-66.30)^2+8\times(73.13-66.30)^2$$
$$=626.699\ 2$$

$$SS_{区组}=\sum_{j=1}^{m}k(\overline{X}_j-\overline{X})^2$$
$$=3\times(65.93-66.30)^2+3\times(65.37-66.30)^2+\cdots+3\times(51.50-66.30)^2$$
$$=3\ 990.598\ 2$$

$$SS_{误差}=SS_{总}-SS_{处理}-SS_{区组}=5\ 466.210\ 0-626.699\ 2-3\ 990.598\ 2$$
$$=848.912\ 6$$

将上述计算结果列于表 8-8 的方差分析表中。

表 8-8 随机区组设计的方差分析表

| 变异来源 | $SS$ | $v$ | $MS$ | $F$ 值 |
|---|---|---|---|---|
| 总变异 | 5 466.210 0 | 23 | | |
| 处理组间 | 626.699 2 | 2 | 313.349 6 | 5.17 |
| 区组间 | 3 990.598 2 | 7 | 570.085 5 | 9.40 |
| 误差 | 848.912 6 | 14 | 60.636 6 | |

（3）确定 $P$ 值,做出推断结论

对于处理因素,根据分子的自由度和分母的自由度,按照 $\alpha=0.05$ 的检验水准,查附表 4 $F$ 界值表(方差分析用), $F_{0.05(2,14)}=3.74$,由于 $F=5.17$, $F>F_{0.05(2,14)}$,故 $P<0.05$,差别具有统计学意义(拒绝 $H_0$ )。结论:可认为三种营养素对于小鼠体重增加量的总体均值不全相同。

对于区组因素,查附表 4 $F$ 界值表, $F_{0.05(7,14)}=2.76$,由于 $F=9.40$, $F>F_{0.05(7,14)}$,故 $P<0.05$,差别具有统计学意义,则可认为不同区组小鼠的体重增加量不全相同。

## 第四节 | 多个样本均数的两两比较

根据方差分析的结果,若拒绝 $H_0$,接受 $H_1$,则可以推断 $k$ 组均数不全相同。然而,究竟哪些组不同,需要进一步对多个样本均数进行两两比较或称多重比较(multiple comparison)。对此若用上一章学习的 $t$ 检验对 $k$ 组均数进行两两比较,共需比较 $\binom{k}{2}=\dfrac{k!}{2!(k-2)!}$ 次。可以证明:如果需要进行 $m$ 次独立的比较,则整个研究的检验水准变为 $\alpha'=1-(1-\alpha)^m$。例如, $k=5$,需要进行 10 次比较,若规定检验水准 $\alpha=0.05$,则在检验假设 $H_0$ 成立的条件下,按照概率乘法原则 10 次检验均不犯 I 类错误的概率为 $(1-0.05)^{10}=0.598\ 7$,累计犯 I 类错误的概率为 $1-0.598\ 7=0.401\ 3$,明显大于 0.05。因此,均数间的多重比较不能直接使用两均数比较的 $t$ 检验。

多重比较的方法有多种,如 Dunnett- $t$ 检验、LSD- $t$ 检验、SNK- $q$ (Student-Newman-Keuls)法、Tukey 法、Schéffe 法、Bonferroni $t$ 检验和 Sidak $t$ 检验等。根据所控制 I 类错误侧重点的不同,分为控制比较误差率(comparison-wise error rate,CER)方法与控制实验误差率(experiment-wise error rate,

EER）两类方法。控制 CER 的方法，如 LSD-t 法，指每一次比较时设置I类错误的概率为 $\alpha$，用此法所作比较的次数越多，其 CER 就越大；控制 EER 的方法，如 SNK-q 法，指完成全部拟进行的组别间比较时设置犯I类错误的概率为 $\alpha$。各种方法的适用范围见表 8-9。

表 8-9　多个样本均数两两比较方法选择策略

| 选择方法 | 适用范围 |
|---|---|
| Dunnett-t 检验 | 实验前确定的多个试验组与一个对照组均数差别的比较 |
| LSD-t 检验 | 多个组中，根据专业，仅对某一对或某几对在专业上有特殊探索价值的均数间进行的近似比较。理论上只适合两组比较 |
| SNK-q 检验 | 实验后对任意两两组间均数均进行比较，各比较组样本含量可不相等 |
| Tukey 法 | 任意两两组间均数均进行比较，要求各比较组样本含量相同 |
| Schéffe 法 | 既可以进行因素水平的平均效应的比较，还可比较因素水平平均效应的线性组合，多用于对比组样本含量不等的资料 |
| Sidak t 检验 | 两两比较时检验水准调整为 $\alpha'$（$\alpha'=1-\sqrt[m]{1-\alpha}$，$\alpha$ 为方差分析原检验水准，$m$ 为两两比较次数），以使多次比较犯 I 类错误的概率控制在 $\alpha$ 以内 |
| Bonferroni t 检验 | 将两两比较时检验水准调整为 $\alpha'$（$\alpha'=\alpha/m$），以使多次比较犯 I 类错误的概率控制在 $\alpha$ 以内，是 Sidak t 检验的近似 |

下面以比较常用的 SNK 法为例，说明两两比较方法的具体应用。SNK 法是一种逐步检验方法，检验统计量为 $q$，故又称为 $q$ 检验。其计算公式为

$$q = \frac{\bar{X}_A - \bar{X}_B}{\sqrt{\dfrac{MS_{误差}}{2}\left(\dfrac{1}{n_A}+\dfrac{1}{n_B}\right)}} \tag{8-9}$$

式中，$\bar{X}_A$ 和 $\bar{X}_B$ 分别为任意两个对比组的样本均数，分母为两组均数之差的标准误，$n_A$ 和 $n_B$ 为相应的两个对比组的样本例数，$MS_{误差}$ 为方差分析中的误差均方。具体检验方法通过下面的实例进行说明。

【例 8-3】对例 8-1 中不同注射剂量组受试者部分凝血活酶时间的均数作两两比较。

（1）提出检验假设，确定检验水准

$H_0:\mu_A=\mu_B$，即任意两组的部分凝血活酶时间的总体均数相等

$H_1:\mu_A\neq\mu_B$，即任意两组的部分凝血活酶时间的总体均数不等

$\alpha=0.05$

（2）计算检验统计量 $q$ 值

首先将三个样本均数由大到小排序，并编组（表 8-10）：

表 8-10　三组样本的部分凝血活酶时间均数排序编组

| 注射剂量 | 均数 | 组次 |
|---|---|---|
| 1U | 37.83 | 1 |
| 2U | 35.10 | 2 |
| 0.5U | 33.62 | 3 |

三组均数共需做 $\dbinom{2}{3}=\dfrac{3!}{2!(3-2)!}=3$ 次两两比较。

组次 1 与组次 3 比较：

$$MS_{误差}=6.991\,2, \quad \bar{X}_1=37.83, \quad \bar{X}_3=33.62, \quad n_1=10, \quad n_3=10$$

$$q_{1,3}=\frac{\bar{X}_1-\bar{X}_3}{\sqrt{\dfrac{MS_{误差}}{2}\left(\dfrac{1}{n_1}+\dfrac{1}{n_3}\right)}}=\frac{37.83-33.62}{\sqrt{\dfrac{6.991\,2}{2}\left(\dfrac{1}{10}+\dfrac{1}{10}\right)}}=5.04$$

其余类推,可以得到组次 1 与组次 2、组次 2 与组次 3 比较的 $q$ 值,检验的 $P$ 值可以通过查附表 5 得到,将所有计算结果与 $q_{0.05(a,27)}$ 界值列于表 8-11,其中参数 $a$ 为两对比组包含的组数。需要注意:如果组次 1 与组次 3 比较结果 $P > \alpha$,后面就不需要进行检验,直接判定为 $P > \alpha$。

表 8-11 例 8-3 的 SNK 法两两比较计算表

| 对比组 $A$ 与 $B$ | $\bar{X}_A - \bar{X}_B$ | $q$ 值 | 组数 $a$ | $q_{0.05(a,27)}$ 界值 | $P$ 值 |
|---|---|---|---|---|---|
| 组次 1 与 3 | 4.21 | 5.04 | 3 | 3.52 | $< 0.05$ |
| 组次 1 与 2 | 2.73 | 3.27 | 2 | 2.91 | $< 0.05$ |
| 组次 2 与 3 | 1.48 | 1.77 | 2 | 2.91 | $> 0.05$ |

注:本例 $\nu_{误差} = 27$,$q$ 界值表中无此自由度下临界值,故采用内插值法计算相应的 $q$ 界值。

(3)确定 $P$ 值,做出推断结论

以误差(组内)自由度和对比组包含的组数 $a$ 查 $q$ 界值表,查表若 $q$ 值大于或等于 $q$ 界值,则可以推断比较的两组间差别具有统计学意义,否则差别无统计学意义。由表 8-10 可知,1U 与 2U 组、1U 与 0.5U 组比较时,$P < 0.05$,拒绝 $H_0$,差别有统计学意义,而 2U 组与 0.5U 组之间的差别无统计学意义。

## 第五节 | 方差齐性检验

方差分析有其应用条件,理论上要求各样本相互独立,服从正态分布且方差相同。相对而言,方差是否齐同对检验的准确性影响更大些。多组数据的方差齐性检验,应用较多的是 Bartlett 检验法和 Levene 检验法。Bartlett 检验法主要适用于正态分布资料的方差齐性检验问题,如果资料不服从正态分布,则可采用 Levene 检验法。以下仅介绍 Bartlett 检验法。

对于 Bartlett 检验法,其检验统计量为

$$\chi^2 = \frac{Q_1}{Q_2}, \quad \nu = k - 1 \tag{8-10}$$

其中

$$Q_1 = \sum_{i=1}^{k} (n_i - 1) \ln(S_c^2 / S_i^2) \tag{8-11}$$

$$Q_2 = 1 + \frac{1}{3(k-1)} \left( \sum_{i=1}^{k} \frac{1}{n_i - 1} - \frac{1}{n-k} \right) \tag{8-12}$$

上述式中,$S_i^2$ 为第 $i$ 组的方差,$S_c^2$ 为合并方差(对完全随机设计资料有 $S_c^2 = MS_{误差}$),$k$ 为比较组数,$n_i$ 为第 $i$ 组的样本例数,$n$ 为各组的总例数。

当样本来自独立正态总体时,在 $H_0: \sigma_1^2 = \sigma_2^2 = \cdots = \sigma_k^2$ 为真时,该检验统计量服从 $\nu = k-1$ 的 $\chi^2$ 分布。各样本方差 $S_i^2$ 差异越大,$Q_1$ 越大,$\chi^2$ 值亦越大。如果 $\chi^2 \geq \chi_{\alpha,\nu}^2$,则 $P \leq \alpha$,拒绝 $H_0$,可认为方差不齐;反之,若 $\chi^2 < \chi_{\alpha,\nu}^2$,则 $P > \alpha$,不拒绝 $H_0$,尚不能认为方差不齐。

【例 8-4】对例 8-1 资料作方差齐性检验。

(1)提出检验假设,确定检验水准

$H_0: \sigma_1^2 = \sigma_2^2 = \sigma_3^2$,即三个总体方差相等

$H_1: \sigma_1^2, \sigma_2^2, \sigma_3^2$ 不全相等

$\alpha = 0.10$

(2)计算检验统计量 $\chi^2$ 值

本例:

$$k = 3, \quad n_1 = n_2 = n_3 = 10, \quad n = 30$$

$$S_1 = 2.263\ 6, \quad S_2 = 2.207\ 1, \quad S_3 = 3.313\ 3$$

$$MS_{误差} = 6.991\ 2$$

$$Q_1 = \sum_{i=1}^{k} (n_i - 1) \ln(S_c^2 / S_i^2)$$

$$= (10-1)\ln\frac{6.9912}{2.2636^2} + (10-1)\ln\frac{6.9912}{2.2071^2} + (10-1)\ln\frac{6.9912}{3.3133^2}$$

$$= 1.9872$$

$$Q_2 = 1 + \frac{1}{3(k-1)}\left(\sum_{i=1}^{k}\frac{1}{n_i-1} - \frac{1}{n-k}\right)$$

$$= 1 + \frac{1}{3\times(3-1)}\times\left(\frac{1}{10-1} + \frac{1}{10-1} + \frac{1}{10-1} - \frac{1}{30-3}\right)$$

$$= 1.0494$$

$$\chi^2 = \frac{Q_1}{Q_2} = \frac{1.9872}{1.0494} = 1.89, \quad \nu = 3-1 = 2$$

（3）确定 $P$ 值，做出推断结论

自由度 $\nu = 2$，查 $\chi^2$ 界值表，$\chi^2_{0.10,2} = 4.61$。由于 $\chi^2 = 1.89$，$\chi^2 < \chi^2_{0.10,2}$，故 $P > 0.10$，按照 $\alpha = 0.10$ 的检验水准，不拒绝 $H_0$，尚不能认为三个总体方差不齐。

## 练习题

一、单项选择题

1. 方差分析的基本思想是（　　）

   A. 组间均方大于组内均方　　　　　　B. 组内均方大于组间均方

   C. 不同来源的方差必须相等　　　　　D. 两方差之比服从 $F$ 分布

   E. 总变异及其自由度可按不同来源分解

2. 方差分析的应用条件之一是方差齐性，它是指（　　）

   A. 各比较组相应的样本方差相等　　　B. 各比较组相应的总体方差相等

   C. 组内方差等于组间方差　　　　　　D. 总方差等于各组方差之和

   E. 总方差＝组内方差＋组间方差

3. 完全随机设计方差分析中的组间均方反映的是（　　）

   A. 随机测量误差大小　　　　　　　　B. 某因素效应大小

   C. 处理因素效应与随机误差综合结果　D. 全部数据的离散度

   E. 各组方差的平均水平

4. 对于两组资料的比较，方差分析与 $t$ 检验的关系是（　　）

   A. $t$ 检验结果更准确　　　　　　　　B. 方差分析结果更准确

   C. $t$ 检验对数据的要求更为严格　　　D. 近似等价

   E. 完全等价

5. 多组均数比较的方差分析，如果 $P < 0.05$，则应该进一步做的是（　　）

   A. 两均数的 $t$ 检验　　B. 区组方差分析　　C. 方差齐性检验

   D. SNK-$q$ 检验　　　　E. 确定单独效应

6. 完全随机设计的多个样本均数比较，经方差分析，若 $P < 0.05$，则结论为（　　）

   A. 各样本均数全相等　　　　　　　　B. 各样本均数全不相等

   C. 至少有两个样本均数不等　　　　　D. 至少有两个总体均数不等

   E. 各总体均数全相等

7. 完全随机设计资料的多个样本均数的比较,若处理无作用,则方差分析的 $F$ 值在理论上应接近于(   )

    A. $F_{\alpha(v_1,v_2)}$      B. $SS_{处理}/SS_{误差}$      C. 0

    D. 1      E. 任意值

8. 对于多个方差的齐性检验,若 $P < \alpha$,可认为(   )

    A. 多个样本方差全不相等          B. 多个总体方差全不相等

    C. 多个样本方差不全相等          D. 多个总体方差不全相等

    E. 多个总体方差相等

9. 某职业病防治院测定了年龄相近的 45 名男性用力肺活量,其中石棉肺患者、石棉肺可疑患者和正常人各 15 名,其用力肺活量分别为 $(1.79 \pm 0.74)$ L,$(2.31 \pm 0.87)$ L 和 $(3.08 \pm 0.65)$ L,拟推断石棉肺患者、石棉肺可疑患者和正常人的用力肺活量是否不同,宜采用的假设检验方法是(   )

    A. 两组均数比较的 $t$ 检验          B. 方差齐性检验

    C. 完全随机设计方差分析          D. 随机区组设计方差分析

    E. 析因设计方差分析

10. 三组或三组以上服从正态分布且方差齐同的定量资料均数间两两比较时,采用 $t$ 检验将会(   )

    A. 增加犯 I 类错误的概率          B. 降低犯 I 类错误的概率

    C. 增加犯 II 类错误的概率          D. 降低犯 II 类错误的概率

    E. 使结论更准确

11. 在完全随机设计资料的方差分析中,已知总样本量为 60,分为 4 个不同处理组,则组内变异的自由度为(   )

    A. 3      B. 4      C. 56

    D. 57      E. 59

12. 为比较三种抗凝剂效果,共采集 10 份血液标本,将每一血液标本均分为三份,分别加入 A、B、C 三种抗凝剂后作一小时血液沉降速度测定。要比较三种抗凝剂血沉值差别,应采用的分析方法为(   )

    A. 完全随机设计方差分析          B. 随机区组设计方差分析

    C. 两组均数比较的 $t$ 检验          D. 两组均数比较的 $q$ 检验

    E. 重复测量设计方差分析

二、计算与分析题

1. 某实验室研究人员检测了三种病情慢性乙型肝炎患者血清 sFasL 水平(题表 8-1),试比较不同病情乙型肝炎患者 sFasL 水平是否不同?

题表 8-1   慢性乙型肝炎及献血员血清 sFasL 水平             单位:μg/L

| 重度慢性乙型肝炎 | 中度慢性乙型肝炎 | 轻度慢性乙型肝炎 | 重度慢性乙型肝炎 | 中度慢性乙型肝炎 | 轻度慢性乙型肝炎 |
|---|---|---|---|---|---|
| 1.54 | 0.88 | 0.18 | 1.57 | 0.72 | 0.24 |
| 1.52 | 0.91 | 0.31 | 1.64 | 0.98 | 0.19 |
| 1.61 | 0.88 | 0.21 | 1.50 | 0.98 | 0.19 |
| 1.62 | 0.82 | 0.17 | 1.74 | 0.77 | 0.23 |
| 1.48 | 0.89 | 0.30 | | | 0.20 |
| 1.67 | 0.92 | 0.21 | | | 0.31 |
| 1.41 | 0.97 | 0.34 | | | 0.17 |

2. 为探讨小剂量地塞米松对急性肺损伤动物模型肺脏的保护作用,将 36 只二级 SD 大鼠按性别、体重配成 12 个配伍组,每一配伍组的 3 只大鼠被随机分配到对照组、损伤组与激素组,实验 24 小时后测量支气管肺泡灌洗液总蛋白水平(g/L),结果如题表 8-2 所示。问 3 组大鼠的总蛋白水平是否不同?

题表 8-2　3 组大鼠总蛋白水平　　　　　　　　　　单位:g/L

| 配伍组 | 对照组 | 损伤组 | 激素组 | 配伍组 | 对照组 | 损伤组 | 激素组 |
| --- | --- | --- | --- | --- | --- | --- | --- |
| 1 | 0.36 | 1.48 | 0.30 | 7 | 0.33 | 1.40 | 0.31 |
| 2 | 0.28 | 1.42 | 0.32 | 8 | 0.28 | 1.30 | 0.13 |
| 3 | 0.26 | 1.33 | 0.29 | 9 | 0.35 | 1.58 | 0.33 |
| 4 | 0.25 | 1.48 | 0.16 | 10 | 0.41 | 1.24 | 0.32 |
| 5 | 0.36 | 1.26 | 0.35 | 11 | 0.49 | 1.47 | 0.26 |
| 6 | 0.31 | 1.53 | 0.43 | 12 | 0.27 | 1.32 | 0.26 |

(伍亚舟　彭　斌)

本章练习题
参考答案

本章补充练习题
及参考答案

本章思维导图

# 第九章 | $\chi^2$ 检验

$\chi^2$ 检验（chi-square test）是英国统计学家 Pearson 提出的一种主要用于分析分类变量数据的假设检验方法,该方法主要目的是推断两个或多个总体率或构成比之间有无差别。

## 第一节 | 四格表资料的 $\chi^2$ 检验

【例9-1】为了解吲达帕胺片治疗原发性高血压的疗效,将 80 名高血压患者随机分为两组,试验组用吲达帕胺片加辅助治疗,对照组用安慰剂加辅助治疗,观察结果见表 9-1,试分析吲达帕胺片治疗原发性高血压的有效性。

表9-1　两种疗法治疗原发性高血压的疗效

| 组别 | 有效 | 无效 | 合计 | 有效率/% |
|---|---|---|---|---|
| 对照组 | 22($a$) | 18($b$) | 40($a+b$) | 55.00 |
| 试验组 | 31($c$) | 9($d$) | 40($c+d$) | 77.50 |
| 合计 | 53($a+c$) | 27($b+d$) | 80($n$) | 66.25 |

本例为两样本率比较的资料,表 9-1 中的数字 $a$、$b$、$c$、$d$ 表示该表的四个基本数据,进而可以计算出各行列周边的合计数和两组的有效率,称为四格表（fourfold table）资料。可以用 $\chi^2$ 检验推断两个总体率之间有无差别。

### 一、$\chi^2$ 检验的原理

首先以四格表资料为例,介绍 $\chi^2$ 检验的原理。对于四格表资料,$\chi^2$ 检验的基本公式为

$$\chi^2 = \sum \frac{(A-T)^2}{T}, \quad \nu = 1 \tag{9-1}$$

式中,$A$ 为实际频数（actual frequency）,$T$ 为理论频数（theoretical frequency）。理论频数 $T$ 根据原假设 $H_0: \pi_1 = \pi_2$ 确定,其中 $\pi_1$ 和 $\pi_2$ 分别为两组的总体率。在原假设 $H_0$ 下,计算出的 $\chi^2$ 服从自由度为 $\nu = 1$ 的 $\chi^2$ 分布。

例 9-1 的原假设 $H_0$ 是试验组与对照组治疗原发性高血压的总体有效率相等,因此可以将两组合计的有效率（66.25%）作为各组的有效率。按照这一假设,理论上对照组 40 例原发性高血压患者中的理论有效人数应为 $40 \times 53/80 = 26.5$,无效人数为 $40 \times 27/80 = 13.5$;同理,试验组的 40 例原发性高血压患者中的理论有效人数为 $40 \times 53/80 = 26.5$,无效人数为 $40 \times 27/80 = 13.5$。计算理论频数 $T$ 的公式为

$$T_{ij} = \frac{n_{i+} n_{+j}}{n} \tag{9-2}$$

式中 $T_{ij}$ 为第 $i$ 行第 $j$ 列的理论频数,$n_{i+}$ 和 $n_{+j}$ 分别为相应行与列的周边合计数,$n$ 为总例数。

由公式（9-1）可以看出,$\chi^2$ 值反映了实际频数与理论频数的吻合程度。若原假设 $H_0$ 成立,实际频数与理论频数的差值应该较小,即 $\chi^2$ 值也应该较小;反之,若原假设 $H_0$ 不成立,实际频数与理论频数就会相差较大,则 $\chi^2$ 值也会较大。

四格表资料只有两行两列,在周边合计数固定的情况下,四个基本数据当中只有一个数据可

以自由取值（$\nu = 1$），因此，对于四格表资料，只要根据公式（9-2）计算出一个理论频数 $T_{ij}$ 后，其他三个理论频数可用周边合计数减去相应的理论频数 $T$ 得出。如例 9-1 中 $T_{11} = (40 \times 53)/80 = 26.5$，$T_{12} = 40 - 26.5 = 13.5$，$T_{21} = 53 - 26.5 = 26.5$，$T_{22} = 40 - 26.5 = 13.5$（或 $T_{22} = 27 - 13.5 = 13.5$）。

作 $\chi^2$ 检验时，要根据自由度 $\nu$ 查 $\chi^2$ 界值表。当自由度 $\nu$ 确定后，$\chi^2$ 分布曲线下右侧尾部的面积为 $\alpha$ 时，横轴上相应的 $\chi^2$ 值记作 $\chi^2_{\alpha,\nu}$，即 $\chi^2$ 分布的上分位数（图 9-1）。$\chi^2$ 值与 $P$ 值的对应关系见附表 7。由附表 7 可知，在自由度 $\nu$ 确定后，$\chi^2$ 值愈大，$P$ 值愈小；反之，$\chi^2$ 值愈小，$P$ 值愈大。若检验水准为 $\alpha$，当 $\chi^2 \geqslant \chi^2_{\alpha,\nu}$ 时，则 $P \leqslant \alpha$，拒绝 $H_0$，接受 $H_1$；当 $\chi^2 < \chi^2_{\alpha,\nu}$ 时，$P > \alpha$，不拒绝 $H_0$。

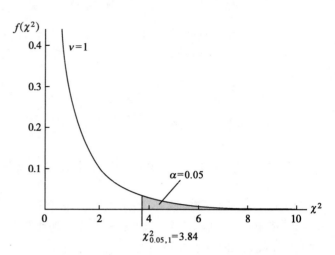

图 9-1　自由度 $\nu = 1$ 的 $\chi^2$ 分布曲线图

现以例 9-1 为例说明 $\chi^2$ 检验的步骤：

（1）建立检验假设并确定检验水准

$H_0$：$\pi_1 = \pi_2$，即试验组与对照组的总体有效率相等

$H_1$：$\pi_1 \neq \pi_2$，即试验组与对照组的总体有效率不等

$\alpha = 0.05$

（2）计算检验统计量

按公式（9-2）计算 $T_{11}$，然后利用四格表的各行列的合计数计算 $T_{12}$、$T_{21}$ 和 $T_{22}$，即

$$T_{11} = (40 \times 53)/80 = 26.5, \quad T_{12} = 40 - 26.5 = 13.5$$

$$T_{21} = 53 - 26.5 = 26.5, \quad T_{22} = 27 - 13.5 = 13.5$$

按公式（9-1）计算 $\chi^2$ 值

$$\chi^2 = \frac{(22 - 26.5)^2}{26.5} + \frac{(18 - 13.5)^2}{13.5} + \frac{(31 - 26.5)^2}{26.5} + \frac{(9 - 13.5)^2}{13.5} = 4.528$$

（3）确定 $P$ 值，作出推断结论

以 $\nu = 1$ 查 $\chi^2$ 分布界值表（附表 7），得 $P < 0.05$。按 $\alpha = 0.05$ 水准，拒绝 $H_0$，接受 $H_1$，可以认为两组治疗原发性高血压的总体有效率不等，即可以认为吲达帕胺片治疗原发性高血压优于对照组。

## 二、四格表资料 $\chi^2$ 检验的专用公式

在对两样本率比较时，当总例数 $n \geqslant 40$ 且所有格子的 $T \geqslant 5$ 时，可用 $\chi^2$ 检验的通用公式（9-1）。实际应用时，为省去计算理论频数的步骤，简化计算公式，常用四格表资料 $\chi^2$ 检验的专用公式（9-3）计算检验统计量 $\chi^2$ 值，即

$$\chi^2 = \frac{(ad - bc)^2 n}{(a+b)(c+d)(a+c)(b+d)} \tag{9-3}$$

式中，$a$、$b$、$c$、$d$ 为四格表的实际频数；$a+b$、$c+d$、$a+c$、$b+d$ 分别是周边合计数；$n$ 为总例数。

仍以例 9-1 资料为例，用公式（9-3）计算 $\chi^2$ 值，有

$$\chi^2 = \frac{(22 \times 9 - 18 \times 31)^2 \times 80}{40 \times 40 \times 53 \times 27} = 4.528$$

结果与通用公式（9-1）计算的结果相同。

### 三、四格表资料 $\chi^2$ 检验的校正公式

$\chi^2$ 分布界值表的依据是 $\chi^2$ 分布,其分布是连续型分布,而计数资料中的实际频数 $A$ 为分类资料,是不连续的。因此,用公式(9-1)计算的 $\chi^2$ 值查界值表所得的概率 $P$ 偏小,特别是对自由度 $\nu=1$ 的四格表资料的影响更大。为此,英国统计学家 F.Yates(1934 年)提出了计算 $\chi^2$ 值的连续性校正法(correction for continuity),其校正公式为

$$\chi_c^2 = \sum \frac{(|A-T|-0.5)^2}{T} \tag{9-4}$$

$$\chi_c^2 = \frac{(|ad-bc|-n/2)^2 n}{(a+b)(c+d)(a+c)(b+d)} \tag{9-5}$$

上述公式分别是对通用公式(9-1)和专用公式(9-3)的校正。在实际工作中,对于四格表资料,通常规定如下:

(1)当 $n \geqslant 40$ 且所有格子的 $T \geqslant 5$ 时,用 $\chi^2$ 检验的基本公式(9-1)或四格表资料 $\chi^2$ 检验的专用公式(9-3)。

(2)当 $n \geqslant 40$ 且某个格子的 $1 \leqslant T < 5$ 时,用四格表资料 $\chi^2$ 检验的校正公式(9-4)或公式(9-5)。

(3)当 $n < 40$ 或 $T < 1$ 时,用四格表资料的 Fisher 确切概率法(Fisher's exact test)。

【例9-2】某医师欲比较胞磷胆碱与神经节苷脂治疗脑血管疾病的疗效,将 58 例脑血管疾病患者随机分为两组,结果见表 9-2。问两种药物治疗脑血管疾病的有效率是否不同?

表 9-2　两种药物治疗脑血管病有效率的比较

| 药物分组 | 有效 | 无效 | 合计 | 有效率/% |
|---|---|---|---|---|
| 胞磷胆碱组 | 25(23.66) | 3(4.34) | 28 | 89.29 |
| 神经节苷脂组 | 24(25.34) | 6(4.66) | 30 | 80.00 |
| 合计 | 49 | 9 | 58 | 84.48 |

注:括号内数字为理论频数。

(1)建立检验假设并确定检验水准

$H_0 : \pi_1 = \pi_2$,即两种药物治疗脑血管疾病的总体有效率相等

$H_1 : \pi_1 \neq \pi_2$,即两种药物治疗脑血管疾病的总体有效率不等

$\alpha = 0.05$

(2)计算检验统计量

按照公式(9-2)计算各观察值的理论频数,记于表 9-2 的括号中。本例 $n=58$,但有 2 个格子的理论频数分别 4.34 和 4.66,均符合 $1 \leqslant T < 5$,需用四格表资料 $\chi^2$ 检验的校正公式(9-4)或公式(9-5)。本例用公式(9-5)计算校正 $\chi^2$ 值

$$\chi_c^2 = \frac{(|25 \times 6 - 3 \times 24| - 58/2)^2 \times 58}{28 \times 30 \times 49 \times 9} = 0.376$$

(3)确定 $P$ 值,作出推断结论

以 $\nu=1$ 查 $\chi^2$ 分布界值表(附表 7)得 $P > 0.05$。按 $\alpha=0.05$ 水准,不拒绝 $H_0$,尚不能认为两种药物治疗脑血管疾病的有效率不等。

### 四、四格表资料的 Fisher 确切概率法

当四格表资料中出现 $n < 40$ 或 $T < 1$ 时,需改用四格表资料的 Fisher 确切概率法。该法是一种直接计算概率的假设检验方法,其理论依据是超几何分布(hypergeometric distribution)。四格表的确切概率法不属于 $\chi^2$ 检验的范畴,但常作为四格表资料假设检验的补充。

确切概率计算法的基本思想是：在四格表周边合计数固定不变的条件下，利用公式（9-6）直接计算表内四个格子数据的各种组合的概率 $P_i$，然后计算单侧或双侧累积概率 $P$，并与检验水准 $\alpha$ 比较，得出是否拒绝 $H_0$ 的结论。

$$P_i = \frac{(a+b)!(c+d)!(a+c)!(b+d)!}{a!b!c!d!n!} \qquad (9\text{-}6)$$

式中 $a$、$b$、$c$、$d$、$n$ 等符号分别为四格表中的频数和总例数，$\sum P_i = 1$、"!" 为阶乘符号，$0! = 1$。

下面用实例说明其检验原理和检验方法。

【例 9-3】某研究者为研究乙肝免疫球蛋白预防大鼠胎儿宫内感染 HBV 的效果，将 17 例 HBsAg 阳性大鼠随机分为预防注射组和非预防组，观察两组所产出的新生大鼠 HBV 感染情况，结果见表 9-3。问两组新生大鼠的 HBV 总体感染率有无差别？

表 9-3　两组新生大鼠 HBV 感染率的比较

| 组别 | 阳性 | 阴性 | 例数 | 感染率/% |
| --- | --- | --- | --- | --- |
| 非预防组 | 7 | 2 | 9 | 77.78 |
| 预防注射组 | 2 | 6 | 8 | 25.00 |
| 合计 | 9 | 8 | 17 | 52.94 |

本例 $n = 17 < 40$，不满足 $\chi^2$ 检验的应用条件，宜用 Fisher 确切概率法，其假设检验过程如下：

（1）建立检验假设并确定检验水准

$H_0 : \pi_1 = \pi_2$，即两组新生大鼠 HBV 的总体感染率相等

$H_1 : \pi_1 \neq \pi_2$，即两组新生大鼠 HBV 的总体感染率不等

$\alpha = 0.05$

（2）计算概率

在四格表周边合计数不变的条件下，表 9-3 内 4 个实际频数变动的组合数共有"周边合计中最小数 +1"个，即 $8 + 1 = 9$ 个，根据公式（9-6）计算各种组合的四格表概率，结果见表 9-4。例如实际观察到的四格表资料的概率为

$$P^* = \frac{9! \times 8! \times 9! \times 8!}{7! \times 2! \times 2! \times 6! \times 17!} = 0.041\,464$$

表 9-4　各种组合的四格表计算的概率

| 四格表序号 | 阳性 | 阴性 | $a-T_a$ | $P$ | 四格表序号 | 阳性 | 阴性 | $a-T_a$ | $P$ |
| --- | --- | --- | --- | --- | --- | --- | --- | --- | --- |
| 1 | 1<br>8 | 8<br>0 | −3.76 | 0.000 370 | 6 | 6<br>3 | 3<br>5 | 1.24 | 0.193 501 |
| 2 | 2<br>7 | 7<br>1 | −2.76 | 0.011 847 | 7* | 7<br>2 | 2<br>6 | 2.24* | 0.041 464* |
| 3 | 3<br>6 | 6<br>2 | −1.76 | 0.096 750 | 8 | 8<br>1 | 1<br>7 | 3.24 | 0.002 962 |
| 4 | 4<br>5 | 5<br>3 | −0.76 | 0.290 251 | 9 | 9<br>0 | 0<br>8 | 4.24 | 0.000 041 |
| 5 | 5<br>4 | 4<br>4 | 0.24 | 0.362 814 | | | | | |

注：* 为实际数据的四格表。

（3）确定累积概率 $P$ 值，作出推断结论

双侧检验：在四格表周边合计数不变的条件下，$a$ 值的理论频数为 $T_{11} = T_a = (9 \times 9)/17 = 4.76$；在实

际观察频数 $a=7$ 时，$|a-T_a|=|7-4.76|=2.24$。观察上述 9 个 2×2 表，若拒绝 $H_0$，$P$ 值的计算应包括 $|a-T_a|\geqslant 2.24$ 的四格表的概率之和。双侧累积概率 $P$ 值为

$$P=P(1)+P(2)+P(7)+P(8)+P(9)$$
$$=0.000\ 370+0.011\ 847+0.041\ 464+0.002\ 962+0.000\ 041$$
$$=0.056\ 684$$

根据所得 $P$ 值，在 $\alpha=0.05$ 检验水准下，不拒绝 $H_0$，尚不能认为预防注射组与非预防组的新生大鼠 HBV 的总体感染率不等。

单侧检验：若本例有充足的医学知识认为预防注射组的感染率不可能高于非预防组，则可以作单侧检验，计算包括 $a-T_a\geqslant 2.24$ 的四格表的概率之和，即

$$P=P(7)+P(8)+P(9)=0.041\ 464+0.002\ 962+0.000\ 041$$
$$=0.044\ 467$$

根据所得 $P$ 值，在 $\alpha=0.05$ 检验水准下，拒绝 $H_0$，接受 $H_1$。可以认为两种疗法不同，预防注射组的感染率低于非预防组的感染率。

同一资料，由于选择假设检验的单侧、双侧不同，得出了不同的结论。在资料分析时，用单侧检验还是用双侧检验，应根据研究目的在实验设计阶段确定，一般情况下，建议使用双侧检验。

## 第二节 │ 配对四格表资料的 $\chi^2$ 检验

【例 9-4】现有 198 份痰标本，每份标本分别用 A 和 B 两种培养基培养结核菌，结果见表 9-5。问 A 和 B 两种培养基的阳性培养率是否不等？

表 9-5  两种培养基培养结核菌结果

| A 培养基 | B 培养基 | | 合计 |
|---|---|---|---|
| | + | − | |
| + | 48($a$) | 24($b$) | 72 |
| − | 20($c$) | 106($d$) | 126 |
| 合计 | 68 | 130 | 198 |

本例为配对设计的计数资料。配对设计常用于两种检测方法、两种诊断方法或两种细菌培养方法的比较，其特点是对样本中各观察单位分别用两种方法检测或处理，然后按两分类变量计数结果。观察结果有四种情况，可整理成表 9-5 的形式。其中，$a$ 和 $d$ 为两法观察结果一致的两种情况，$b$ 和 $c$ 为两法观察结果不一致的两种情况。当两种处理方法无差别时，对总体有 $B=C$，即两总体率相等 $\pi_1=\pi_2$。由于是样本数据，抽样误差不可避免，样本中的 $b$ 和 $c$ 往往不等（$b\neq c$，等价于两样本率不等）。为此，可以使用 McNemar 假设检验方法，其检验统计量：

$$\chi^2=\frac{(b-c)^2}{b+c}, \quad \nu=1 \tag{9-7}$$

$$\chi_c^2=\frac{(|b-c|-1)^2}{b+c}, \quad \nu=1 \tag{9-8}$$

公式（9-7）用于 $(b+c)\geqslant 40$，公式（9-8）用于 $(b+c)<40$ 的情况。值得注意的是，该法一般用于样本含量不是很大的资料。因本法仅考虑两法结果不一致的情况（$b,c$），而未考虑样本含量 $n$ 和两法结果一致的两种情况（$a,d$），当 $n$ 很大且 $a$ 与 $d$ 的数值很大时（即两法的一致率较高），即使检验结果有统计学意义，其实际意义也可能并不大。

本例的检验步骤如下：

（1）建立检验假设并确定检验水准

$H_0:B=C$，即两种培养基的总体阳性培养率相等

$H_1:B\neq C$，即两种培养基的总体阳性培养率不相等

$\alpha=0.05$

（2）计算检验统计量

本例 $b+c>40$，用公式（9-7）计算得

$$\chi^2=\frac{(24-20)^2}{24+20}=0.364,\quad v=1$$

（3）确定 $P$ 值，作出推断结论

查 $\chi^2$ 分布界值表（附表7）得 $P>0.05$，按 $\alpha=0.05$ 水准，不拒绝 $H_0$，尚不能认为两种培养基的阳性培养率不同。

需要注意：配对设计的四格表资料只能用配对 $\chi^2$ 检验，而不能随意转化为两组独立样本的 $\chi^2$ 检验。

## 第三节 | $R\times C$ 列联表资料的 $\chi^2$ 检验

本节介绍具有 $R$ 行和 $C$ 列的 $R\times C$ 列联表（contingency table）资料的 $\chi^2$ 检验，用于多个样本率或多个构成比的比较。

### 一、$R\times C$ 列联表的 $\chi^2$ 检验公式

$R\times C$ 列联表的 $\chi^2$ 检验与四格表检验的原理相同，即通过实际频数与理论频数相比较得到 $\chi^2$ 值，只是计算公式中需要有 $R\times C$ 个比较项。这种方法需要先计算理论频数 $T_{ij}(i=1,2,\cdots,R;j=1,2,\cdots,C)$，比较繁琐，为此可将其化简后得 $R\times C$ 列联表资料 $\chi^2$ 检验的专用公式，即

$$\chi^2=n\left(\sum\frac{A_{ij}^2}{n_{i+}n_{+j}}-1\right),$$
$$v=(R-1)(C-1)\qquad(9-9)$$

式中，$n$ 为总例数，$A_{ij}$ 为列联表中第 $i$ 行第 $j$ 列格子中的实际频数，$n_{i\cdot}$ 和 $n_{\cdot j}$ 分别为相应行和列的周边合计数。在原假设 $H_0$ 下，$\chi^2$ 统计量服从自由度为 $v$ 的 $\chi^2$ 分布。图9-2给出了三种不同自由度 $\chi^2$ 分布的密度曲线。

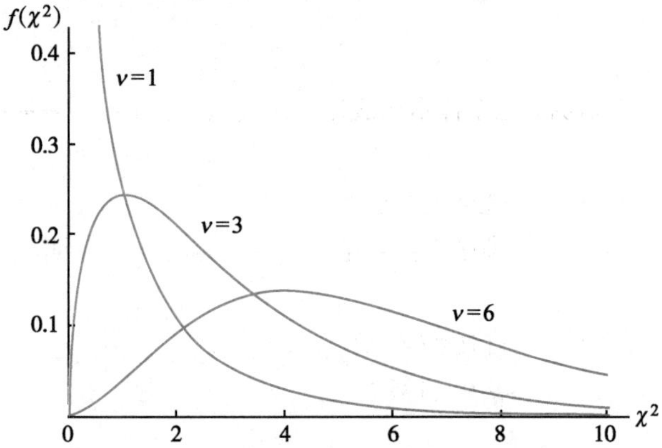

图9-2 不同自由度的 $\chi^2$ 分布曲线图

【例9-5】某医院用三种方案治疗急性无黄疸型病毒肝炎254例，观察结果见表9-6，问三种方法治疗急性肝炎的有效率是否不同？

表9-6 三种方案治疗急性肝炎的效果

| 组别 | 例数 | 有效 | 无效 | 有效率/% |
|---|---|---|---|---|
| 西药组 | 100 | 51 | 49 | 51.00 |
| 中药组 | 80 | 35 | 45 | 43.75 |
| 中西药结合组 | 74 | 59 | 15 | 79.73 |
| 合计 | 254 | 145 | 109 | 57.09 |

本例为三个样本率的比较,是 $3\times2$ 列联表资料,具体的检验过程如下:

(1)建立检验假设并确定检验水准

$H_0$:三种治疗方案的总体有效率相等

$H_1$:三种治疗方案的总体有效率不全相等

$\alpha=0.05$

(2)计算检验统计量

按公式(9-9)计算 $\chi^2$ 值

$$\chi^2=254\times\left(\frac{51^2}{100\times145}+\frac{49^2}{100\times109}+\frac{35^2}{80\times145}+\frac{45^2}{80\times109}+\frac{59^2}{74\times145}+\frac{15^2}{74\times109}-1\right)$$
$$=254\times(0.179\,4+0.220\,3+0.105\,6+0.232\,2+0.324\,4+0.027\,9-1)$$
$$\approx22.809$$
$$\nu=(3-1)\times(2-1)=2$$

(3)确定 $P$ 值,作出推断结论

查 $\chi^2$ 界值表(附表7)得 $P<0.05$,在 $\alpha=0.05$ 的检验水准下,拒绝 $H_0$,接受 $H_1$,可以认为三种疗法的有效率有差别。

【例9-6】某研究人员收集了亚洲、欧洲和北美洲人的 A、B、AB、O 血型资料,结果见表9-7,问不同地区人群的血型分布(构成比)是否不同?

表9-7 世界三个不同地区血型样本的频数分布

| 地区 | 例数 | A | B | AB | O |
|---|---|---|---|---|---|
| 亚洲 | 1 080 | 321 | 369 | 95 | 295 |
| 欧洲 | 517 | 258 | 43 | 22 | 194 |
| 北美洲 | 995 | 408 | 106 | 37 | 444 |
| 合计 | 2 592 | 987 | 518 | 154 | 933 |

本例为三个样本构成比的比较,是 $3\times4$ 列联表资料。检验过程如下:

(1)建立检验假设并确定检验水准

$H_0$:不同地区人群血型分布总体构成比相同

$H_1$:不同地区人群血型分布总体构成比不全相同

$\alpha=0.05$

(2)计算检验统计量

按公式(9-9)计算 $\chi^2$ 值为

$$\chi^2=2\,592\times\left(\frac{321^2}{1\,080\times987}+\frac{369^2}{1\,080\times518}+\cdots+\frac{444^2}{995\times933}-1\right)=297.375$$
$$\nu=(3-1)\times(4-1)=6$$

(3)确定 $P$ 值,作出推断结论

查附表7得 $\chi^2_{0.05,6}=12.59$,$\chi^2>12.59$,$P<0.05$,在 $\alpha=0.05$ 检验水准下,拒绝 $H_0$,可以认为三个不同地区的人群血型分布不全相同。

## 二、多个样本率间多重比较

当多个样本率比较的推断结论拒绝 $H_0$,接受 $H_1$ 时,只说明各总体率之间有差别,但不能说明任两个总体率之间有差别。多个样本率间的两两比较若直接用四格表资料的 $\chi^2$ 检验进行多重比较,将会增加犯I类错误的概率。为此,需要采用多个样本率的多重比较方法。

多个样本率间的多重比较有 $\chi^2$ 分割法、Scheffé 置信区间法等,应用这些方法能够保证假设检验中 I 类错误的概率 $\alpha$ 不变。这里仅介绍 $\chi^2$ 分割法,其基本思想是将多个率的比较分割成任意两个率之间的比较,并采用 Bonferroni 法根据重复检验的次数重新规定检验水准 $\alpha'$。这是一种比较保守的方法,比较的组数不宜过多,实际中通常有两种情况。

**1. 多个实验组间的两两比较** 分析目的为 $k$ 个实验组间,任意两个率间均进行比较,检验水准 $\alpha'$ 可用下式估计:

$$\alpha' = \frac{\alpha}{\binom{k}{2}} \tag{9-10}$$

式中 $\binom{k}{2} = \frac{k(k-1)}{2}$,$k$ 为需要比较样本率的组数。

**2. 实验组与同一个对照组比较** 分析目的为各实验组与同一个对照组比较,而各实验组间不需要比较。检验水准 $\alpha'$ 可用下式估计:

$$\alpha' = \frac{\alpha}{k-1} \tag{9-11}$$

式中 $k$ 为样本率的个数,即需要比较样本率的组数。

【例 9-7】对例 9-5 中的三种治疗方法进行两两比较,以推断是否任意两种疗法治疗急性无黄疸型病毒肝炎的有效率均有差别?

本研究目的为三个实验组间的两两比较,检验水准 $\alpha'$ 用公式(9-10)估计得

$$\alpha' = \frac{0.05}{3 \times (3-1)/2} = \frac{0.05}{3} = 0.017$$

(1)建立检验假设并确定检验水准

$H_0: \pi_A = \pi_B$,即任两对比组的总体有效率相等

$H_1: \pi_A \neq \pi_B$,即任两对比组的总体有效率不等

$\alpha = 0.05$

(2)计算检验统计量

本研究目的为三个实验组间的两两比较,将其分为三个 $2 \times 2$ 表并分别计算出 $\chi^2$ 值,结果见表 9-8。

(3)确定 $P$ 值,作出推断结论

查附表 7,按 $\alpha' = 0.017$ 检验水准,得到自由度 $\nu = 1$ 的 $\chi^2$ 界值在 5.02~6.63 之间,可采用线性插值法得到 $\chi^2_{0.017,1} \approx 5.88$,任意两组比较的 $P$ 值见表 9-8。结果显示:西药组与中药组相比,不拒绝 $H_0$,尚不能认为两组间有效率不同;而中西药结合组与其他两组相比,均拒绝 $H_0$,接受 $H_1$,可认为中西药结合组与其他两组相比有效率不同。结论:中西药结合治疗急性无黄疸型病毒肝炎具有更好的疗效。

表 9-8 三种疗法治疗肝炎有效率的两两比较

| 对比组 | 有效 | 无效 | 合计 | $\chi^2$ | $P$ |
|---|---|---|---|---|---|
| 西药组 | 51 | 49 | 100 | 0.936 < 5.88 | > 0.017 |
| 中药组 | 35 | 45 | 80 | | |
| 合计 | 86 | 94 | 180 | | |
| 中药组 | 35 | 45 | 80 | 20.926 > 5.88 | < 0.017 |
| 中西药结合组 | 59 | 15 | 74 | | |
| 合计 | 94 | 60 | 154 | | |
| 西药组 | 51 | 49 | 100 | 15.096 > 5.88 | < 0.017 |
| 中西药结合组 | 59 | 15 | 74 | | |
| 合计 | 110 | 64 | 174 | | |

【例9-8】以例9-5中的西药治疗组为对照组,中药治疗组与中西药结合为试验组,试分析两试验组与对照组的总体有效率有无差别?

本研究目的为各试验组与同一对照组的比较,检验水准 $\alpha'$ 用式(9-11)估计得

$$\alpha' = \frac{0.05}{3-1} = 0.025$$

(1)建立检验假设并确定检验水准

$H_0: \pi_T = \pi_C$,即各试验组与对照组的总体有效率相等

$H_1: \pi_T \neq \pi_C$,即各试验组与对照组的总体有效率不等

$\alpha = 0.05$

(2)计算检验统计量

本例为各试验组与同一对照组的比较,计算 $\chi^2$ 统计量的结果见表9-8。

(3)确定 $P$ 值,作出推断结论

查附表7,$\chi^2_{0.025,1} = 5.02$,按 $\alpha' = 0.025$ 水准,中药组与西药组相比较,0.936 < 5.02,则 $P > 0.025$,不拒绝 $H_0$,两组疗效无显著差异;中西药结合组与西药组相比,15.096 > 5.02,则 $P < 0.025$,拒绝 $H_0$,两组疗效的差异具有统计学意义,说明中西药结合治疗急性无黄疸型病毒肝炎的疗法优于单纯用西药的疗法。

## 三、$R \times C$ 表 $\chi^2$ 检验的注意事项

1. 一般认为,$R \times C$ 表中各格子的理论频数不应小于1,并且 $1 \leqslant T < 5$ 的格子数不宜超过格子总数的 $1/5$。若出现这种情况,可通过以下方法解决:①增加样本含量,使理论频数增大;②根据专业知识,考虑删去或合并理论频数太小的行或列;③改用 $R \times C$ 表的 Fisher 确切概率法。

2. 多个样本率比较,当统计推断结果拒绝 $H_0$,接受 $H_1$ 时,只说明各总体率之间总的来说有差别,但并不能说明任意两个总体率之间均有差别。要进一步推断,需做多个样本率的多重比较。

3. $R \times C$ 表的 $\chi^2$ 检验与分类结果的排序无关。对于有序 $R \times C$ 表,如果分析的目的不是对构成比进行比较,例如比较两组的疗效,试验结果为"痊愈,显效,有效,无效",则不宜使用 $\chi^2$ 检验,对此可以选用第十章的非参数秩和检验方法。

4. 对于按照两种标志(变量)交叉分组的数据,如同时观察是否吸烟和饮酒的四格表,或者是配对四格表,同样可以使用 $\chi^2$ 检验方法检验两者是否存在一定的关联。虽然其原理是依据独立条件下概率的乘法原则计算,但最后得到的检验公式与多样本率检验的专用公式完全相同,即对于 $R \times C$ 交叉列联表同样可以使用本章给出的公式进行关联性检验。

## 练习题

一、单项选择题

1. 两样本率比较,差别具有统计学意义时,$P$ 值越小说明(    )

    A. 两样本率差别越大               B. 两总体率差别越大

    C. 越有理由认为两样本率不同     D. 越有理由认为两总体率不同

    E. 越有理由认为两样本率相同

2. 欲比较两组阳性反应率,在样本量非常小的情况下(如 $n_1 < 10, n_2 < 10$),应采用的假设检验方法是(    )

    A. 四格表 $\chi^2$ 检验                B. 校正四格表 $\chi^2$ 检验

    C. Fisher 确切概率法            D. 配对 $\chi^2$ 检验

    E. 校正配对 $\chi^2$ 检验

3. 进行四组样本率比较的 $\chi^2$ 检验,如 $\chi^2 > \chi^2_{0.01,3}$,可认为(　　)

　　A. 四组样本率均不相同　　　　　　　　B. 四组总体率均不相同

　　C. 四组样本率相差较大　　　　　　　　D. 至少有两组样本率不相同

　　E. 至少有两组总体率不相同

4. 从甲、乙两文中,查到同类研究的两个率比较的 $\chi^2$ 检验,甲文 $\chi^2 > \chi^2_{0.01,1}$,乙文 $\chi^2 > \chi^2_{0.05,1}$,可认为(　　)

　　A. 两文结果有矛盾　　　　　　　　　　B. 两文结果完全相同

　　C. 甲文结果更为可信　　　　　　　　　D. 乙文结果更为可信

　　E. 甲文说明总体的差异较大

5. 影响两组有效率比较的检验功效相关因素是(　　)

　　A. 检验水准和样本率　　　　　　　　　B. 总体率差别和样本含量

　　C. 样本含量和样本率　　　　　　　　　D. 总体率差别和理论频数

　　E. 容许误差和检验水准

6. 分析四格表需用连续性校正 $\chi^2$ 检验方法的情况是(　　)

　　A. $T < 5$　　　　　　　　　　　　　　B. $T < 1$ 或 $n < 40$

　　C. $T < 1$ 且 $n < 40$　　　　　　　　　D. $1 \leqslant T < 5$ 且 $n > 40$

　　E. $T < 5$ 或 $n < 40$

7. 当四格表的周边合计数不变时,如果某个格子的实际频数有变化,则其理论频数是(　　)

　　A. 增大　　　　　　　　　　　　　　　B. 减小

　　C. 不变　　　　　　　　　　　　　　　D. 不确定

　　E. 随该格实际频数的增减而增减

8. 对四种药物进行临床试验,计算显效率,规定检验水准 $\alpha = 0.05$,若需要进行两两多重比较,用 Bonferroni 方法校正后的检验水准应该是(　　)

　　A. 0.017　　　　　　　　　　　　　　　B. 0.008

　　C. 0.025　　　　　　　　　　　　　　　D. 0.005

　　E. 0.013

9. 研究疾病和遗传的关系,对 303 对至少一人患有猩红热双生子进行调查,其中单卵双生中两人都患病的对子数为 84 对,一人患病的 59 对,双卵双生中两人都患病的为 69 对,一人患病的 91 对,应采用的分析方法是(　　)

　　A. 连续性校正 $\chi^2$ 检验　　　　　　　　B. $2 \times 4$ 列联表 $\chi^2$ 检验

　　C. 配对 $\chi^2$ 检验　　　　　　　　　　　D. Fisher 确切概率法

　　E. 四格表 $\chi^2$ 检验

10. $\chi^2$ 检验**不适合**解决的实际问题是(　　)

　　A. 比较两种药物的有效率　　　　　　　B. 检验某种疾病与基因多态性的关系

　　C. 两组有序试验结果的药物疗效　　　　D. 药物三种不同剂量显效率有无差别

　　E. 两组病情按照"轻、中、重"的构成比例

11. $\chi^2$ 检验的基本思想是(　　)

　　A. 对总变异进行分解计算 $\chi^2$ 值　　　　B. 根据总体间差别的大小计算 $\chi^2$ 值

　　C. 根据样本配对的情况计算 $\chi^2$ 值　　　D. 根据组合概率计算 $\chi^2$ 值

　　E. 根据实际频数和理论频数的差异计算 $\chi^2$ 值

12. 对三行四列表资料作 $\chi^2$ 检验,自由度为(　　)

　　A. 1　　　　　　　　B. 2　　　　　　　　C. 6

　　D. 3　　　　　　　　E. 12

13. 研究三种不同的基因分型对患乳腺癌的影响,应使用的检验方法是(　　)

    A. 两独立样本的四格表 $\chi^2$ 检验　　　　B. 配对资料的四格表 $\chi^2$ 检验

    C. $2\times3$ 列联表 $\chi^2$ 检验　　　　　　D. $4\times2$ 列联表 $\chi^2$ 检验

    E. 多重比较的 $\chi^2$ 检验

14. 同时使用两种试纸对 200 名体检人群进行是否患有糖尿病的检测,研究两种检测方法的检出率,应使用的检验方法是(　　)

    A. 两样本的四格表 $\chi^2$ 检验　　　　　B. McNemar 配对 $\chi^2$ 检验

    C. Fisher 确切概率法　　　　　　　　D. Yates 连续性校正 $\chi^2$ 检验

    E. 多重比较的 $\chi^2$ 检验

15. 在一项治疗脂肪肝的新药临床试验中,作为安全性评价,记录了试验组治疗前后心电图变化情况,其中由治疗前正常变为治疗后异常的有 22 例,由治疗前异常变为治疗后正常的有 35 例,其他 264 例没有改变,应采用的检验方法是(　　)

    A. McNemar 配对 $\chi^2$ 检验　　　　　B. 两样本的四格表 $\chi^2$ 检验

    C. Fisher 确切概率法　　　　　　　　D. Yates 连续性校正 $\chi^2$ 检验

    E. 两样本构成比的 $\chi^2$ 检验

## 二、计算与分析题

1. 某神经内科医师观察 291 例脑梗死患者,其中 102 例患者用西医疗法,其他 189 例患者采用西医疗法加中医疗法,观察一年后,单纯用西医疗法组的患者死亡 13 例,采用中西医结合疗法组的患者死亡 9 例,请分析两组的病死率差异是否有统计学意义?

2. 某医院研究中药治疗急性心肌梗死的疗效,临床观察结果见题表 9-1。问接受两种不同疗法的患者病死率是否不同?

题表 9-1　两种药治疗急性心肌梗死的疗效

| 组别 | 例数 | 存活 | 死亡 | 病死率/% |
|------|------|------|------|----------|
| 中药组 | 68 | 65 | 3 | 4.41 |
| 非中药组 | 14 | 12 | 2 | 14.29 |
| 合计 | 82 | 77 | 5 | 6.10 |

3. 某医师观察三种降血脂药 A、B、C 的临床疗效,3 个月后按照患者的血脂下降程度分为有效与无效,结果如题表 9-2,问三种药物的降血脂效果是否不同?

题表 9-2　三种药物降血脂的疗效

| 药物 | 例数 | 有效 | 无效 | 有效率/% |
|------|------|------|------|----------|
| A | 145 | 120 | 25 | 82.76 |
| B | 87 | 60 | 27 | 68.97 |
| C | 62 | 40 | 22 | 64.52 |
| 合计 | 294 | 220 | 74 | 74.83 |

4. 某医师按照白血病患者的发病情况,将 308 例患者分为两组,并按 ABO 血型分类计数(题表 9-3),试问两组患者血型总体构成有无差别?

题表 9-3　308 例急、慢性白血病患者的血型分布

| 组别 | 例数 | 血型 | | | |
|---|---|---|---|---|---|
| | | A | B | O | AB |
| 急性组 | 189 | 60 | 47 | 61 | 21 |
| 慢性组 | 119 | 42 | 30 | 34 | 13 |
| 合计 | 308 | 102 | 77 | 95 | 34 |

5. 为研究一种新的补钙制剂的临床效果,将56例儿童随机分为两组,其中一组给予这种新的补钙制剂,另一组给予普通钙片,观察结果如题表9-4,问两种药物预防儿童佝偻病的患病率是否不同?

题表 9-4　两组儿童的佝偻病患病情况

| 组别 | 病例数 | 非病例数 | 合计 | 患病率/% |
|---|---|---|---|---|
| 新药组 | 8 | 32 | 40 | 20.0 |
| 钙片组 | 6 | 10 | 16 | 37.5 |
| 合计 | 14 | 42 | 56 | 25.0 |

6. 某医院147例大肠杆菌标本分别在A,B两种培养基上培养,然后进行检验,资料见题表9-5,试分析两种培养基的检验结果是否有显著性差别?

题表 9-5　A、B 两种培养基上培养大肠杆菌标本结果

| A 培养基 | B 培养基 | | 合计 |
|---|---|---|---|
| | + | − | |
| + | 59 | 36 | 95 |
| − | 15 | 37 | 52 |
| 合计 | 74 | 73 | 147 |

（吴 骋　史静琤）

本章练习题
参考答案

本章补充练习题
及参考答案

本章思维导图

# 第十章 │ 非参数秩和检验

如果一种统计分析方法在理论上要求样本来自给定分布的总体,且该总体的分布依赖于若干参数,即在总体分布已知的前提下对参数进行的假设检验,称为参数检验(parametric test)方法。如前面有关章节介绍的对总体均数进行假设检验的 $t$ 检验、方差分析等,在理论上都要求数据来自正态总体,这些方法都属于参数检验方法。然而,在实际中有些资料总体分布类型未知,或者不符合参数检验的适用条件,这时可以考虑使用非参数检验方法(nonparametric test)。非参数检验是一种不依赖总体分布类型,也不涉及总体参数,而是对总体分布的位置进行假设检验的方法。

非参数检验的方法有很多,本章仅介绍通过样本数据排序编秩后,基于秩次比较的非参数检验。这种方法通常适用于:①总体分布类型未知或非正态分布数据;②有序或半定量资料;③数据两端无确定的数值。非参数检验方法的优点是适用范围广,但这种方法只利用了数据的秩次信息,因此当数据满足参数检验的条件时,应首选参数检验,否则可能导致检验效能降低;当数据不满足参数检验的条件时,才应选择非参数检验方法。

## 第一节 │ 配对设计资料的符号秩和检验

Wilcoxon 符号秩和检验(Wilcoxon signed rank sum test),由 Wilcoxon 在 1945 年提出,属于配对设计的非参数检验,用于推断配对资料的差值是否来自中位数为零的总体。其基本思想:假定两种处理效应相同,则差值的总体分布对称,总体中位数为 0,也就是说样本的正负秩和绝对值应相近;反之,若两种处理效应不同,则差值总体中位数不为 0,中位数偏离 0 越明显,样本的正负秩和绝对值就会相差越大,原假设 $H_0$ 成立的可能性越小。下面结合实例说明其检验方法。

【例 10-1】8 名男性志愿者参加一项睡眠剥夺对精神运动警觉性任务注意力的影响研究,分别在正常睡眠状况下以及睡眠剥夺状态下,测试其精神运动警觉性任务注意力脱漏次数,检测结果如表 10-1 所示。

表 10-1 8名男性志愿者不同睡眠状态下精神运动警觉性任务注意力脱漏次数

| 志愿者编号<br>(1) | 正常睡眠<br>(2) | 睡眠剥夺<br>(3) | $d=(3)-(2)$<br>(4) | 秩次<br>(5) |
|---|---|---|---|---|
| 1 | 4 | 3 | −1 | −1 |
| 2 | 2 | 13 | 11 | 6 |
| 3 | 0 | 20 | 20 | 8 |
| 4 | 3 | 6 | 3 | 3 |
| 5 | 1 | 18 | 17 | 7 |
| 6 | 5 | 9 | 4 | 4 |
| 7 | 4 | 6 | 2 | 2 |
| 8 | 1 | 11 | 10 | 5 |
| 合计 | | | | $T_+=35, T_-=1$ |

（1）建立检验假设,确定检验水准

$H_0: M_d = 0$,即不同睡眠状态下注意力脱漏次数差值的总体中位数为零

$H_1: M_d \neq 0$,即不同睡眠状态下注意力脱漏次数差值的总体中位数不为零

$\alpha = 0.05$

（2）编秩次并求秩和统计量

首先求出各对数据的差值,见表10-1中的第（4）栏;然后编秩次,按照差值绝对值由小到大编秩,并按差值的正负给秩次加上正负号;若差值为"0",舍去不计,总的对子数也要减去此对子数（记为 $n$）;若差值的绝对值相等,取其平均秩次。最后,分别求正负秩次之和 $T_+$ 与 $T_-$（表10-1）,任取 $T_+$ 或 $T_-$ 为检验统计量 $T$,本例选取 $T = T_- = 1$。

（3）确定 $P$ 值,作出推断

当 $n \leq 50$ 时,根据 $n$ 和 $T$ 可查配对设计用的 $T$ 界值表（附表8）,若检验统计量 $T$ 值在上下界值范围内,则 $P$ 值大于表上方对应的概率值;若 $T$ 值在上下界值外,则 $P$ 值小于表上方对应的概率值。本例 $n = 8$,查 $T$ 界值表 $T_{0.05(8)} = 3 \sim 33$,$T = 1$ 不在 $3 \sim 33$ 范围内,$P < 0.05$,按 $\alpha = 0.05$ 水准,拒绝 $H_0$,即不同睡眠状态下注意力脱漏次数差异有统计学意义。

需要注意:当 $n > 50$ 时,无法查表,可利用秩和分布的近似正态法进行检验。已知在原假设 $H_0$ 成立时,近似有

$$z = \frac{\left| T - n(n+1)/4 \right| - 0.5}{\sqrt{n(n+1)(2n+1)/24}} \tag{10-1}$$

其中 0.5 为连续性校正数,$z$ 近似服从标准正态分布。

当相同秩次较多时,$z$ 值偏小,应采用校正公式,即

$$z_c = \frac{\left| T - n(n+1)/4 \right| - 0.5}{\sqrt{\dfrac{n(n+1)(2n+1)}{24} - \dfrac{\sum(t_j^3 - t_j)}{48}}} \tag{10-2}$$

其中 $t_j$ 为第 $j$ 个相同秩次（即平均秩次）的个数,假定有 2 个秩次为 2.5,4 个秩次为 8.5,则 $t_1 = 2$,$t_2 = 4$,故有

$$\sum(t_j^3 - t_j) = (t_1^3 - t_1) + (t_2^3 - t_2) = (2^3 - 2) + (4^3 - 4) = 66$$

【例10-2】指导 28 名有轻度牙周疾病的成年人进行良好的口腔卫生保健,6 个月后,按照牙周情况好转高低程度分别给予 +3, +2, +1;牙周情况变差程度依次给予分数 −1, −2, −3;没有变化给予 0 分。数据如表 10-2 所示,试对此项干预的结果进行评价。

表 10-2 实行良好口腔卫生习惯 6 个月后牙周情况的变化程度

| 变化分数 | 人数 | 变化分数 | 人数 |
|---|---|---|---|
| +3 | 4 | −1 | 4 |
| +2 | 5 | −2 | 2 |
| +1 | 6 | −3 | 2 |
| 0 | 5 | | |

（1）建立检验假设,确定检验水准

$H_0: M_d = 0$,即前后变化分数的总体中位数为零

$H_1: M_d \neq 0$,即前后变化分数的总体中位数不为零

$\alpha = 0.05$

（2）计算 $T$ 统计量

记变化分数的绝对值为 $d$,编秩及计算正负秩和结果如表 10-3 所示。

表10-3 实行良好口腔卫生习惯6个月后牙周情况的变化程度

| $d$ (1) | 频数 | | | 秩次范围 (5) | 平均秩次 (6) | 负秩和 (7)=(2)×(6) | 正秩和 (8)=(3)×(6) |
|---|---|---|---|---|---|---|---|
| | − (2) | + (3) | 总和 (4) | | | | |
| 1 | 4 | 6 | 10 | 1~10 | 5.5 | 22 | 33 |
| 2 | 2 | 5 | 7 | 11~17 | 14 | 28 | 70 |
| 3 | 2 | 4 | 6 | 18~23 | 20.5 | 41 | 82 |
| 合计 | 8 | 15 | 23 | — | — | $T_-=91$ | $T_+=185$ |

（3）确定 $P$ 值,作出推断

查 $T$ 界值表(附表8), $T_{0.05(23)}=73\sim203$, $T=T_-=91>73$, $T$ 统计量值落在上下界值之间, $P>0.05$,按 $\alpha=0.05$ 水准,不拒绝 $H_0$,即对有轻度牙周疾病的成年人,实行良好的口腔卫生6个月后,尚不能说明此项干预对牙周改善有效果。

本例若用近似正态法计算,由于上述资料相同秩次较多,用校正公式（10-2）得出

$$z_c = \frac{|T-n(n+1)/4|-0.5}{\sqrt{\dfrac{n(n+1)(2n+1)}{24}-\dfrac{\sum(t^3-t)}{48}}}$$

$$= \frac{|91-23(23+1)/4|-0.05}{\sqrt{\dfrac{23\times(23+1)\times(2\times23+1)}{24}-\dfrac{(10^3-10)+(7^3-7)+(6^3-6)}{48}}}$$

$$=1.44$$

查 $z$ 界值表 $z_{0.05/2}=1.96$,本例中 $z_c<1.96$, $P>0.05$,按 $\alpha=0.05$ 的检验水准,不拒绝 $H_0$,结论同前。

## 第二节 │ 两独立样本比较的秩和检验

对于两独立样本比较的计量资料,如果两个样本分别来自方差相等的正态分布总体的假设成立,则可以使用 $t$ 检验比较两样本均数的差别是否具有统计学意义;否则采用非参数秩和检验更为合适。本节介绍 Wilcoxon 秩和检验(Wilcoxon rank sum test),其目的是比较两独立样本分别代表的总体分布位置有无差异。

### 一、查表法

【例10-3】某地检测了23名成年人的尿镉含量(表10-4),问男性女性的尿镉含量是否不同?

表10-4 不同性别成年人的尿镉含量 单位:μg/L

| 男性 | | 女性 | | 男性 | | 女性 | |
|---|---|---|---|---|---|---|---|
| 尿镉含量 | 秩次 | 尿镉含量 | 秩次 | 尿镉含量 | 秩次 | 尿镉含量 | 秩次 |
| 2.05 | 1 | 3.50 | 5 | 7.71 | 15 | 8.23 | 17 |
| 2.23 | 2 | 3.60 | 6 | 7.71 | 15 | 9.54 | 18 |
| 2.45 | 3 | 3.78 | 7 | 13.56 | 19 | 14.00 | 20 |
| 2.47 | 4 | 4.20 | 9.5 | | | 16.00 | 21 |
| 4.10 | 8 | 6.64 | 12 | | | 32.06 | 22 |
| 4.20 | 9.5 | 7.00 | 13 | | | 45.07 | 23 |
| 4.45 | 11 | 7.71 | 15 | $n_1=10$ | $T_1=87.5$ | $n_2=13$ | $T_2=188.5$ |

（1）建立检验假设,确定检验水准

$H_0$:男性女性尿镉含量的总体分布相同

$H_1$:男性女性尿镉含量不同

$\alpha = 0.05$

（2）确定秩和检验统计量 $T$

首先编秩号,即将两样本23个数据由小到大统一编秩,结果见表10-4。排序时若有相同数据,取平均秩次。本例中两组有相同的观察值4.20与7.71,原秩次分别应为9,10与14,15,16,所以取平均秩次分别为9.5和15。进而,将两组数据的秩次分别求和,若两组例数相同,则任取一组的秩和作为统计量;若两组例数不同,则以例数较小者对应的秩和作为统计量。本例中两组例数分别10和13,取较小者为 $n_1 = 10, T = T_1 = 87.5$。

（3）确定 $P$ 值,作出推断结论

当 $n_1 \leq 10, n_2 - n_1 \leq 10$ 时,查两样本比较的 $T$ 界值表(附表9),先从表的左侧查 $n_1$(两样本量较小者),本例为10;再从表上方找到两样本量的差($n_2 - n_1$),本例 $n_2 - n_1 = 3$,两者交叉处即为 $T$ 的临界值。将检验统计量 $T$ 值与 $T$ 的临界值作比较,如果 $T$ 在界值范围内,则 $P$ 值大于表上方的概率值;若 $T$ 等于界值或在界值范围外,则 $P$ 值等于或小于表上方的概率值。本例 $T$ 的双侧临界值范围为88~152,检验统计量 $T$ 值为87.5,超出范围,$P < 0.05$,按照 $\alpha = 0.05$ 检验水准,拒绝 $H_0$,两组的秩和差别有统计学意义,说明不同性别成年人的尿镉含量不同,女性尿镉含量相对较高。

## 二、正态近似法

假定 $n_1 \leq n_2$,如果 $n_1$ 和 $n_2 - n_1$ 超出 $T$ 界值表的范围,可按正态近似检验,检验公式为

$$z = \frac{|T - n_1(N+1)/2| - 0.5}{\sqrt{n_1 n_2 (N+1)/12}} \qquad (10\text{-}3)$$

其中 $N = n_1 + n_2$,统计量 $z$ 近似服从标准正态分布。

当相同秩次较多时(尤其等级资料),采用下面校正公式

$$z_c = \frac{|T - n_1(N+1)/2| - 0.5}{\sqrt{\dfrac{n_1 n_2}{12N(N-1)}(N^3 - N - \sum(t_j^3 - t_j))}} \qquad (10\text{-}4)$$

其中 $t_j$ 为相同秩次的个数,计算方法如前。

上述公式的基本思想是:如果 $H_0$ 成立,由于抽样误差的存在,统计量 $T$ 与总体的平均秩和 $n_1(N+1)/2$ 应该相差不大;当 $T$ 与 $n_1(N+1)/2$ 相差太大时,超过了抽样误差可以解释的范围,则有理由怀疑 $H_0$ 的正确性,从而拒绝 $H_0$。

【例10-4】44名健康人与24名慢性气管炎病人痰液嗜酸性粒细胞数的测量结果如表10-5,问健康人与慢性气管炎病人痰液嗜酸性粒细胞数有无差别?

表10-5　两组人痰嗜酸性粒细胞的秩和计算

| 嗜酸性粒细胞数 (1) | 例数 | | 统一编秩 | | 例数较小组的秩和 (6)=(3)×(5) |
|---|---|---|---|---|---|
| | 健康人 (2) | 病人 (3) | 秩次范围 (4) | 平均秩次 (5) | |
| − | 5 | 11 | 1~16 | 8.5 | 93.5 |
| + | 18 | 10 | 17~44 | 30.5 | 305.0 |
| ++ | 16 | 3 | 45~63 | 54 | 162.0 |
| +++ | 5 | 0 | 64~68 | 66 | 0.0 |
| 合计 | 44 | 24 | — | — | $T_1 = 560.5$ |

（1）建立检验假设,确定检验水准

$H_0$:健康人与慢性气管炎病人痰液嗜酸性粒细胞数的总体分布相同

$H_1$:健康人与慢性气管炎病人痰液嗜酸性粒细胞数不同

$\alpha = 0.05$

（2）计算检验统计量

表 10-5 中第（4）栏按第（2）与（3）栏数据统一编秩号,第（5）栏为各等级的平均秩次,第（6）栏则是较小样本的秩和,本例中 $T = T_1 = 560.5$,将其代入公式（10-4）得出

$$z_c = \frac{|T_1 - n_1(N+1)/2| - 0.5}{\sqrt{\dfrac{n_1 \cdot n_2}{12N(N-1)}(N^3 - N - \sum(t^3 - t))}}$$

$$= \frac{|560.5 - 24 \times (68+1)/2| - 0.5}{\sqrt{\dfrac{24 \times 44}{12 \times 68 \times (68-1)} \times [68^3 - 68 - (16^3 - 16 + 28^3 - 28 + 19^3 - 19 + 5^3 - 5)]}}$$

$$= 3.62$$

（3）确定 $P$ 值,做出推断结论

由于 $z_c = 3.62 > z_{0.05/2} = 1.96$,$P < 0.05$,则按照 $\alpha = 0.05$ 检验水准,拒绝 $H_0$,两组的差别有统计学意义,认为健康人与慢性气管炎病人痰液嗜酸性粒细胞数不同。

## 第三节 | 多个独立样本比较的秩和检验

多组独立样本计量资料比较时,若数据不满足方差分析的条件时,可以使用本节介绍的 Kruskal-Wallis 秩和检验（Kruskal-Wallis test）,又称为 K-W 检验或 $H$ 检验,这种方法主要用于推断多个独立样本计量资料或多组有序资料的总体分布位置有无差别。

【例 10-5】为研究霍乱菌苗不同途径的免疫效果,对不同途径免疫 21 天后血清抗体滴度水平进行了测定,检测结果见表 10-6 中（1）~（3）栏,问各组间的血清抗体滴度水平之间是否存在差异?

表 10-6 不同途径免疫 21 天后血清抗体滴度的分布与秩和计算

| 抗体滴度（1） | 气雾组 | | 皮下注射组（4） | 合计（5） | 平均秩次（6） | 秩和 | | |
| --- | --- | --- | --- | --- | --- | --- | --- | --- |
| | 80（2） | 100（3） | | | | 80（7） | 100（8） | 皮下（9） |
| 1:10 | 2 | 4 | 2 | 8 | 4.5 | 9 | 18 | 9 |
| 1:20 | 15 | 7 | 1 | 31 | 20 | 300 | 140 | 20 |
| 1:40 | 10 | 12 | 13 | 66 | 49 | 490 | 588 | 637 |
| 1:80 | 5 | 7 | 9 | 87 | 77 | 385 | 539 | 693 |
| 1:160 | 1 | 2 | 5 | 95 | 91.5 | 91.5 | 183 | 457.5 |
| 1:320 | — | — | 1 | 96 | 96 | — | — | 96 |
| 合计 | 33 | 32 | 31 | — | — | 1 275.5 | 1 468 | 1 912.5 |

（1）建立检验假设,确定检验水准

$H_0$:三组血清抗体滴度水平的总体分布相同

$H_1$:三组血清抗体滴度水平的总体分布位置不全相同

$\alpha = 0.05$

（2）计算检验统计量 $H$

首先将各组数据统一按从小到大顺序编秩,如有相等数值则取平均秩次;然后分别计算各组的秩和 $R_i$;最后计算检验统计量 $H$,即

$$H = \frac{12}{N(N+1)} \sum \frac{R_i^2}{n_i} - 3(N+1) \qquad (10-5)$$

其中 $N = n_1 + n_2 + \cdots + n_g$ 为各组例数之和。本例 $N = 96$,$R_1 = 1\,275.5$,$R_2 = 1\,468$,$R_3 = 1\,912.5$,由此得到

$$H = \frac{12}{N(N+1)} \sum \frac{R_i^2}{n_i} - 3(N+1)$$

$$= \frac{12}{96(96+1)} \left( \frac{1\,275.5^2}{33} + \frac{1\,468^2}{32} + \frac{1\,912.5^2}{31} \right) - 3(96+1) = 11.36$$

本例相同秩次较多,使用校正公式更加准确,即

$$H_c = \frac{H}{1 - \dfrac{\sum(t_j^3 - t_j)}{N^3 - N}} \qquad (10-6)$$

其中 $t_j$ 为第 $j$ 个相同秩次(即平均秩次)的个数。本例有

$$H_c = \frac{11.36}{1 - \dfrac{8^3 - 8 + 23^3 - 23 + 35^3 - 35 + 21^3 - 21 + 8^3 - 8}{96^3 - 96}} = 12.27$$

（3）确定 $P$ 值,作出推断结论

当组数 $k = 3$ 且每组例数 $n_i \leq 5$ 时,可查 $H$ 界值表(附表10)得到 $P$ 值;当 $k > 3$ 或 $k = 3$ 且最小样本例数 $n_i > 5$ 时,$H$ 近似地服从自由度为 $v = k - 1$ 的 $\chi^2$ 分布,可查 $\chi^2$ 界值表得到 $P$ 值。

本例 $k = 3$ 且最小样本例数 $n_i > 5$,查 $\chi^2$ 界值表,$v = k - 1 = 3 - 1 = 2$,$\chi^2_{0.01,2} = 9.21$,$H_c = 12.27 > \chi^2_{0.01,2}$,$P < 0.01$,按照 $\alpha = 0.05$ 检验水准,拒绝 $H_0$,三组血清抗体滴度水平的差别具有统计学意义。

用 Kruskal-Wallis 秩和检验当推断拒绝 $H_0$,接受 $H_1$ 时,只能得出各总体分布不全相同的结论,但不能说明任两个总体分布不同。若要对每两个总体分布做出有无不同的推断,需要作组间的多重比较,具体比较方法请参考相关书籍。

需要注意:非参数检验方法的主要优点是放宽了 $t$ 检验和方差分析的正态分布条件,如果满足参数检验的条件却使用非参数方法会降低检验效能。另外,由于两样本的秩和检验对总体分布的形状差别不敏感,如对总体均数相同、方差不等的正态分布,不能对其分布的形状进行推断,故备择假设 $H_1$ 不能为总体分布不同,而只能写为总体分布的位置不同,其含义是两组数据的大小不同。

## 练习题

一、单项选择题

1. 对医学计量资料成组比较,相对参数检验来说,非参数秩和检验的优点是( 　　 )

　　A. 适用范围广 　　　　　　　　B. 检验效能高 　　　　　　　　C. 检验结果更准确

　　D. 充分利用资料信息 　　　　　E. 不易出现假阴性错误

2. 对于计量资料的比较,在满足参数检验条件下用非参数检验方法分析,可能产生的结果是( 　　 )

　　A. 增加 Ⅰ 类错误 　　　　　　　B. 增加 Ⅱ 类错误 　　　　　　　C. 减少 Ⅰ 类错误

　　D. 减少 Ⅱ 类错误 　　　　　　　E. 两类错误都增加

3. 两样本比较的秩和检验,如果样本含量一定,两组秩和的差别越大说明（　　　）
  A. 两总体的差别越大　　　　　　　B. 两总体的差别越小
  C. 两样本的差别可能越大　　　　　D. 越有理由说明两总体有差别
  E. 越有理由说明两总体无差别

4. 多个计量资料的比较,当分布类型未知时,应选择的统计方法是（　　　）。
  A. 非参数方差分析　　　　　　　　B. Wilcoxon $T$ 检验
  C. Kruskal-Wallis $H$ 检验　　　　D. Wilcoxon 符号秩和检验
  E. 正态近似法

5. 两组数据的秩和检验和 $t$ 检验相比,其优点是（　　　）
  A. 计算简便　　　　　　B. 检验假设合理　　　　　　C. 检验效能高
  D. 抽样误差更小　　　　E. 对数据分布不做限制

6. 两样本比较的秩和检验,其检验统计量 $T$ 是（　　　）
  A. 例数较小的秩和　　　　B. 例数较大的秩和　　　　C. 较小的秩和
  D. 较大的秩和　　　　　　E. 任意一组数据的秩和

7. 两样本比较的秩和检验,其原假设 $H_0$ 是（　　　）
  A. 两样本均数相同　　　　B. 两总体均数相同　　　　C. 两样本分布相同
  D. 两总体分布类型相同　　E. 两总体分布相同

8. 两样本比较的 Wilcoxon 秩和检验结果显著,判断孰优孰劣的根据是（　　　）
  A. 两样本的秩和大小　　　　B. $P$ 值大小
  C. 检验统计量 $T$ 值大小　　D. 两样本秩和的差别大小
  E. 两样本平均秩的大小

9. 在一项临床试验研究中,疗效分为痊愈、显效、有效、无效四个等级,现欲比较试验组与对照组治疗效果有无差别,宜采用的统计方法是（　　　）
  A. Wilcoxon 秩和检验　　　　B. Wilcoxon 符号秩和检验
  C. $2 \times 4$ 列联表 $\chi^2$ 检验　　D. Fisher 确切概率法
  E. 计算标准化率

10. 两样本比较的秩和检验中,甲组中最小数据有 2 个 0.2,乙组中最小数据有 3 个 0.2,则数据 0.2 对应的秩次是（　　　）
  A. 0.2　　　　B. 1.0　　　　C. 5.0　　　　D. 2.5　　　　E. 3.0

11. 两独立样本的非参数秩和检验的备择假设 $H_1$ 是（　　　）
  A. 两总体分布的均值有差别　　B. 两总体分布的中位数有差别
  C. 两总体的方差有差别　　　　D. 两总体分布的形状有差别
  E. 两总体分布的位置有差别

12. 配对资料的符号秩和检验的原假设是（　　　）
  A. 两总体分布相同　　　　　B. 两总体均数相同
  C. 两总体分布位置相同　　　D. 两组配对的差值均数为零
  E. 两组配对的差值中位数为零

## 二、计算与分析题

1. 某医院测定 10 名受试者针刺膻中穴前后痛阈的数据,见题表 10-1,试分析针刺膻中穴前后痛阈值的差异有无统计学意义?

2. 测得铅作业与非铅作业工人的血铅值（μg/100g）如题表 10-2,问铅作业工人的血铅值是否高于非铅作业工人?

题表 10-1　10 名受试者针刺膻中穴前后痛阈资料　　　　　　单位:mA

| 编号 | 针刺前 | 针刺后 | 编号 | 针刺前 | 针刺后 |
|------|--------|--------|------|--------|--------|
| 1 | 600 | 800 | 6 | 1 125 | 1 525 |
| 2 | 600 | 400 | 7 | 1 400 | 1 250 |
| 3 | 685 | 475 | 8 | 750 | 1 225 |
| 4 | 1 050 | 1 500 | 9 | 1 000 | 1 400 |
| 5 | 900 | 1 200 | 10 | 1 500 | 1 400 |

题表 10-2　铅作业与非铅作业工人的血铅含量　　　　　　单位:μg/100g

| 非铅作业组 | 铅作业组 | 非铅作业组 | 铅作业组 |
|-----------|---------|-----------|---------|
| 5 | 17 | 12 | 43 |
| 5 | 18 | 13 | 44 |
| 6 | 20 | 15 | |
| 7 | 25 | 18 | |
| 9 | 34 | 21 | |

3. 用维生素 $K_3$ 眼药水对近视眼患者作治疗,对照组用生理盐水作安慰剂,对两组的疗效进行观察,结果如题表 10-3,试分析维生素 $K_3$ 眼药水对近视眼患者的治疗是否有疗效?

题表 10-3　维生素 $K_3$ 眼药水治疗近视眼患者的疗效观察

| 组别 | 例数 | 疗效 | | | |
|------|------|------|------|------|------|
| | | 恢复 | 进步 | 不变 | 变差 |
| 维生素 $K_3$ 眼药水组 | 116 | 4 | 11 | 93 | 8 |
| 生理盐水组 | 91 | 1 | 10 | 60 | 20 |
| 合计 | 207 | 5 | 21 | 153 | 28 |

4. 对不稳定型心绞痛、ST 段抬高型心肌梗死、非 ST 段抬高型心肌梗死患者超敏 C 反应蛋白含量进行测定,其结果见题表 10-4,问三组患者的血液超敏 C 反应蛋白含量的差异有无统计学意义?

题表 10-4　三组患者的血液超敏 C 反应蛋白测定值　　　　　　单位:mg/L

| 不稳定型心绞痛 | ST 段抬高型心肌梗死 | 非 ST 段抬高型心肌梗死 | 不稳定型心绞痛 | ST 段抬高型心肌梗死 | 非 ST 段抬高型心肌梗死 |
|------|------|------|------|------|------|
| 0.15 | 1.67 | 2.70 | 0.99 | 3.00 | 6.53 |
| 0.30 | 1.88 | 3.25 | 1.02 | 9.70 | 9.70 |
| 0.40 | 2.00 | 3.70 | 2.58 | 9.70 | 11.50 |
| 0.45 | 2.10 | 5.60 | 4.30 | 10.00 | 43.90 |
| 0.89 | 2.70 | 5.74 | 6.90 | 15.00 | 53.90 |

5. 某中药方剂治疗痤疮、黄褐斑、酒渣鼻的效果见题表 10-5,试比较该中药方剂对三组病人的治疗效果有无差异?

题表 10-5　中药方剂治疗三组患者的效果

| 组别 | 例数 | 治疗效果 | | | |
|------|------|----------|------|------|------|
| | | 临床痊愈 | 显效 | 有效 | 无效 |
| 痤疮 | 114 | 36 | 32 | 29 | 17 |
| 黄褐斑 | 114 | 10 | 29 | 63 | 12 |
| 酒渣鼻 | 120 | 53 | 41 | 15 | 11 |
| 合计 | 348 | 99 | 102 | 107 | 40 |

（曾令霞　姚应水）

本章练习题
参考答案

本章补充练习题
及参考答案

本章思维导图

# 第十一章 │ 线性回归与相关

前面的章节中介绍的均为单变量资料的统计分析方法,如描述某一变量的统计特征或是对某变量在各组间的差别进行比较。但在实际的医学研究中,常常需要对两个变量之间的关系进行分析,例如年龄与血压、糖尿病患者的血糖与胰岛素水平、孕妇的雌三醇水平与新生儿体重之间的关系等。研究两个变量之间的关系,常用的统计分析方法是线性回归与相关。

## 第一节 │ 线性回归

### 一、线性回归的概念

假设有两个变量 $X$ 和 $Y$,当一个变量 $X$ 改变时,另一个变量 $Y$ 也相应地改变,此时,称 $X$ 为自变量(independent variable)或解释变量,$Y$ 为因变量(dependent variable)或响应变量。在医学和生物学现象中,很多情况 $X$ 与 $Y$ 在数量上可能存在线性关系,如在研究儿童的年龄与体重的关系时,一般来说儿童的年龄越大其体重亦越重。对此,可以用一个直线方程来描述两个变量间依存变化的数量关系,这样得出的直线方程叫做线性回归方程(linear regression equation)。线性回归方程的一般表达形式为

$$\hat{Y} = a + bX \qquad (11\text{-}1)$$

其中,$\hat{Y}$ 是 $X$ 给定时 $Y$ 的总体均数的估计值,$a$ 为截距(intercept)或常数项(constant term),$b$ 为回归系数(regression coefficient),其计算公式:

$$b = \frac{l_{XY}}{l_{XX}} = \frac{\sum(X-\overline{X})(Y-\overline{Y})}{\sum(X-\overline{X})^2} = \frac{\sum XY - \dfrac{(\sum X)(\sum Y)}{n}}{\sum X^2 - \dfrac{(\sum X)^2}{n}} \qquad (11\text{-}2)$$

$$a = \overline{Y} - b\overline{X} \qquad (11\text{-}3)$$

式中,$l_{XY}$ 表示 $X$ 与 $Y$ 的离均差积和,$l_{XX}$ 表示 $X$ 的离均差平方和;$\overline{X}$ 和 $\overline{Y}$ 分别为两个变量的均值。

回归系数 $b$ 和常数项 $a$ 是方程中需要估计的两个量,估计的原理是最小二乘法(method of least squares),该方法的原则是保证各实测点到回归直线的纵向距离的平方和最小,即使 $Q = \sum(Y-\hat{Y})^2$ 最小,从而使计算出的回归直线最能代表实测数据所反映出的直线趋势。上述计算公式就是依据最小二乘法推导出的。

### 二、回归方程的估计

【例 11-1】研究成人体重指数(BMI)(kg/m²)与肝脏硬度值(LSM)(kPa)间的关系,得到了表 11-1 中所示的资料,试进行线性回归分析。

(1)根据表 11-1 的数据绘制散点图(图 11-1)。从绘制的散点图中可以看出,成人 BMI 与肝脏硬度值(LSM)之间存在着明显的直线趋势,因此可进一步考虑建立二者之间的线性回归方程。

(2)计算回归系数与常数项

本例:$\sum X = 499.29$,$\sum X^2 = 12\,731.621$,$\overline{X} = 24.965$

表 11-1 成人 BMI（kg/m²）与 LSM（kPa）回归分析数据

| 调查对象 | BMI($X$) | LSM($Y$) | $XY$ | $X^2$ | $Y^2$ |
|---|---|---|---|---|---|
| 1 | 32.06 | 8.37 | 268.342 | 1 027.844 | 70.057 |
| 2 | 31.20 | 8.47 | 264.264 | 973.440 | 71.741 |
| 3 | 30.04 | 7.37 | 221.395 | 902.402 | 54.317 |
| 4 | 28.93 | 7.90 | 228.547 | 836.945 | 62.410 |
| 5 | 28.41 | 8.10 | 230.121 | 807.128 | 65.610 |
| 6 | 27.43 | 7.00 | 192.010 | 752.405 | 49.000 |
| 7 | 26.35 | 5.80 | 152.830 | 694.323 | 33.640 |
| 8 | 25.88 | 5.33 | 137.940 | 669.774 | 28.409 |
| 9 | 25.20 | 7.00 | 176.400 | 635.040 | 49.000 |
| 10 | 24.84 | 5.80 | 144.072 | 617.026 | 33.640 |
| 11 | 24.11 | 7.43 | 179.137 | 581.292 | 55.205 |
| 12 | 23.89 | 4.67 | 111.566 | 570.732 | 21.809 |
| 13 | 23.23 | 5.50 | 127.765 | 539.633 | 30.250 |
| 14 | 22.43 | 6.30 | 141.309 | 503.105 | 39.690 |
| 15 | 22.03 | 6.20 | 136.586 | 485.321 | 38.440 |
| 16 | 21.72 | 4.31 | 93.613 | 471.758 | 18.576 |
| 17 | 21.11 | 5.00 | 105.550 | 445.632 | 25.000 |
| 18 | 20.72 | 3.90 | 80.808 | 429.318 | 15.210 |
| 19 | 20.03 | 5.13 | 102.754 | 401.201 | 26.317 |
| 20 | 19.68 | 6.00 | 118.080 | 387.302 | 36.000 |
| 合计 | 499.29 | 125.58 | 3 213.090 | 12 731.621 | 824.320 |

$\sum Y = 125.58, \sum Y^2 = 824.320, \overline{Y} = 6.279$

$\sum XY = 3\,213.090$

代入公式（11-2）和公式（11-3）得

$$b = \frac{l_{XY}}{l_{XX}} = \frac{\sum XY - \dfrac{(\sum X)(\sum Y)}{n}}{\sum X^2 - \dfrac{(\sum X)^2}{n}}$$

$$= \frac{3\,213.090 - \dfrac{499.29 \times 125.58}{20}}{12\,731.621 - \dfrac{499.29^2}{20}}$$

$$= \frac{78.048}{267.096} = 0.292$$

$a = \overline{Y} - b\overline{X} = 6.279 - 0.292 \times 24.965 = -1.011$

则回归方程为

$$\hat{Y} = -1.011 + 0.292X$$

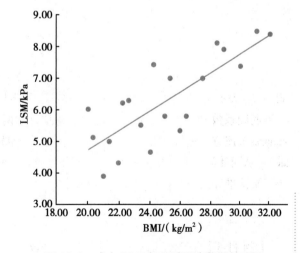

图 11-1 成人 BMI 与肝脏硬度值间关系图

（3）作回归直线

按上述回归方程，在 $X$ 实测值的范围内，任取两个相距较远的点 A($X_1$, $\hat{Y}_1$) 和 B($X_2$, $\hat{Y}_2$)，连接 A

和 B 两点即得到回归直线。本例可取 $X_1=20$,计算出 $\hat{Y}_1=4.829$;$X_2=32$,计算出 $\hat{Y}_2=8.333$;两点的连线即为所求回归直线(图 11-1)。

由图 11-1 可见,成人 BMI 升高,肝脏硬度值也趋向升高,肝脏硬度值($Y$)随成人 BMI($X$)的变化呈直线趋势,但并不完全在一条直线上,说明除了受 $X$ 的影响外,还有其他因素对 $Y$ 起作用。

### 三、线性回归的假设检验

由样本资料计算的回归系数 $b$ 和其他统计量一样,存在抽样误差,即使总体回归系数 $\beta=0$,由样本资料计算的回归系数 $b$ 也不可能恰好等于 0。因此,需要对线性回归方程进行假设检验。

#### (一) 方差分析

任意实测点 $O(X,Y)$,其 $Y$ 值的变异可用 $\sum(Y-\overline{Y})^2$ 来反映,而每个 $Y-\overline{Y}$ 都可以分解为 $Y-\hat{Y}$ 和 $\hat{Y}-\overline{Y}$ 两部分,如图 11-2 所示:

因此,$Y-\overline{Y}=(\hat{Y}-\overline{Y})+(Y-\hat{Y})$

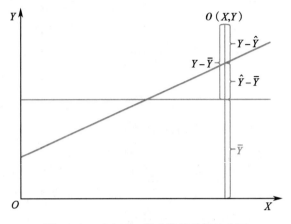

图 11-2 因变量 $Y$ 的离均差分解示意图

经推导得

$$\sum(Y-\overline{Y})^2=\sum(\hat{Y}-\overline{Y})^2+\sum(Y-\hat{Y})^2 \qquad (11\text{-}4)$$

式中,$\sum(Y-\overline{Y})^2$ 为 $Y$ 的离均差平方和,表示因变量 $Y$ 的总变异,用 $SS_{总}$ 表示;$\sum(\hat{Y}-\overline{Y})^2$ 称回归平方和,表示在 $Y$ 的总变异中,可以用 $Y$ 与 $X$ 的线性关系解释的那部分变异,用 $SS_{回归}$ 表示;$\sum(Y-\hat{Y})^2$ 称剩余平方和或残差平方和,用于说明除了 $X$ 对 $Y$ 的线性影响之外的其他随机因素对 $Y$ 的变异的影响,用 $SS_{残差}$ 表示。用公式表示有

$$SS_{总}=SS_{回归}+SS_{残差} \qquad (11\text{-}5)$$

回归方程检验的基本思想:如果 $X$ 与 $Y$ 之间无线性回归关系,则 $SS_{回归}$ 与 $SS_{残差}$ 都只包含随机因素对 $Y$ 的影响,因此其均方 $MS_{回归}$ 与 $MS_{残差}$ 应近似相等,如果两者差别较大,并超出能够用随机波动解释的程度,则认为回归方程具有统计学意义。对此,可用方差分析方法进行检验。

回归系数的假设检验可用下面的简化公式计算,即

$$SS_{总}=\sum(Y-\overline{Y})^2=\sum Y^2-\frac{(\sum Y)^2}{n} \qquad (11\text{-}6)$$

$$SS_{回归}=bl_{XY}=\frac{l_{XY}^2}{l_{XX}}=b^2 l_{XX} \qquad (11\text{-}7)$$

$$SS_{残差}=SS_{总}-SS_{回归} \qquad (11\text{-}8)$$

三个平方和对应的自由度依次为 $\nu_{总}=n-1$,$\nu_{回归}=1$,$\nu_{残差}=n-2$;相应的均方为

$$MS_{回归}=\frac{SS_{回归}}{\nu_{回归}}, \quad MS_{残差}=\frac{SS_{残差}}{\nu_{残差}} \qquad (11\text{-}9)$$

检验统计量为

$$F=\frac{MS_{回归}}{MS_{残差}} \qquad (11\text{-}10)$$

下面对例 11-1 数据建立的回归方程进行假设检验:

(1)建立检验假设,确定检验水准

$H_0:\beta=0$,即 BMI 和 LSM 间无线性回归关系

$H_1:\beta\neq0$,即 BMI 和 LSM 间有线性回归关系

$\alpha = 0.05$

（2）计算统计量

$$SS_{总} = \sum Y^2 - \frac{(\sum Y)^2}{n} = 824.32 - \frac{125.58^2}{20} = 35.803$$

$$SS_{回归} = \frac{l_{XY}^2}{l_{XX}} = \frac{78.05^2}{267.10} = 22.807$$

$$SS_{残差} = SS_{总} - SS_{回归} = 12.996$$

$$F = \frac{MS_{回归}}{MS_{残差}} = \frac{SS_{回归}/\nu_{回归}}{SS_{残差}/\nu_{残差}} = \frac{22.807/1}{12.996/18} = 31.589$$

（3）确定 $P$ 值，得出统计结论

查 $F$ 界值表，$\nu_{回归} = 1$，$\nu_{残差} = 18$，$F_{0.01(1,18)} = 8.28$，$F > 8.28$，故 $P < 0.01$，按 $\alpha = 0.05$ 检验水准，拒绝 $H_0$，可以认为成人 BMI 与 LSM 之间存在线性回归关系。上面结果可以归纳成表 11-2 的形式。

表 11-2  方差分析表

| 变异来源 | SS | $\nu$ | MS | F | P |
|---|---|---|---|---|---|
| 总变异 | 35.803 | 19 | | | |
| 回归 | 22.807 | 1 | 22.807 | 31.589 | < 0.001 |
| 残差 | 12.996 | 18 | 0.722 | | |

## （二）$t$ 检验

回归系数检验也可以采用 $t$ 检验的方法，即

$$t_b = \frac{|b - 0|}{S_b}, \quad \nu = n - 2 \tag{11-11}$$

$$S_b = \frac{S_{Y|X}}{\sqrt{l_{XX}}} \tag{11-12}$$

$$S_{Y|X} = \sqrt{\frac{SS_{残差}}{\nu_{残差}}} = \sqrt{MS_{残差}} \tag{11-13}$$

其中，$S_b$ 为样本回归系数 $b$ 的标准误，反映样本回归系数的抽样误差；$S_{Y|X}$ 为剩余标准差，表示因变量 $Y$ 值对于回归直线的离散程度。$t_b$ 服从自由度为 $\nu = n - 2$ 的 $t$ 分布。

例 11-1 数据建立回归方程后，进行 $t$ 检验，过程如下：

（1）建立检验假设，确定检验水准

$H_0:\beta = 0$，即 BMI 和 LSM 间无线性回归关系

$H_1:\beta \neq 0$，即 BMI 和 LSM 间有线性回归关系

$\alpha = 0.05$

（2）计算统计量

$$S_{Y|X} = \sqrt{\frac{12.996}{18}} = 0.850, \quad S_b = \frac{0.850}{\sqrt{267.10}} = 0.052$$

$$t_b = \frac{|0.292 - 0|}{0.052} = 5.615, \quad \nu = 20 - 2 = 18$$

（3）确定 $P$ 值，作出结论

根据 $\nu = 18$，查 $t$ 界值表（附表 2），$t_{0.01/2,18} = 2.878$，$t_b > 2.878$，故 $P < 0.01$，按 $\alpha = 0.05$ 检验水准，拒绝 $H_0$，结论与方差分析相同。实际上，统计量 $F$ 与 $t$ 之间存在确定的数量关系，即 $\sqrt{F} = t$，本例 $\sqrt{31.589} = 5.620$，与 5.615 略有差异，是由于计算过程中的四舍五入。

## 第二节 ┃ 线性相关

### 一、线性相关的概念

对于两变量关系的研究,有时并不关注由 $X$ 估计 $Y$ 的数量关系,而关心的是两个变量之间是否具有直线相关关系。为直观地描述两个变量之间的关系,可以绘制散点图。例如,由 11 名男青年身高与前臂长资料绘制的散点图(图 11-3)可以看出,男青年身高与前臂长散点呈直线趋势,即男青年身材高,前臂亦长,说明身高与前臂长之间存在线性相关关系,这种关系称为直线相关(linear correlation)或简单相关(simple correlation)。

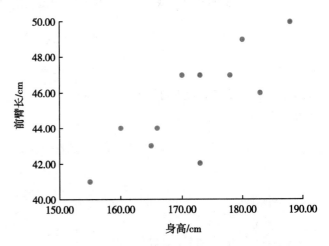

图 11-3　11 名男青年身高与前臂长散点图

直线相关用于分析双变量正态分布(bivariate normal distribution)资料。直线相关的性质可由散点图直观地说明,具体可分为以下几种情况:

1. **正相关**　如图 11-4A,各点的分布呈现椭圆形,$Y$ 的取值随 $X$ 的取值增加而增加,反之亦然;散点的分布越集中,相关越密切,当各点的分布如图 11-4E 完全在一条直线上时,$X$ 与 $Y$ 呈完全正相关。

2. **负相关**　如图 11-4B,各点的分布也呈现椭圆形,$Y$ 的取值随 $X$ 的取值增加而减少,反之亦然;散点的分布越集中,相关越密切,当各点的分布如图 11-4F 完全在一条直线上时,则 $X$ 与 $Y$ 呈完全负相关。

3. **无相关**　如图 11-4C,无论 $X$ 增加还是减少,$Y$ 不受其影响。图 11-4G 和图 11-4D 两种情形,虽然各点分布接近直线,但直线与 $X$ 轴或 $Y$ 轴平行,使 $X$ 与 $Y$ 互不影响,呈无相关。

4. **非线性相关**　如图 11-4H,散点分布显示 $X$ 与 $Y$ 之间可能存在某种曲线相关,故称为非线性相关。

在医学研究中,完全正相关或完全负相关的情况几乎不存在。线性相关的正负方向和密切程度

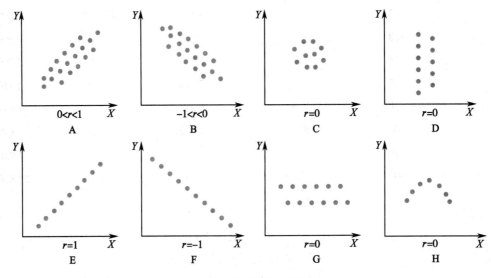

图 11-4　直线相关示意图

可以用相关系数进行定量描述。

## 二、相关系数及其计算

相关系数（correlation coefficient）又称 Pearson 积差相关系数（coefficient of product-moment correlation），是说明具有直线相关关系的两个数值变量之间相关的方向和密切程度的统计量，其计算公式为

$$r = \frac{l_{XY}}{\sqrt{l_{XX}l_{YY}}} = \frac{\sum(X-\overline{X})(Y-\overline{Y})}{\sqrt{\sum(X-\overline{X})^2\sum(Y-\overline{Y})^2}} \tag{11-14}$$

式中，$l_{XY}$ 表示 $X$ 与 $Y$ 的离均差积和，$l_{XX}$ 表示 $X$ 的离均差平方和，$l_{YY}$ 表示 $Y$ 的离均差平方和。具体计算公式为

$$l_{XY} = \sum(X-\overline{X})(Y-\overline{Y}) = \sum XY - \frac{(\sum X)(\sum Y)}{n} \tag{11-15}$$

$$l_{XX} = \sum(X-\overline{X})^2 = \sum X^2 - \frac{(\sum X)^2}{n} \tag{11-16}$$

$$l_{YY} = \sum(Y-\overline{Y})^2 = \sum Y^2 - \frac{(\sum Y)^2}{n} \tag{11-17}$$

将上述各式的计算数值代入公式（11-14）中，即得到总体相关系数 $\rho$ 的估计值 $r$。

相关系数 $r$ 没有度量衡单位，其取值范围为 $-1 \leqslant r \leqslant 1$。$r > 0$ 表示正相关，$r < 0$ 表示负相关，$r = 0$ 表示无线性相关，当 $|r| = 1$ 时为完全相关。相关系数的绝对值愈接近 1，相关愈密切；相关系数愈接近 0，相关愈不密切。

【例 11-2】从男青年总体中随机抽取 11 名男青年组成样本，分别测量每个男青年的身高和前臂长，测量结果如表 11-3 所示，试计算身高与前臂长之间的相关系数。

表 11-3　11 名男青年身高与前臂长的测量结果　　　　　　　　　单位：cm

| 编号 | 身高（$X$） | 前臂长（$Y$） | $XY$ | $X^2$ | $Y^2$ |
|---|---|---|---|---|---|
| 1 | 170 | 47 | 7 990 | 28 900 | 2 209 |
| 2 | 173 | 42 | 7 266 | 29 929 | 1 764 |
| 3 | 160 | 44 | 7 040 | 25 600 | 1 936 |
| 4 | 155 | 41 | 6 355 | 24 025 | 1 681 |
| 5 | 173 | 47 | 8 131 | 29 929 | 2 209 |
| 6 | 188 | 50 | 9 400 | 35 344 | 2 500 |
| 7 | 178 | 47 | 8 366 | 31 684 | 2 209 |
| 8 | 183 | 46 | 8 418 | 33 489 | 2 116 |
| 9 | 180 | 49 | 8 820 | 32 400 | 2 401 |
| 10 | 165 | 43 | 7 095 | 27 225 | 1 849 |
| 11 | 166 | 44 | 7 304 | 27 556 | 1 936 |
| 合计 | 1 891 | 500 | 8 6185 | 326 081 | 22 810 |

经计算：

$$\sum X = 1\,891, \quad \sum X^2 = 326\,081$$

$$\sum Y = 500, \quad \sum Y^2 = 22\,810$$

$$\sum XY = 86\,185, \quad n = 11$$

代入计算公式得

$$l_{XX} = \sum X^2 - \frac{(\sum X)^2}{n} = 326\,081 - \frac{1\,891^2}{11} = 1\,000.909$$

$$l_{YY} = \sum Y^2 - \frac{(\sum Y)^2}{n} = 22\,810 - \frac{500^2}{11} = 82.727$$

$$l_{XY} = \sum XY - \frac{(\sum X)(\sum Y)}{n} = 86\,185 - \frac{1\,891 \times 500}{11} = 230.455$$

按公式（11-14）计算相关系数为

$$r = \frac{230.455}{\sqrt{1\,000.909 \times 82.727}} = 0.801$$

由计算结果可见,本例 $r$ 为正值,表示前臂长与身高之间呈正相关关系,且有较高的相关性。

### 三、相关系数的假设检验

由于 $r$ 是样本统计量,对于男青年的身高与前臂长之间的相关关系尚需进行假设检验,即需判断 $X$ 与 $Y$ 两个变量之间是否真的存在线性相关关系,为此需根据 $r$ 值作总体相关系数 $\rho$ 是否为零的假设检验。对此可以用 $t$ 检验,其公式为

$$t = \frac{|r-0|}{\sqrt{\dfrac{1-r^2}{n-2}}}, \quad \nu = n-2 \tag{11-18}$$

式中,分母为相关系数 $r$ 的标准误。求得 $t$ 值后查附表 2 得到 $P$ 值,然后根据 $P$ 值的大小决定是否拒绝 $H_0$。为简单起见,也可以直接根据计算出的 $r$ 值,查 $r$ 界值表（附表 11）得到 $P$ 值,若 $r > r_{\alpha/2,\nu}$,则可以认为两变量之间存在线性相关关系。

下面对例 11-2 计算得到的 $r$ 值进行假设检验:

（1）建立检验假设,确定检验水准

$H_0:\rho = 0$,即身高与前臂长之间不存在线性相关关系

$H_1:\rho \neq 0$,即身高与前臂长之间存在线性相关关系

$\alpha = 0.05$

（2）计算统计量

$$t = \frac{|0.801-0|}{\sqrt{\dfrac{1-0.801^2}{11-2}}} = 4.013, \quad \nu = 11-2 = 9$$

（3）确定 $P$ 值,作出结论

查 $t$ 界值表（附表 2）,得 $t_{0.005/2,9} = 3.690$,$t > t_{0.005/2,9}$,$P < 0.005$,故按 $\alpha = 0.05$ 检验水准,拒绝 $H_0$,接受 $H_1$,可以认为男青年身高与前臂长之间存在正相关关系。或直接查 $r$ 界值表（附表 11）,$t_{0.005/2,9} = 0.766$,$r > r_{0.005/2,9}$,$P < 0.005$,结论相同。

## 第三节 ｜ 线性回归与相关应用的注意事项

### 一、线性回归分析的应用

1. 线性回归方程可应用于以下三个方面:①分析两个变量之间是否存在线性数量变化关系;②利用回归方程由自变量 $X$ 对因变量 $Y$ 进行预测,必要时可以作区间估计;③利用回归方程进行统计控制,即利用回归方程进行逆运算,通过控制自变量 $X$ 取值来限定因变量 $Y$ 在一定范围内波动。

其中应用最多的是第一方面。

2. 作回归分析时,如果两个有内在联系的变量之间存在因果关系,则应该以原因变量为 $X$,以结果变量为 $Y$;如果变量之间因果关系难以确定,则应以易于测定或变异较小者为 $X$。

3. 在回归分析中,自变量 $X$ 既可以是随机变量(称为 Ⅱ 型回归模型,两个变量服从双变量正态分布),也可以是给定的量(称为 Ⅰ 型回归模型,在 $X$ 取值固定时 $Y$ 服从正态分布)。如果 $Y$ 不服从正态分布或两个变量间呈曲线关系,则可以通过适当的变量变换使曲线直线化实现参数估计,或直接根据特定的曲线类型通过最小二乘法实现参数估计。

4. 使用回归方程估计 $Y$ 值时,尽量不要把估计的范围扩大到建立方程时自变量的取值范围之外。由于超出样本取值范围,其线性关系是否成立难以判断,故外推应慎重。如例 11-1 中,$X$ 的取值范围为 19.68~32.06,计算估计值时 $X$ 的取值最好在 19.68~32.06 之间。

## 二、线性相关分析的应用

1. 相关系数适用于两个变量服从双变量正态分布的情形,如果资料不服从正态分布,应先通过变量变换,使之近似正态化后计算其相关系数。如果不能正态化,或对有序数据则可以计算 Spearman 或 Kendall 相关系数进行分析(参考融合教材的网络资料)。

2. 相关系数 $r$ 值究竟多大具有实际意义,需要根据具体问题而定。一般而言,$r \leq 0.3$ 时,表示相关性较差;$0.3 < r \leq 0.6$ 时,表示中度相关;$0.6 < r \leq 0.8$ 时,表示相关性较高;$r > 0.8$ 时,表示具有很高的相关性。

3. 相关系数可以描述两个变量间相关关系的方向和密切程度。然而,不能因为两变量间的相关系数有统计学意义($P \leq \alpha$),就认为两者之间存在着因果关系,要证明两事物间确实存在因果关系,必须凭借专业知识加以阐明。

## 三、回归与相关的联系与区别

1. 对同一资料进行相关与回归分析,相关系数 $r$ 与回归方程中的 $b$ 正负号相同,$r$ 和 $b$ 为正,说明 $X$ 与 $Y$ 的数量变化的方向是一致的,$X$ 增大,$Y$ 也增大;如果符号为负,说明方向相反。

2. 对同一样本可以得出 $r$ 与 $b$ 互相转化的公式:$b = rS_Y/S_X$,即回归系数 $b$ 等于相关系数乘以因变量 $Y$ 和自变量 $X$ 两者标准差的比值。两种假设检验完全等价。

3. 相关与回归可以互相解释。$r$ 的平方称为决定系数(coefficient of determination),可表示为

$$R^2 = r^2 = \frac{l_{XY}^2}{l_{XX}l_{YY}} = \frac{l_{XY}^2/l_{XX}}{l_{YY}} = \frac{SS_{回归}}{SS_{总}} \tag{11-19}$$

$R^2$ 表示回归平方和在总平方和中所占的比重,即 $R^2$ 越接近 1,说明回归效果越好。应用决定系数,还可以从回归的角度对相关系数做进一步的理解,例如若 $r = 0.5$,则有 $R^2 = 0.25$,说明因变量的变异有 25% 可以由自变量所解释。

4. 相关系数的计算只适用于两个数值变量服从双变量正态分布的情形,而在回归分析中,因变量是随机变量,自变量既可以是随机变量(Ⅱ 型回归模型),也可以是给定的量(Ⅰ 型回归模型)。

5. 线性相关表示两个变量之间的相互关系是双向的,不分主次,主要关注两个变量是否有一定的线性关系;线性回归则反映两个变量之间单向的数量变化或依存关系,更加关注的是自变量能够解释或预测因变量多少,更适合分析需要探索因果关系的数量变化。

### 练习题

### 一、单项选择题

1. 两数值变量的相关关系越强,对应的是(　　　　)

  A. 相关系数越大       B. 相关系数的绝对值越大

  C. 回归系数越大       D. 回归系数的绝对值越大

  E. 相关系数检验统计量的 $t$ 值越大

2. 回归分析的决定系数 $R^2$ 越接近于 1,说明(  )

  A. 相关系数越大       B. 回归方程的显著程度越高

  C. 因变量的变异越大     D. 因变量的变异越小

  E. 自变量对因变量的影响越大

3. 计算两变量 $X$ 和 $Y$ 的 Pearson 相关系数,要求的条件是(  )

  A. $X$ 和 $Y$ 服从双变量正态分布

  B. $X$ 服从正态分布

  C. $Y$ 服从正态分布

  D. $X$ 和 $Y$ 有回归关系

  E. $X$ 和 $Y$ 至少有一个服从正态分布

4. 两组资料对相同的自变量 $X$ 和因变量 $Y$ 作相关和回归分析,若直线回归系数 $b=-2.1$, $P<0.05$,下列选项可能正确的是(  )

  A. $r=0.369, P>0.05$    B. $r=0.878, P<0.05$

  C. $r=-0.369, P>0.05$   D. $r=-0.878, P<0.05$

  E. $r=-1.36, P<0.05$

5. 1~7 岁儿童可以用年龄(岁)估计体重(市斤),回归方程为 $\hat{Y}=14+4X$,若将体重换成国际单位 kg,则此方程(  )

  A. 常数项改变       B. 回归系数改变

  C. 常数项和回归系数都改变  D. 常数项和回归系数都不改变

  E. 决定系数改变

6. 对同一资料进行线性回归与相关分析时,下列正确的情形是(  )

  A. $\rho=0$ 时,$r=0$    B. $\rho>0$ 时,$b>0$    C. $r>0$ 时,$b<0$

  D. $r<0$ 时,$b<0$    E. $\rho<0$ 时,$r<0$

7. 在两变量 $X$ 和 $Y$ 线性相关与回归分析中,某人求得决定系数为 0.16,则下列说法**错误**的是 (  )

  A. 散点图中所有的实测点都排列在一条回归线上

  B. 决定系数即是 $r^2$

  C. $Y$ 的总变异中有 16% 可以由 $X$ 的变化来解释

  D. 相关系数 $|r|=0.4$

  E. 回归贡献相对较小

8. 若直线回归系数的假设检验结果 $P<0.05$,则可认为两变量间(  )

  A. 有密切的关系    B. 有一定的因果关系    C. 相关关系密切

  D. 存在数量依存关系   E. 有较强的回归关系

9. 作线性相关分析时,当 $n=12, r=0.767$,查 $r$ 界值表 $r_{0.001/2,10}=0.823, r_{0.002/2,10}=0.795, r_{0.005/2,10}=0.750$,则 $P$ 值范围为(  )

  A. $0.001<P<0.002$    B. $P<0.001$    C. $P<0.002$

  D. $P>0.005$      E. $0.002<P<0.005$

10. 通过线性回归分析,得决定系数 $R^2=0.49$,这一结果说明的是(  )

  A. 两个变量具有回归关系

  B. 一定有相关系数 $r=0.70$

C. $MS_{回归} > MS_{残差}$

D. $SS_{回归} > SS_{残差}$

E. $Y$ 的总变异有 49% 可以由 $X$ 的变化解释

11. 用最小二乘法建立线性回归方程的原则是保证各实测点到回归直线的（　　　）

　　A. 纵向距离的离均差最小　　　　B. 纵向距离的平方和最小

　　C. 垂直距离相等　　　　　　　　D. 垂直距离的平方和最小

　　E. 纵向距离等于零

12. 进行线性回归分析,合理的直观分析方法是（　　　）

　　A. 计算回归系数　　　　　　　　B. 判定回归系数的性质

　　C. 计算截距或常数项　　　　　　D. 绘制散点图

　　E. 作回归直线

13. 对同一资料进行直线回归与相关分析,回归方程为 $\hat{Y} = a + bX$,相关系数为 $r$,则在相同的检验水准 $\alpha$ 下,两者假设检验结果的关系是（　　　）

　　A. $b$ 显著 $r$ 一定显著　　　　　　B. $a$ 显著 $r$ 一定显著

　　C. $b$ 显著 $r$ 不一定显著　　　　　D. $r$ 显著 $b$ 不一定显著

　　E. $b$ 和 $r$ 检验结果近似相同

14. 对同一资料进行直线回归与相关分析,回归方程为 $\hat{Y} = a + bX$,相关系数为 $r$,$S_X$ 和 $S_Y$ 分别为自变量和因变量的标准差,则得到的 $b$ 和 $r$ 关系是（　　　）

　　A. $b = rS_X/S_Y$　　　　　　B. $b = rS_Y/S_X$　　　　　　C. $b = rS_YS_X$

　　D. $r = bS_XS_Y$　　　　　　E. $r = bS_Y/S_X$

15. 利用回归方程 $\hat{Y} = a + bX$ 进行预测时,在一定的 $X$ 取值上得到的估计值 $\hat{Y}$ 的含义是（　　　）

　　A. $\hat{Y}$ 的实测值　　　　　　B. $\hat{Y}$ 的最可能取值

　　C. $\hat{Y}$ 的置信区间　　　　　　D. 均值

　　E. 中位数

## 二、计算与分析题

1. 12 名 20 岁女青年的身高与体重资料如题表 11-1,试问女青年身高与体重之间有无相关关系?

题表 11-1　12 名 20 岁女青年的身高与体重资料

| 编号 | 1 | 2 | 3 | 4 | 5 | 6 | 7 | 8 | 9 | 10 | 11 | 12 |
|------|-----|-----|-----|-----|-----|-----|-----|-----|-----|-----|-----|-----|
| 身高/cm | 164 | 156 | 172 | 172 | 177 | 180 | 166 | 162 | 172 | 167 | 158 | 152 |
| 体重/kg | 55 | 56 | 60 | 68 | 66 | 65 | 56 | 55 | 60 | 55 | 46 | 51 |

2. 某医师研究某种代乳粉的营养价值时,用大白鼠做实验,得到大白鼠进食量和体重增加量的资料如题表 11-2,试问大白鼠的进食量与体重的增加量之间有无关系? 能否用大白鼠的进食量来估计其体重的增加量?

题表 11-2　大白鼠进食量和体重增加量的资料

| 动物编号 | 1 | 2 | 3 | 4 | 5 | 6 | 7 | 8 | 9 | 10 | 11 |
|----------|-----|-----|-----|-----|-----|-----|-----|-----|-----|-----|-----|
| 进食量/g | 820 | 780 | 720 | 867 | 690 | 787 | 934 | 679 | 639 | 820 | 780 |
| 增重量/g | 165 | 158 | 130 | 180 | 134 | 167 | 186 | 145 | 120 | 150 | 135 |

3. 测得 347 名 13 岁健康男童的身高和体重,身高均数为 146.4cm,标准差为 8.61cm,体重均数

为 37.04kg,标准差为 6.67kg。身高和体重的相关系数 $r=0.74$,试计算由身高推体重的回归系数及由体重推身高的回归系数。

4. 某医生为了探讨缺碘地区孕妇促甲状腺素(TSH)水平对新生儿的影响,应用免疫放射分析法测定了 8 名孕期为 15~17 周的孕妇血中 TSH 水平以及其分娩时脐带血 TSH 水平,检测结果如题表 11-3。

题表 11-3　8 名孕妇 15~17 周血中及分娩时脐带血中 TSH 水平　　　　单位:mU/L

| 编号 | 1 | 2 | 3 | 4 | 5 | 6 | 7 | 8 |
|---|---|---|---|---|---|---|---|---|
| 孕妇血 TSH 水平 | 1.23 | 1.54 | 1.84 | 2.03 | 1.67 | 1.74 | 1.93 | 1.54 |
| 脐带血 TSH 水平 | 3.54 | 3.91 | 4.03 | 5.14 | 4.21 | 3.94 | 4.85 | 4.07 |

请根据资料回答以下问题:

(1)如何判定孕妇血中 TSH 水平与脐带血中 TSH 水平是否有线性趋势?

(2)计算相关系数,并对相关系数进行假设检验。

(3)建立脐带血 TSH($Y$)对孕妇血 TSH($X$)的直线回归方程。

(4)当孕妇血 TSH 水平为 1.50 时,能否利用上述的回归方程来预测婴儿脐带血 TSH 水平?

(刘红波　尚　磊)

本章练习题
参考答案

本章补充练习题
及参考答案

本章思维导图

# 第十二章 | 多元线性回归

本章数字资源

在第十一章中已介绍了用直线回归描述一个因变量与一个自变量之间的线性依存关系,但由于事物之间的联系往往是多方面的,特别在医学研究中,某个因变量往往受多个因素(自变量)的影响,如儿童身高不仅受年龄影响,而且受性别影响;肺活量的大小除与年龄、性别有关外,还受身高、体重以及胸围的呼吸差等因素的影响。如果这些因素与因变量之间的关系是线性的,则可以应用多元线性回归(multiple linear regression)来研究。多元线性回归是研究一个因变量与多个自变量之间线性依存关系的统计方法,可以对自变量的作用进行评价,也可以用作预测和判别。

## 第一节 | 多元线性回归

### 一、多元线性回归模型

设与因变量 $Y$ 有关的自变量有 $m$ 个,记为 $X_1, X_2, \cdots, X_m$。假定观察到 $n$ 例样本数据,如表 12-1 所示。

表 12-1 多元回归分析数据格式

| 例号 $i$ | $X_1$ | $X_2$ | $\cdots$ | $X_m$ | $Y$ |
|---|---|---|---|---|---|
| 1 | $X_{11}$ | $X_{12}$ | $\cdots$ | $X_{1m}$ | $Y_1$ |
| 2 | $X_{21}$ | $X_{22}$ | $\cdots$ | $X_{2m}$ | $Y_2$ |
| 3 | $X_{31}$ | $X_{32}$ | $\cdots$ | $X_{3m}$ | $Y_3$ |
| $\vdots$ | $\vdots$ | $\vdots$ | $\vdots$ | $\vdots$ | $\vdots$ |
| $n$ | $X_{n1}$ | $X_{n2}$ | $\cdots$ | $X_{nm}$ | $Y_n$ |

多元线性回归模型的一般形式可表示为

$$Y = \beta_0 + \beta_1 X_1 + \beta_2 X_2 + \cdots + \beta_m X_m + e \tag{12-1}$$

其中 $\beta_0$ 为常数项,又称截距,$\beta_1, \beta_2, \cdots, \beta_m$ 称为偏回归系数(partial regression coefficient)或简称回归系数。公式(12-1)表示数据中因变量 $Y$ 可以近似地表示为自变量 $X_1, X_2, \cdots, X_m$ 的线性函数,而 $e$ 则是去除 $m$ 个自变量对 $Y$ 影响后的随机误差,也称残差。偏回归系数 $\beta_j (j=1,2,\cdots,m)$ 表示在其他自变量保持不变时,$X_j$ 增加或减少一个单位时 $Y$ 的平均变化量。

多元线性回归模型的应用需要满足如下条件:

(1)$Y$ 与 $X_1, X_2, \cdots, X_m$ 之间具有线性关系;

(2)各例观测值 $Y_i(i=1,2,\cdots,n)$ 相互独立;

(3)残差 $e$ 服从均数为 0、方差为 $\sigma^2$ 的正态分布,它等价于对任意一组自变量 $X_1, X_2, \cdots, X_m$ 值,因变量 $Y$ 具有相同方差,并且服从正态分布。

上述多元线性模型可简写成回归方程的形式

$$\hat{Y} = b_0 + b_1 X_1 + b_2 X_2 + \cdots + b_m X_m \tag{12-2}$$

式中,$\hat{Y}$ 为在自变量 $X_1, X_2, \cdots, X_m$ 取固定值时,因变量 $Y$ 的总体平均值的估计值;$b_0, b_1, b_2, \cdots, b_m$ 为

$\beta_0, \beta_1, \beta_2, \cdots, \beta_m$ 的估计值。

与直线回归相同,多元线性回归模型的参数估计可以用最小二乘法得到,即根据观察到的 $n$ 例数据,代入公式(12-2),得到残差平方和

$$Q = \sum_{i=1}^{n}(Y_i - \hat{Y}_i)^2 = \sum_{i=1}^{n}[Y_i - (b_0 + b_1 X_{i1} + b_2 X_{i2} + \cdots + b_m X_{im})]^2 \qquad (12\text{-}3)$$

然后计算出使 $Q$ 最小的 $b_1, b_2, \cdots, b_m$。常数项 $b_0$ 可用下式求出

$$b_0 = \bar{Y} - (b_1 \bar{X}_1 + b_2 \bar{X}_2 + \cdots + b_m \bar{X}_m) \qquad (12\text{-}4)$$

由于多元线性回归方程的最小二乘法计算量较大,需要借助统计软件完成。本章将主要通过实例介绍多元线性回归分析的基本步骤,并利用 SPSS 或 SAS 统计软件完成计算。

【例 12-1】20 名糖尿病人的血糖、胰岛素及生长激素的测定值列于表 12-2 中,试建立血糖对于胰岛素及生长激素的二元线性回归方程。

表 12-2 糖尿病人的血糖、胰岛素及生长激素的测定值

| 病例号 $i$ | 血糖/(mmol/L) $Y$ | 胰岛素/(mU/L) $X_1$ | 生长激素/(μg/L) $X_2$ |
|---|---|---|---|
| 1 | 12.21 | 15.2 | 9.51 |
| 2 | 14.54 | 16.7 | 11.43 |
| 3 | 12.27 | 11.9 | 7.53 |
| 4 | 12.04 | 14.0 | 12.17 |
| 5 | 7.88 | 19.8 | 2.33 |
| 6 | 11.10 | 16.2 | 13.52 |
| 7 | 10.43 | 17.0 | 10.07 |
| 8 | 13.32 | 10.3 | 18.89 |
| 9 | 19.59 | 5.9 | 13.14 |
| 10 | 9.05 | 18.7 | 9.63 |
| 11 | 6.44 | 25.1 | 5.10 |
| 12 | 9.49 | 16.4 | 4.53 |
| 13 | 10.16 | 22.0 | 2.16 |
| 14 | 8.38 | 23.1 | 4.26 |
| 15 | 8.49 | 23.2 | 3.42 |
| 16 | 7.71 | 25.0 | 7.34 |
| 17 | 11.38 | 16.8 | 12.75 |
| 18 | 10.82 | 11.2 | 10.88 |
| 19 | 12.49 | 13.7 | 11.06 |
| 20 | 9.21 | 24.4 | 9.16 |

根据上述研究问题,观察每个自变量与因变量散点图大致呈线性趋势,采用多元线性回归方法,其回归方程为

$$\hat{Y} = b_0 + b_1 X_1 + b_2 X_2$$

使用表 12-2 数据拟合该方程,由 SPSS 统计软件可得到表 12-3 的主要结果。

表 12-3　回归系数估计结果

| 变量 | 回归系数 | 标准误 | $t$ | $P$ |
|---|---|---|---|---|
| 常数项 | 17.011 | 2.472 | 6.880 | $< 0.001$ |
| $X_1$ | −0.406 | 0.094 | −4.313 | $< 0.001$ |
| $X_2$ | 0.098 | 0.116 | 0.843 | 0.411 |

由此得到回归方程为

$$\hat{Y} = 17.011 - 0.406X_1 + 0.098X_2$$

## 二、多元线性回归模型的假设检验

由样本计算出的回归系数 $b_j$ 是总体回归系数 $\beta_j$ 的估计值（$j=1,2,\cdots,m$）。如果总体回归系数等于 0，则由于存在抽样误差，仍可使样本估计的回归系数不等于 0。与简单直线回归的情形相同，需对所建立的多元回归方程进行假设检验，以判断它是否具有统计学意义。多元线性回归模型的假设检验分为模型检验和单个回归系数检验。

### （一）模型检验

可用方差分析方法检验因变量 $Y$ 与 $m$ 个自变量之间是否存在线性回归关系。根据模型（12-1），在有多个自变量的情况下，因变量总离均差平方和 $SS_\text{总}$ 可分解成回归平方和 $SS_\text{回归}$ 和残差平方和 $SS_\text{残差}$ 两个部分，即

$$SS_\text{总} = SS_\text{回归} + SS_\text{残差} \tag{12-5}$$

其中，总离均差平方和为

$$SS_\text{总} = \sum(Y - \overline{Y})^2 = \sum Y^2 - \frac{(\sum Y)^2}{n} \tag{12-6}$$

回归平方和为

$$SS_\text{回归} = \sum(\hat{Y} - \overline{Y})^2 = \sum b_j l_{jY} \tag{12-7}$$

其中 $b_j$ 为回归系数，$l_{jY}$ 为第 $j$ 个自变量与因变量 $Y$ 的离均差积和。残差平方和为

$$SS_\text{残差} = \sum(Y - \hat{Y})^2 = SS_\text{总} - SS_\text{回归} \tag{12-8}$$

各离均差平方和所对应的自由度分别为 $\nu_\text{总} = n - 1$，$\nu_\text{回归} = m$，$\nu_\text{残差} = n - m - 1$。$F$ 统计量计算公式为

$$F = \frac{SS_\text{回归} / m}{SS_\text{残差} / (n - m - 1)} = \frac{MS_\text{回归}}{MS_\text{残差}} \tag{12-9}$$

在检验假设 $H_0: \beta_1 = \beta_2 = \cdots = \beta_m = 0$ 成立条件下，统计量 $F$ 服从 $F_{\alpha(m, n-m-1)}$ 分布，如果 $F \geqslant F_{\alpha(m, n-m-1)}$，则在 $\alpha$ 水平上拒绝 $H_0$，认为 $m$ 个自变量 $X_1, X_2, \cdots, X_m$ 中至少有一个与因变量 $Y$ 之间存在线性回归关系，即回归方程有统计学意义；否则，不拒绝 $H_0$，即回归方程无统计学意义。

对于例 12-1，模型检验的假设为

$H_0: \beta_1 = \beta_2 = 0$

$H_1: \beta_1 \neq 0$ 和 $\beta_2 \neq 0$ 至少有一个成立

$\alpha = 0.05$

由 SPSS 或 SAS 统计软件可得到表 12-4 的模型检验结果。结果显示，$F = 21.54$，$P < 0.000\,1$，拒绝 $H_0$，即所求回归方程具有统计学意义。

表 12-4　回归方程的方差分析表

| 变异来源 | $SS$ | $\nu$ | $MS$ | $F$ | $P$ |
|---|---|---|---|---|---|
| 回归 | 116.626 | 2 | 58.313 | 21.539 | $< 0.000\,1$ |
| 残差 | 46.025 | 17 | 2.707 | | |
| 总变异 | 162.651 | 19 | | | |

### （二）偏回归系数检验

回归方程具有统计学意义,只能说明整体的情况,并不能保证每个自变量都具有统计学意义。因此,需要对每个自变量的回归系数进行假设检验,具体有 $F$ 检验和 $t$ 检验两种方法,两种检验方法的结果相同。

#### 1. $F$ 检验

（1）建立检验假设,确定检验水准

$H_0:\beta_j=0,H_1:\beta_j\neq0$

$\alpha=0.05$

（2）计算 $F$ 统计量

首先,建立含有 $m$ 个自变量的回归方程,并计算回归平方和 $SS_{回归}$ 和残差平方和 $SS_{残差}$。然后,将拟检验的自变量 $X_j(j=1,2,\cdots,m)$ 从中剔除,重新建立含 $m-1$ 个自变量的回归方程,并计算不包含 $X_j$ 的回归平方和 $SS_{回归(-j)}$,则 $U_j=SS_{回归}-SS_{回归(-j)}$ 为 $X_j$ 单独引起的回归平方和的改变量,称其为偏回归平方和(自由度为1)。最后计算 $F$ 统计量,即

$$F_j=\frac{U_j/1}{SS_{残差}/(n-m-1)} \tag{12-10}$$

（3）在 $H_0$ 成立时,$F_j$ 服从 $F_{\alpha(1,n-m-1)}$ 分布。查方差分析 $F$ 界值表,如果 $F_j\geqslant F_{\alpha(1,n-m-1)}$,即 $P\leqslant\alpha$,则在 $\alpha$ 水平上拒绝 $H_0$,认为自变量 $X_j$ 具有统计学意义。

对于例12-1,胰岛素 $X_1$ 和生长激素 $X_2$ 全部纳入回归方程时,有 $SS_{回归}=116.6265,SS_{残差}=46.0246$ 把 $X_1$ 从回归方程中取出,建立 $X_2$ 与 $Y$ 的回归方程为

$$\hat{Y}=7.012+0.429X_2$$

此时

$$SS_{回归(-1)}=66.2746$$

$$U_1=SS_{回归}-SS_{回归(-1)}=116.6265-66.2746=50.3519$$

若把 $X_2$ 从回归方程中取出,建立 $X_1$ 与 $Y$ 的回归方程为

$$\hat{Y}=-18.7961-0.4585X_1$$

此时

$$SS_{回归(-2)}=114.7032$$

$$U_2=SS_{回归}-SS_{回归(-2)}=116.6265-114.7032=1.9233$$

由公式（12-9）得

$$F_1=\frac{U_1/1}{SS_{残差}/(n-m-1)}=\frac{50.3519/1}{46.0249/(20-2-1)}=18.5982$$

$$F_2=\frac{U_2/1}{SS_{残差}/(n-m-1)}=\frac{1.9233/1}{46.0249/(20-2-1)}=0.7104$$

查 $F$ 界值表(附表4),$F_{0.05(1,17)}=3.59,F_1>3.59,F_2<3.59$。因此,在 $\alpha=0.05$ 水平上,可以认为胰岛素对血糖的作用有统计学意义( $P<0.05$ ),而生长激素则对血糖变化无影响( $P>0.05$ )。

#### 2. $t$ 检验

原假设为 $H_0:\beta_j=0$,备择假设为 $H_1:\beta_j\neq0$。$t$ 检验方法比 $F$ 检验更为简便,检验统计量为

$$t_{b_j}=\frac{b_j}{S_{b_j}} \tag{12-11}$$

其中 $S_{b_j}$ 为偏回归系数 $b_j$ 的标准误。

由表12-3中的回归系数的估计结果,按公式（12-11）,$X_1$ 的检验结果为 $t_{b_1}=-4.313,P<0.001;X_2$ 的检验结果为 $t_{b_2}=0.843,P=0.411$。结论与方差分析检验结果相同,即胰岛素对血糖水平的作用具有统计学意义,生长激素则未显示出其对血糖的作用。

### (三) 标准化回归系数

有时需要比较各自变量的相对作用大小,由于回归系数受变量度量衡和各自变异程度的影响,不能直接比较。为此,可以对回归系数进行标准化处理,消除度量衡和变异度的影响,计算标准化回归系数(standardized regression coefficient),反映各自变量对因变量的影响程度。计算公式为

$$b_j' = b_j \left( \frac{S_j}{S_Y} \right) \tag{12-12}$$

式中,$S_j$ 和 $S_Y$ 分别为自变量 $X_j$ 及因变量 $Y$ 的标准差,$b_j$ 为 $X_j$ 的回归系数。标准化回归系数相当于将原始数据经 $X' = (X - \overline{X})/S$ 标准化后得到的回归系数。

## 三、应用实例

【例 12-2】为了研究影响糖尿病患者糖化血红蛋白(HbA1c)的主要危险因素,某研究者收集了糖尿病患者的糖化血红蛋白 $Y$(%)、年龄 $X_1$(岁)、体重指数 $X_2$(kg/m$^2$)、总胆固醇 $X_3$(mmol/L)、收缩压 $X_4$(mmHg)和舒张压 $X_5$(mmHg)等数据资料。现从中随机抽取了 20 例,数据见表 12-5,试作多元线性回归分析。

表 12-5　20 例糖尿病患者的数据资料

| 编号 | $X_1$ | $X_2$ | $X_3$ | $X_4$ | $X_5$ | $Y$ | 编号 | $X_1$ | $X_2$ | $X_3$ | $X_4$ | $X_5$ | $Y$ |
|------|-------|-------|-------|-------|-------|-----|------|-------|-------|-------|-------|-------|-----|
| 1 | 49 | 32.19 | 6.0 | 148 | 86 | 7.6 | 11 | 53 | 23.43 | 7.1 | 161 | 86 | 7.5 |
| 2 | 67 | 24.77 | 2.7 | 151 | 98 | 7.4 | 12 | 46 | 30.56 | 2.9 | 146 | 79 | 7.3 |
| 3 | 64 | 25.24 | 7.0 | 151 | 80 | 7.4 | 13 | 59 | 25.19 | 6.0 | 158 | 80 | 7.3 |
| 4 | 66 | 24.26 | 4.8 | 157 | 87 | 7.2 | 14 | 76 | 27.26 | 5.4 | 124 | 85 | 6.9 |
| 5 | 68 | 30.28 | 3.5 | 136 | 83 | 7.3 | 15 | 63 | 23.93 | 6.7 | 133 | 89 | 7.5 |
| 6 | 48 | 26.18 | 7.6 | 137 | 87 | 7.6 | 16 | 74 | 24.94 | 7.9 | 166 | 82 | 7.9 |
| 7 | 66 | 26.36 | 5.9 | 157 | 91 | 7.5 | 17 | 52 | 22.82 | 5.3 | 149 | 71 | 7.3 |
| 8 | 47 | 32.07 | 5.7 | 157 | 89 | 7.7 | 18 | 64 | 24.34 | 2.5 | 126 | 93 | 6.8 |
| 9 | 64 | 28.44 | 6.1 | 154 | 82 | 7.3 | 19 | 54 | 25.44 | 2.6 | 151 | 83 | 6.9 |
| 10 | 75 | 30.65 | 6.9 | 137 | 86 | 7.7 | 20 | 78 | 28.98 | 7.2 | 147 | 74 | 7.5 |

对于表 12-5 的数据用 SPSS 或 SAS 统计软件计算,主要结果见表 12-6 和表 12-7。

表 12-6　回归方程的方差分析表

| 变异来源 | SS | $v$ | MS | F | P |
|----------|------|-----|------|------|------|
| 回归 | 1.079 06 | 5 | 0.215 81 | 7.32 | 0.001 5 |
| 残差 | 0.412 94 | 14 | 0.029 50 | | |
| 总变异 | 1.492 00 | 19 | | | |

表 12-7　偏回归系数估计结果

| 自变量 | 偏回归系数 | 标准误 | $t$ | $P$ |
|--------|------------|--------|------|------|
| 常数项 | 3.875 98 | 1.011 15 | 3.83 | 0.001 8 |
| $X_1$ | −0.001 53 | 0.004 09 | −0.37 | 0.714 6 |
| $X_2$ | 0.031 92 | 0.013 48 | 2.37 | 0.032 8 |
| $X_3$ | 0.108 34 | 0.024 51 | 4.42 | 0.000 6 |
| $X_4$ | 0.008 50 | 0.003 68 | 2.31 | 0.036 6 |
| $X_5$ | 0.010 58 | 0.006 63 | 1.60 | 0.132 8 |

由表 12-6 可见，$F = 7.32, P < 0.01$，此回归方程有统计学意义。由表 12-7 可见，自变量 $X_2, X_3, X_4$ 按 $\alpha = 0.05$ 检验水准具有统计学意义，但 $X_1$ 和 $X_5$ 不显著。

### 四、复相关系数和决定系数

**1. 复相关系数** 表示回归方程中的全部自变量 $X$ 的线性组合与因变量 $Y$ 的相关密切程度。和简单相关系数不同的是，复相关系数（multiple correlation coefficient）取值总为正值，简记为 $R$（$0 \leqslant R \leqslant 1$）。计算公式为

$$R = \sqrt{\frac{SS_{回归}}{SS_{总}}} = \sqrt{1 - \frac{SS_{残差}}{SS_{总}}} \tag{12-13}$$

**2. 决定系数** 复相关系数的平方称为决定系数（coefficient of determination），记为 $R^2$，反映线性回归方程能在多大程度上解释因变量 $Y$ 的变异性。其定义为

$$R^2 = \frac{SS_{回归}}{SS_{总}} = 1 - \frac{SS_{残差}}{SS_{总}}, \quad 0 \leqslant R^2 \leqslant 1 \tag{12-14}$$

决定系数 $R^2$ 反映了回归方程与数据的拟合程度，其值越接近 1，说明回归方程的拟合程度越好；反之，其值越接近 0，说明回归方程的拟合程度越差。例 12-2 中 $R^2 = 0.723\,2$，说明由年龄、体重指数、总胆固醇、收缩压和舒张压可解释该样本糖化血红蛋白变异的 72.32%。

## 第二节 | 多元逐步回归

多元线性回归分析中，当自变量较多时，可能并不是所有自变量都对因变量有显著影响，同时有些自变量之间可能相关，存在信息重叠和共线的问题。通常情况下，更希望将有统计学意义的自变量引入回归方程，以使方程更为简单，容易解释。更重要的是，把不显著的自变量排除后可以使回归方程的残差均方减小，有利于揭示其他自变量的作用并提高预测精度。为此可以采用三种自变量筛选方法，即向前选择法（forward selection）、向后选择法（backward selection）和逐步选择法（stepwise selection）。

**1. 向前选择法** 方程由一个自变量开始，每次引入一个偏回归平方和最大且具有统计学意义的自变量，由少到多，直到不具有统计意义的因素不可以引入为止。这种方法的主要问题是，先进入方程的变量有可能受到后进入方程变量的影响变得不显著。

**2. 向后选择法** 先建立一个包含所有自变量的回归方程，然后每次剔除一个偏回归平方和最小且无统计学意义的自变量，直到不能剔除时为止。这种方法在样本量比较大（如 $n > 100$），或者自变量不是很多的情况下（如 $m < 10$）效果较好。

**3. 逐步选择法** 在前述两种方法的基础上进行双向筛选的一种方法。即向前引入每一个新自变量之后都要重新对先前已选入的自变量进行检查，以评价其有无继续保留在方程中的价值。为此需要"引入"和"剔除"交替进行，直到无新变量可以引入也无自变量可以剔除时为止。

上述筛选自变量三种方法，可以计算偏回归平方和的 $F$ 统计量，即使用公式（12-10）进行检验和筛选。有时也采用校正决定系数（adjusted $R$-square）$R_c^2$ 作为判断标准。选择校正决定系数大者为"最优"方程。校正决定系数的计算公式为

$$R_c^2 = 1 - (1 - R^2) \frac{n-1}{n-p-1} = 1 - \frac{MS_{误差}}{MS_{总}} \tag{12-15}$$

式中 $p$（$p = 1, 2, \cdots, m$）为方程中包含的自变量个数。

在进行逐步回归前，首先应确定检验每个自变量是否有统计学意义的 $F$ 检验水准，以此作为引入或剔除变量的标准。$F$ 检验水平可以根据具体情况而定。一般而言，若使最终的回归方程中包含较

多的自变量,$F$ 水平可以适当放宽些,但也不能取得太低,否则会失去筛选自变量的意义。一般可将 $F$ 值定在 $\alpha$ 为 0.05,0.10 或 0.20 水平上,同时要求 $\alpha_{选入} \leqslant \alpha_{剔除}$。

逐步回归法最后得到的"最优"回归方程,与所给的临界值的选择有关,无法保证所挑选的回归方程在任何准则下都是最优的。回归方程是否合理需要结合专业知识进行判断。

对例 12-2 进行多元逐步回归,采用逐步法筛选自变量,选入水准为 0.10,剔除水准为 0.15。逐步回归的过程及分析结果归纳如表 12-8、表 12-9 和表 12-10,具体步骤如下。

表 12-8 逐步回归过程

| 步骤($l$) | 引入变量 | 剔除变量 | 变量个数 $p$ | $R^2$ | $SS_{回}^{(l)}(X_j)$ | $SS_{残}^{(l)}$ | $F$ 值 | $P$ 值 |
|---|---|---|---|---|---|---|---|---|
| 1 | $X_3$ | | 1 | 0.480 | 0.717 | 0.775 | 16.640 | 0.001 |
| 2 | $X_2$ | | 2 | 0.564 | 0.124 | 0.651 | 3.259 | 0.089 |
| 3 | $X_4$ | | 3 | 0.671 | 0.160 | 0.491 | 5.220 | 0.036 |

表 12-9 方差分析表

| 变异来源 | $SS$ | $\nu$ | $MS$ | $F$ | $P$ |
|---|---|---|---|---|---|
| 总变异 | 1.492 | 19 | | | |
| 回归 | 1.001 | 3 | 0.334 | 10.889 | < 0.001 |
| 残差 | 0.491 | 16 | 0.031 | | |

表 12-10 回归系数估计及检验结果

| 变量 | 回归系数 | 标准误 | 标准回归系数 | $t$ | $P$ |
|---|---|---|---|---|---|
| 常数项 | 4.799 | 0.667 | 0.000 | 7.194 | < 0.001 |
| $X_2$ | 0.031 | 0.014 | 0.341 | 2.287 | 0.036 |
| $X_3$ | 0.097 | 0.024 | 0.611 | 4.125 | 0.001 |
| $X_4$ | 0.008 | 0.004 | 0.330 | 2.285 | 0.036 |

最后得到的回归方程为

$$\hat{Y} = 4.799 + 0.031X_2 + 0.097X_3 + 0.008X_4$$

根据上述结果,可以认为体重指数 $X_2$、总胆固醇 $X_3$ 和收缩压 $X_4$ 是影响糖化血红蛋白的主要因素。

## 第三节 多元线性回归的注意事项

1. **应用条件** 多元线性回归原则上要求因变量是连续型变量,其预测值与实际观测值的差值(模型中的 $e$)服从正态分布,并且在不同的 $X$ 取值上方差相同。另外,要求因变量的观测值相互独立,对于传染性疾病等数据应谨慎处理。

2. **样本含量** 多元线性回归既可用于大样本资料,又可用于小样本资料,但是如果方程中自变量的个数 $m$ 较多,样本含量 $n$ 相对于 $m$ 并不很大时,建立的回归方程会很不稳定,常常有较大的 $R^2$,容易造成一种假象。因此,实际计算时应注意 $n$ 与 $m$ 的比例,经验上 $n$ 至少应是方程中自变量个数 $m$ 的 5~10 倍。

3. **定性变量的数量化** 在多元线性回归中,自变量通常是连续型变量,而对于分类变量必须数量化后引入回归方程。

(1)二分类变量数量化方法:如对于性别变量 $X$ 的赋值方法为

$$X=\begin{cases}1, & 男性 \\ 0, & 女性\end{cases} \quad 或 \quad X=\begin{cases}1, & 女性 \\ 0, & 男性\end{cases}$$

（2）多分类变量数量化方法：如果有 $k$ 类，则可用 $k-1$ 个取值为 0 或 1 的哑变量（dummy variables）来赋值表达，例如血型分为 A、B、AB 和 O 型，对于血型变量 $X$ 使用哑变量表示时，哑变量赋值（以 O 型为对照）方法为

$$X_1=\begin{cases}1, & A 型 \\ 0, & 其他血型\end{cases}, \quad X_2=\begin{cases}1, & B 型 \\ 0, & 其他血型\end{cases}, \quad X_3=\begin{cases}1, & AB 型 \\ 0, & 其他血型\end{cases}$$

对此也可以用表 12-11 表述。

表 12-11　血型变量的哑变量赋值方法

| 血型 | 分组编码 | 哑变量 | | |
|---|---|---|---|---|
| $X$ | $G$ | $X_1$ | $X_2$ | $X_3$ |
| O 型 | 1 | 0 | 0 | 0 |
| A 型 | 2 | 1 | 0 | 0 |
| B 型 | 3 | 0 | 1 | 0 |
| AB 型 | 4 | 0 | 0 | 1 |

（3）有序变量处理方法：如病情分为轻、中、重时，可以按 1、2、3 赋值的方法直接引入回归模型。如果样本量较大，也可以先化作哑变量再引入回归模型。

哑变量的引入，扩大了回归分析的应用范围。需要注意的是，当分类数 $k>2$ 时，不能用常规的逐步回归方法进行变量选择，而应将 $k-1$ 个哑变量作为一个整体来考虑是否引入方程，即需要同时进出模型。

**4. 多重共线性**　当自变量间存在较强的线性关系时，会使多元回归方程中的参数估计不稳定，影响多元线性回归分析的结果。如研究高血压与年龄、吸烟年限、饮白酒年限等因素的关系，这些自变量通常是相关的，如果这种相关程度非常高，使用最小二乘法建立回归方程就有可能不合理。

**5. 关于变量筛选**　在自变量较多的情况下，使用逐步回归分析常能使问题得到简化，较快地得到结果。但必须指出：不要盲目信任逐步回归得到的结果，所谓的"最优"回归方程不一定是最好的，没有选入方程的变量也未必没有意义。选择不同的检验水平，其回归方程的结果可能不一致；相同的变量在不同变量组合中得到的检验 $P$ 值也可能不同。建立回归方程时，最好结合所要研究的问题和专业知识确定应选择的变量。

## 练习题

一、单项选择题

1. 在疾病发生危险因素的研究中，采用多变量回归分析的主要目的是（　　　）
   A. 节省样本　　　　　　　　　B. 提高分析效率　　　　　　　　C. 克服共线影响
   D. 减少异常值的影响　　　　　E. 减少混杂的影响

2. 多元线性回归分析中，反映回归平方和在因变量 $Y$ 的总离均差平方和中所占比重的统计量是（　　　）
   A. 简单相关系数　　　　　　　B. 复相关系数　　　　　　　　　C. 偏回归系数
   D. 回归均方　　　　　　　　　E. 决定系数 $R^2$

3. 对同一资料作多变量线性回归分析，若对两个具有不同个数自变量的回归方程进行比较，应

选用的指标是( )

    A. 决定系数               B. 相关系数               C. 偏回归平方和

    D. 校正决定系数        E. 复相关系数

4. 多元线性回归分析中,反映自变量对因变量的作用大小的是( )

    A. 决定系数               B. 标准化偏回归系数      C. 偏回归平方和

    D. 校正决定系数        E. 复相关系数

5. 逐步回归分析中,若增加引入的自变量,则( )

    A. 回归平方和与残差平方和均增大

    B. 回归平方和与残差平方和均减少

    C. 总平方和与回归平方和均增大

    D. 回归平方和增大,残差平方和减少

    E. 总平方和与回归平方和均减少

6. 多元线性回归分析,对回归方程作方差分析,检验统计量 $F$ 值反映了( )

    A. 所有自变量与因变量间是否存在线性回归关系

    B. 部分自变量与因变量间是否存在线性回归关系

    C. 自变量与因变量间存在的线性回归关系是否较强

    D. 自变量之间是否存在共线

    E. 回归方程的拟合优度

7. 在多元回归分析中,若对某个自变量的值都乘以一个不为零的常数,则( )

    A. 偏回归系数不变、标准回归系数改变

    B. 偏回归系数改变、标准回归系数不变

    C. 偏回归系数与标准回归系数均不改变

    D. 偏回归系数与标准回归系数均改变

    E. 偏回归系数和决定系数均改变

8. 在多元回归分析中,若对某个自变量的值都加上一个不为零的常数 $k$,则( )

    A. 截距和该偏回归系数值均不变

    B. 该偏回归系数值为原有偏回归系数值的 $k$ 倍

    C. 该偏回归系数值会改变,但无规律

    D. 截距改变,但所有偏回归系数值均不改变

    E. 所有偏回归系数值均不会改变

9. 以下**不是**多元线性回归模型应用必须满足的条件是( )

    A. 因变量与自变量存在线性关系      B. 因变量值相互独立

    C. 残差服从正态分布             D. 自变量服从正态分布

    E. 对任意一组自变量因变量具有相同方差

10. 多元线性回归中的多重共线性指的是( )

    A. 因变量与自变量存在线性关系      B. 因变量与多个自变量相关

    C. 自变量之间存在线性相关         D. 因变量之间存在线性相关

    E. 因变量与部分自变量存在线性关系

11. 在数据分析阶段,控制混杂因素的方法是( )

    A. 删除混杂因素变量           B. 与研究因素同时引入模型

    C. 将数据标准化后             D. 对各单变量分别进行分析

    E. 计算标准回归系数

12. 多元回归 $X_j$ 的偏回归平方和 $U_j$ 指的是( )

A. 混杂因素 $X_j$ 的回归平方和　　　　　B. 单变量 $X_j$ 分析得到回归平方和

C. 模型中包含 $X_j$ 的回归平方和　　　　D. 总平方和减去 $X_j$ 的回归平方和

E. 有无 $X_j$ 回归平方和的改变量

13. 标准化回归系数 $b_j'$ 可用于衡量自变量 $X_j$ 对因变量 $Y$ 的作用，$S_j$ 和 $S_Y$ 分别是两个变量的标准差，其计算公式为（　　　）

A. $b_j' = b_j S_j / S_Y$　　　　　　B. $b_j' = b_j S_Y / S_j$　　　　　　C. $b_j' = b_j$

D. $b_j' = b\sqrt{S_j/S_Y}$　　　　　　E. $b_j' = b\sqrt{S_Y S_X}$

14. 多元分析中具有 $k$ 个分类的变量化作哑变量的方法是（　　　）

A. 给各分类赋予 $k$ 个分值　　　　　B. 根据分类编码进行定量

C. 化作 $k-1$ 个 $0-1$ 变量　　　　　D. 化作 $k$ 个 $0-1$ 变量

E. 化作 $k+1$ 个 $0-1$ 变量

15. 现测量了 102 名动脉硬化患者的血脂，因变量为低密度脂蛋白与高密度脂蛋白含量比值（$Y$），建立的回归方程为 $\hat{Y} = 8.837 + 0.014TC - 0.001TG - 0.033ApoA1 + 0.011ApoB$，假如其他指标不变，$ApoB$ 由 100mg/dl 增加到 120mg/dl，$Y$ 的平均改变量是（　　　）

A. 0.110　　　　B. 1.248　　　　C. 20.000　　　　D. 3.644　　　　E. 0.220

二、计算与分析题

1. 某种特殊营养缺乏状态下，儿童年龄（岁）、身高（cm）与体重（kg）测定结果见题表 12-1。

（1）试建立年龄、身高与体重的二元回归方程；

（2）对回归方程作检验；

（3）计算复相关系数与决定系数；

（4）计算年龄和身高的标准偏回归系数。

题表 12-1　营养缺乏儿童年龄、身高、体重测定值

| 编号（$i$） | 1 | 2 | 3 | 4 | 5 | 6 | 7 | 8 | 9 | 10 | 11 | 12 |
|---|---|---|---|---|---|---|---|---|---|---|---|---|
| 身高（$X_1$）/cm | 145 | 150 | 124 | 157 | 129 | 127 | 140 | 122 | 107 | 107 | 155 | 148 |
| 年龄（$X_2$）/岁 | 8 | 10 | 6 | 11 | 8 | 7 | 10 | 9 | 10 | 6 | 12 | 9 |
| 体重（$Y$）/kg | 29 | 32 | 24 | 30 | 25 | 26 | 35 | 26 | 25 | 23 | 35 | 31 |

2. 有学者认为，血清中低密度脂蛋白增高和高密度脂蛋白降低，是引起动脉硬化的一个重要原因。现测量了 30 名动脉硬化疑似患者的载脂蛋白 A1、载脂蛋白 B、载脂蛋白 E、载脂蛋白 C、低密度脂蛋白中的胆固醇、高密度脂蛋白中的胆固醇含量，资料如题表 12-2。

（1）分别作 $Y_1$ 和 $Y_2$ 对 $X_1$、$X_2$、$X_3$、$X_4$ 的多元线性回归分析；

（2）作 $Y_2/Y_1$ 对 $X_1$、$X_2$、$X_3$、$X_4$ 的逐步回归分析，并与前面的分析结果进行比较。

题表 12-2　30 名动脉硬化疑似患者的观测资料　　　　　　　　单位：mg/dl

| 序号 $i$ | 载脂蛋白 A1 $X_1$ | 载脂蛋白 B $X_2$ | 载脂蛋白 E $X_3$ | 载脂蛋白 C $X_4$ | 低密度脂蛋白中的胆固醇 $Y_1$ | 高密度脂蛋白中的胆固醇 $Y_2$ |
|---|---|---|---|---|---|---|
| 1 | 173 | 106 | 7.0 | 14.7 | 137 | 62 |
| 2 | 139 | 132 | 6.4 | 17.8 | 162 | 43 |
| 3 | 198 | 112 | 6.9 | 16.7 | 134 | 81 |
| 4 | 118 | 138 | 7.1 | 15.7 | 188 | 39 |

| 序号 $i$ | 载脂蛋白 A1 $X_1$ | 载脂蛋白 B $X_2$ | 载脂蛋白 E $X_3$ | 载脂蛋白 C $X_4$ | 低密度脂蛋白中的胆固醇 $Y_1$ | 高密度脂蛋白中的胆固醇 $Y_2$ |
|---|---|---|---|---|---|---|
| 5 | 139 | 94 | 8.6 | 13.6 | 138 | 51 |
| 6 | 175 | 160 | 12.1 | 20.3 | 215 | 65 |
| 7 | 131 | 154 | 11.2 | 21.5 | 171 | 40 |
| 8 | 158 | 141 | 9.7 | 29.6 | 148 | 42 |
| 9 | 158 | 137 | 7.4 | 18.2 | 197 | 56 |
| 10 | 132 | 151 | 7.5 | 17.2 | 113 | 37 |
| 11 | 162 | 110 | 6.0 | 15.9 | 145 | 70 |
| 12 | 144 | 113 | 10.1 | 42.8 | 81 | 41 |
| 13 | 162 | 137 | 7.2 | 20.7 | 185 | 56 |
| 14 | 169 | 129 | 8.5 | 16.7 | 157 | 58 |
| 15 | 129 | 138 | 6.3 | 10.1 | 197 | 47 |
| 16 | 166 | 148 | 11.5 | 33.4 | 156 | 49 |
| 17 | 185 | 118 | 6.0 | 17.5 | 156 | 69 |
| 18 | 155 | 121 | 6.1 | 20.4 | 154 | 57 |
| 19 | 175 | 111 | 4.1 | 27.2 | 144 | 74 |
| 20 | 136 | 110 | 9.4 | 26.0 | 90 | 39 |
| 21 | 153 | 133 | 8.5 | 16.9 | 215 | 65 |
| 22 | 110 | 149 | 9.5 | 24.7 | 184 | 40 |
| 23 | 160 | 86 | 5.3 | 10.8 | 118 | 57 |
| 24 | 112 | 123 | 8.0 | 16.6 | 127 | 34 |
| 25 | 147 | 110 | 8.5 | 18.4 | 137 | 54 |
| 26 | 204 | 122 | 6.1 | 21.0 | 126 | 72 |
| 27 | 131 | 102 | 6.6 | 13.4 | 130 | 51 |
| 28 | 170 | 127 | 8.4 | 24.7 | 135 | 62 |
| 29 | 173 | 123 | 8.7 | 19.0 | 188 | 85 |
| 30 | 132 | 131 | 13.8 | 29.2 | 122 | 38 |

（尹 平　秦国友）

本章练习题
参考答案

本章补充练习题
及参考答案

本章思维导图

# 第十三章 | logistic 回归分析

第十二章介绍的线性回归可以用于分析因变量为连续型变量时,其与自变量之间的线性依存关系。但是在医学研究中因变量有时是二分类或多分类变量,如发病与未发病、死亡与生存、患者治疗后的不同转归情况(治愈、好转、无效)等,显然这类变量不满足正态分布的条件,不适合用线性回归分析,这时可以采用 logistic 回归分析(logistic regression analysis)。logistic 回归是研究二分类(可以扩展到多分类)因变量与多个影响因素之间关系的一种多变量分析方法。logistic 回归模型参数具有明确的实际意义,现已成为处理分类数据的常用方法。

## 第一节 | logistic 回归

### 一、基本概念

#### (一) logistic 回归模型

设有一个二值因变量 $Y$,取值为

$$Y = \begin{cases} 1, & \text{出现阳性结果(发病、有效、死亡、复发等)} \\ 0, & \text{出现阴性结果(未发病、无效、生存、未复发等)} \end{cases}$$

另有 $m$ 个影响 $Y$ 取值的自变量 $X_1, X_2, \cdots, X_m$。假设在这 $m$ 个自变量作用下阳性结果发生的概率为 $P = P(Y=1|X_1, X_2, \cdots, X_m)$,则 logistic 回归模型可表示为

$$P = \frac{1}{1 + \exp\left[-(\beta_0 + \beta_1 X_1 + \beta_2 X_2 + \cdots + \beta_m X_m)\right]} \tag{13-1}$$

其中 $\beta_0$ 称为常数项或截距,$\beta_1, \beta_2, \cdots, \beta_m$ 称为模型的回归系数。对公式(13-1)作变换,logistic 回归模型可以表示成如下线性形式

$$\ln\left(\frac{P}{1-P}\right) = \beta_0 + \beta_1 X_1 + \beta_2 X_2 + \cdots + \beta_m X_m \tag{13-2}$$

公式(13-2)等号左端为阳性结果与阴性结果发生概率之比的自然对数,称为 $P$ 的 logit 变换,记为 $\mathrm{logit}(P)$。$\mathrm{logit}(P)$ 与 $P$ 之间关系的 logistic 曲线如图 13-1 所示。从图中可以看出:当 $\mathrm{logit}(P)$ 趋于 $+\infty$ 时,$P$ 值渐近于 1;当 $\mathrm{logit}(P)$ 趋于 $-\infty$ 时,$P$ 值渐近于 0;$P$ 值的变化在 0~1 范围之内,并且随 $\mathrm{logit}(P)$ 值的增加或减少呈 S 形变化。可以看出,虽然概率 $P$ 的取值范围在 0~1 之间,$\mathrm{logit}(P)$ 却没有数值界限。

【例 13-1】为研究慢性心力衰竭患者不良预后(再住院或死亡)相关的影响因素,收集某医院心内科诊断为慢性心力衰竭患者的数据资料,包括人口统计学信息(性别、年龄等)、实验室化验指

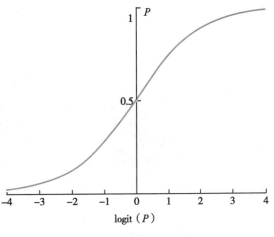

图 13-1 logistic 曲线示意图

标以及其出院后是否发生不良结局(心源性再住院或死亡)。变量说明和数据见表 13-1 和表 13-2(完整数据可通过目录末尾数据包二维码获取)。试对其进行分析。

表 13-1　慢性心力衰竭患者预后不良结局的可能影响因素与编码说明

| 因素 | 变量名 | 编码说明 |
| --- | --- | --- |
| 性别 | $X_1$ | 女 = 0,男 = 1 |
| 年龄 | $X_2$ | 无 |
| BMI | $X_3$ | 正常 = 0,偏低 = 1,超重 = 2,肥胖 = 3 |
| 家族史 | $X_4$ | 无 = 0,有 = 1 |
| 纽约分级 | $X_5$ | II 级 = 0,III 级 = 1,IV 级 = 2 |
| 高血压 | $X_6$ | 否 = 0,是 = 1 |
| 血脂 | $X_7$ | 正常 = 0,异常 = 1 |
| 血糖 | $X_8$ | 正常 = 0,异常 = 1 |
| 白细胞 | $X_9$ | 正常 = 0,异常 = 1 |
| 红细胞 | $X_{10}$ | 正常 = 0,异常 = 1 |
| 红细胞分布宽度 | $X_{11}$ | 正常 = 0,异常 = 1 |
| 血红蛋白 | $X_{12}$ | 正常 = 0,异常 = 1 |
| 白蛋白 | $X_{13}$ | 正常 = 0,异常 = 1 |
| 不良结局 | $Y$ | 未发生 = 0,发生 = 1 |

表 13-2　慢性心力衰竭患者数据资料

| 患者编号 | 性别 | 年龄 | BMI | 家族史 | 纽约分级 | | 红细胞分布宽度 | 血红蛋白 | 白蛋白 | 不良结局 |
| --- | --- | --- | --- | --- | --- | --- | --- | --- | --- | --- |
| $i$ | $X_1$ | $X_2$ | $X_3$ | $X_4$ | $X_5$ | … | $X_{11}$ | $X_{12}$ | $X_{13}$ | $Y$ |
| 1 | 0 | 54 | 2 | 1 | 1 | … | 1 | 0 | 0 | 1 |
| 2 | 0 | 58 | 2 | 0 | 2 | … | 0 | 0 | 0 | 0 |
| 3 | 1 | 77 | 0 | 0 | 1 | … | 0 | 0 | 1 | 0 |
| 4 | 1 | 78 | 0 | 1 | 1 | … | 1 | 1 | 1 | 1 |
| 5 | 1 | 88 | 1 | 0 | 1 | … | 1 | 0 | 1 | 1 |
| ⋮ | ⋮ | ⋮ | ⋮ | ⋮ | ⋮ | … | ⋮ | ⋮ | ⋮ | ⋮ |
| 786 | 1 | 65 | 0 | 0 | 1 | … | 1 | 1 | 0 | 0 |
| 787 | 0 | 83 | 3 | 1 | 1 | … | 1 | 1 | 1 | 1 |
| 788 | 1 | 69 | 1 | 0 | 1 | … | 1 | 1 | 1 | 1 |
| 789 | 0 | 75 | 0 | 0 | 0 | … | 1 | 1 | 1 | 0 |

以上数据中因变量为二分类变量,对于此类变量,如果只研究一个影响因素,可以使用前面章节中的组间比较方法,如计数资料使用卡方检验,计量资料使用 $t$ 检验、秩和检验等。但这些方法只能得到组间的差异,如果想分析自变量对因变量发生概率的影响,需要使用 logistic 回归,对 $X$ 和 $Y$ 构建 logistic 回归模型对其参数进行估计与解释。

### (二)模型参数的意义

为便于理解,通常以流行病学研究为例来说明模型参数的意义。如果把 logistic 模型中的 $P$ 看作是在某一暴露状态下发病的概率,则 $\beta_0$ 表示所有暴露水平为 0 时发病与未发病概率之比的自然对数,反映了疾病的基准状态。回归系数 $\beta_j(j=1,2,\cdots,m)$ 表示当因素 $X_j$ 改变一个单位时 $\mathrm{logit}(P)$ 的改变量,它与衡量危险因素作用大小的比数比(odds ratio,$OR$)有一个对应的关系。

设自变量 $X_j$ 的两个不同取值为 $X_j=c_1$ 和 $X_j=c_0$,假定其他因素的水平相同,由流行病学的知识可知,两个不同暴露水平 $X_j=c_1$ 和 $X_j=c_0$ 下的比数比 $OR_j$ 的自然对数为

$$\ln OR_j = \ln\left[\frac{\dfrac{P_1}{1-P_1}}{\dfrac{P_0}{1-P_0}}\right] \tag{13-3}$$

$$= \mathrm{logit}(P_1) - \mathrm{logit}(P_0)$$
$$= \beta_j(c_1-c_0)$$

取反对数后可得

$$OR_j = \exp\left[\beta_j(c_1-c_0)\right] \tag{13-4}$$

式(13-3)中 $P_1$ 和 $P_0$ 分别表示在 $X_j$ 取值为 $c_1$ 及 $c_0$ 时的发病概率。特殊地,如果 $X_j$ 赋值为

$$X_j = \begin{cases} 1, & 暴露 \\ 0, & 非暴露 \end{cases}$$

联系前面章节所学 $\chi^2$ 检验中 $OR$ 值的计算,则暴露组与非暴露组发病的比数比为

$$OR_j = \exp(\beta_j) = ad/bc \tag{13-5}$$

由 $\chi^2$ 检验的 $OR$ 值可推导 logistic 的回归系数,即

$$\beta_j = \ln OR_j \tag{13-6}$$

当 $\beta_j=0$ 时,$OR_j=1$,说明 $X_j$ 对疾病发生不起作用;当 $\beta_j>0$ 时,$OR_j>1$,说明 $X_j$ 是一个危险因素;当 $\beta_j<0$ 时,$OR_j<1$,说明 $X_j$ 是一个保护因素。在具体研究中可结合 $X_j$ 所代表的因素对其做出恰当的解释。

由于 $OR_j$ 值与模型中的常数项 $\beta_0$ 无关,在危险因素分析中通常把 $\beta_0$ 看作无效参数。对于发病率较低的疾病如恶性肿瘤,比数比可以作为相对危险度(relative risk,$RR$)的近似估计,即

$$OR = \frac{P_1/(1-P_1)}{P_0/(1-P_0)} \approx \frac{P_1}{P_0} = RR \tag{13-7}$$

由此可见,logistic 回归模型的参数有明确的实际意义,即得到某一因素的 logistic 回归系数的估计值后,便可以估计出这一因素在不同水平下的比数比,甚至相对危险度。

## 二、模型的参数估计

### (一) 模型的参数估计

在 logistic 回归模型中,回归系数的估计通常用最大似然法(maximum likelihood method,MLE)。其基本思想是先建立 $n$ 个观测的似然函数,求似然函数达到最大值时参数的取值,即为参数的最大似然估计值。

样本似然函数可表示为

$$L = \prod_{i=1}^{n} P_i^{Y_i}(1-P_i)^{1-Y_i} \tag{13-8}$$

式中 $P_i$ 表示第 $i$ 例观测对象在自变量的作用下阳性结果发生的概率,若实际出现的是阳性结果,取 $Y_i=1$,否则取 $Y_i=0$。在线性回归中,通过对似然函数的未知参数求偏导数即可得其参数估计,但在 logistic 回归中,涉及未知参数 $\beta_0,\beta_1,\beta_2,\cdots,\beta_m$ 的非线性函数,求解困难,需要借助迭代计算方法求解出 $\beta_0,\beta_1,\beta_2,\cdots,\beta_m$ 的最大似然估计值,记为 $b_0,b_1,b_2,\cdots,b_m$。

由公式(13-4)可得,某因素两个不同水平($c_1,c_0$)比数比的估计值为

$$\widehat{OR}=\exp\left[\,b_j(\,c_1-c_0\,)\,\right] \tag{13-9}$$

$OR_j$ 的置信区间可以利用 $b_j$ 的抽样分布来估计,在样本量较大的情况下,它近似服从正态分布。若 $c_1$ 和 $c_0$ 分别表示暴露和非暴露,则比数比 $OR_j$ 的 $1-\alpha$ 置信区间可按下式计算

$$\exp(\,b_j-z_{\alpha/2}S_{b_j})<OR_j<\exp(\,b_j+z_{\alpha/2}S_{b_j}) \tag{13-10}$$

式中 $z_{\alpha/2}$ 为标准正态分布的双侧上分位点,$S_{b_j}$ 为回归系数的标准误,其值及置信区间可由统计软件给出。

### (二)单因素 logistic 回归模型

以例 13-1 中结局与高血压为例,分别建立单因素 $\chi^2$ 检验与单因素 logistic 回归,将表 13-2 对应数据转换为四格表如表 13-3 所示:

表 13-3　例 13-1 单变量数据四格表(高血压)

| | $Y=1$ | $Y=0$ | 合计 |
|---|---|---|---|
| 有高血压 | 197 | 307 | 504 |
| 无高血压 | 80 | 205 | 285 |
| 合计 | 277 | 512 | 789 |

Pearson $\chi^2=9.699$,$OR=ad/bc=1.644$

单因素 logistic 回归结果如表 13-4 所示:

表 13-4　例 13-1 单变量 logistic 回归结果(高血压)

| 因素 $X$ | 回归系数 $b$ | 标准误 $S_b$ | Wald $\chi^2$ | $P$ 值 | $OR$ 值 | OR 值 95% 置信区间 下限 | 上限 |
|---|---|---|---|---|---|---|---|
| 常数项 | −0.941 | 0.132 | 50.952 | <0.001 | | | |
| 高血压 | 0.497 | 0.160 | 9.620 | 0.002 | 1.644 | 1.201 | 2.252 |

可见单因素 logistic 回归与 $\chi^2$ 检验的 $OR$ 估计值相等。对于单变量 logistic 回归,虽然由于计算公式不同,Pearson $\chi^2$ 检验值与 logistic 回归报告的 Wald $\chi^2$ 值不同,但是其基本结论相同,相比于 $\chi^2$ 检验对组间差异的显著性的判断,logistic 回归可以进一步解释和量化自变量对因变量的影响,这是 logistic 回归用于流行病学和临床数据分析的优势。

### (三)多因素 logistic 回归模型

对例 13-1 使用 SPSS 统计软件进行多因素 logistic 回归得到如下结果(表 13-5)。

表 13-5　例 13-1 logistic 回归参数估计结果

| 因素 $X$ | 回归系数 $b$ | 标准误 $S_b$ | Wald $\chi^2$ | $P$ 值 | $OR$ 值 | OR 值 95% 置信区间 下限 | 上限 | 标准化回归系数 $b_j'$ |
|---|---|---|---|---|---|---|---|---|
| 常数项 | −3.633 | 0.586 | 38.421 | <0.001 | | | | |
| 性别 | −0.022 | 0.175 | 0.016 | 0.899 | 0.978 | 0.694 | 1.379 | −0.006 |
| 年龄 | 0.029 | 0.008 | 12.604 | <0.001 | 1.030 | 1.013 | 1.047 | 0.174 |
| BMI | | | 1.721 | 0.632 | | | | |
| BMI(1) | 0.149 | 0.355 | 0.176 | 0.675 | 1.161 | 0.579 | 2.328 | 0.095 |
| BMI(2) | −0.102 | 0.187 | 0.295 | 0.587 | 0.903 | 0.626 | 1.303 | −0.065 |
| BMI(3) | −0.257 | 0.231 | 1.239 | 0.266 | 0.773 | 0.492 | 1.216 | −0.164 |
| 家族史 | 0.017 | 0.221 | 0.006 | 0.940 | 1.017 | 0.659 | 1.568 | 0.004 |

续表

| 因素<br>$X$ | 回归系数<br>$b$ | 标准误<br>$S_b$ | Wald $\chi^2$ | $P$ 值 | $OR$ 值 | $OR$ 值95%<br>置信区间 | | 标准化<br>回归系数<br>$b_j'$ |
|---|---|---|---|---|---|---|---|---|
| | | | | | | 下限 | 上限 | |
| 纽约分级 | 0.355 | 0.112 | 10.076 | 0.002 | 1.426 | 1.145 | 1.774 | 0.145 |
| 高血压 | 0.490 | 0.176 | 7.741 | 0.005 | 1.632 | 1.156 | 2.305 | 0.130 |
| 血脂 | 0.146 | 0.202 | 0.528 | 0.468 | 1.158 | 0.780 | 1.719 | 0.034 |
| 血糖 | 0.343 | 0.170 | 4.089 | 0.043 | 1.410 | 1.011 | 1.966 | 0.092 |
| 白细胞 | 0.479 | 0.196 | 5.958 | 0.015 | 1.614 | 1.099 | 2.372 | 0.128 |
| 红细胞 | −0.095 | 0.207 | 0.210 | 0.647 | 0.909 | 0.606 | 1.365 | −0.026 |
| 红细胞分布宽度 | −0.283 | 0.195 | 2.096 | 0.148 | 0.754 | 0.514 | 1.105 | −0.076 |
| 血红蛋白 | 0.035 | 0.207 | 0.029 | 0.864 | 1.036 | 0.691 | 1.553 | 0.009 |
| 白蛋白 | 0.838 | 0.185 | 20.459 | <0.001 | 2.311 | 1.608 | 3.323 | 0.222 |

注:BMI 正常=0,偏低=1,超重=2,肥胖=3。

需要注意:与线性回归分析相同,因为自变量的单位不同,不能用回归系数的估计值来判断哪一个自变量对因变量的影响最大,为此需要计算出标准化回归系数。标准化回归系数为 $b_j'=b_jS_j/(\pi/\sqrt{3})$,其中 $S_j$ 是变量 $X_j$ 的标准差。标准化回归系数的绝对值越大,对应的自变量作用越大。对例 13-1 中的变量分别计算标准化回归系数,如表 13-5 所示,白蛋白异常对因变量的影响最大,家族史对因变量的影响最小。

### 三、模型的假设检验

在得到了回归模型和回归系数的估计值后,还需要对其进行假设检验。这里分为对回归模型的假设检验和对回归系数的假设检验。首先建立假设并确定检验水准:$H_0:\beta_j=0,H_1:\beta_j\neq0(j=1,2,\cdots,m)$,$\alpha=0.05$。

#### (一) 回归模型的假设检验

似然比检验(likelihood ratio test)的基本思想是比较在两种不同假设条件下的对数似然函数值,看其差别大小。具体做法是先拟合一个不包含准备检验因素在内的 logistic 模型,求出它的对数似然函数值 $\ln L_0$,然后把需要检验的因素加入模型中再进行拟合,得到一个新的对数似然函数值 $\ln L_1$,假设前后两个模型分别包含 $l$ 个自变量和 $p$ 个自变量,似然比统计量 $G$ 的计算公式为

$$G=2(\ln L_1-\ln L_0) \tag{13-11}$$

当样本含量较大时,在检验假设 $H_0$ 下得到的 $G$ 统计量,近似服从自由度为 $\nu(\nu=p-l)$ 的 $\chi^2$ 分布。若 $G \geqslant \chi^2_{a,\nu}$ 时,表示新加入的 $\nu$ 个自变量对回归有显著的贡献。如果只对一个回归系数检验,则 $\nu=1$。对例 13-1 进行似然比检验,$\nu=15,G=97.263,P<0.001$,说明自变量对回归有显著的贡献。

#### (二) 回归系数的假设检验

Wald 检验(Wald test)是将各参数的估计值 $b_j$ 与 0 进行比较,检验假设 $H_0:\beta_j=0$,计算下面的统计量,即

$$z=\frac{b_j}{S_{b_j}} \tag{13-12}$$

或

$$\chi^2=\left(\frac{b_j}{S_{b_j}}\right)^2 \tag{13-13}$$

其中 $S_{b_j}$ 为回归系数 $b_j$ 的标准误。对于大样本资料,在检验假设 $H_0$ 下,$z$ 近似服从标准正态分布,而 $\chi^2$ 则近似服从自由度 $\nu=1$ 的 $\chi^2$ 分布。从表 13-5 中可以得到各个变量的 $\chi^2$ 值,此时只要确定合适的假设检验水准即可做出推断。

上述两种方法,似然比检验可以对自变量增减时所得到的不同模型进行比较,既适合单个自变量的假设检验,又适合多个自变量的同时检验。Wald 检验则比较适合单个自变量的检验,但结果略为保守。实际工作中应注意所使用的统计软件采用的是何种检验方法,不同的方法所得的结果可能不同。在大样本情况下,使用两种检验方法得到的结果是一致的。

### (三) 拟合优度检验

模型的拟合优度检验反映模型拟合的效果,常用的拟合优度检验方法有 Hosmer-Lemeshow 检验、Pearson 检验和偏差检验。这三种检验方法均是以 $\chi^2$ 检验为基础,一般情况下三种方法结果相近。这里以 Hosmer-Lemeshow 检验为例,其实质为比较实际观察频数与模型预测理论频数的 Pearson $\chi^2$ 值,若得到的检验统计量的数值远远小于相应自由度的 $\chi^2$ 分布临界值,或 $P$ 值较大,则可认为模型拟合较好,模型的预测能力强。由 SPSS 输出结果可得例 13-1 中的 Hosmer-Lemeshow 检验 $\chi^2$ 值为 1.819,$P=0.986$,说明模型拟合较好。

## 四、变量筛选

当对多个自变量建立 logistic 回归模型时,并不是每一个自变量对模型都有贡献。通常我们希望所建立的模型将具有统计学意义的自变量都包含在内,而将没有统计学意义的自变量排除在外,即进行变量筛选。与多重线性回归类似,logistic 回归的变量筛选方法有向前选择、向后选择和逐步选择三种方法。但其中所用的检验统计量不再是线性回归分析中的 $F$ 统计量,而是 logistic 回归参数检验中的似然比统计量、Wald 统计量等。

以向前选择法为例,使用 SPSS(或 SAS)软件筛选自变量(似然比检验),确定选入和剔除的检验水准分别为 $\alpha_入=0.05$ 和 $\alpha_出=0.10$。经过两步筛选,最终进入模型的自变量有年龄、高血压、纽约分级、检查与化验指标中的白蛋白、白细胞和血糖,结果如表 13-6 所示。

表 13-6　例 13-1 的 logistic 回归模型自变量筛选结果

| 因素 $X$ | 回归系数 $b$ | 标准误 $S_b$ | Wald $\chi^2$ | $P$ 值 | $OR$ 值 | $OR$ 值 95% 置信区间 下限 | 上限 |
|---|---|---|---|---|---|---|---|
| 常数项 | −4.311 | 0.580 | 55.329 | <0.001 | | | |
| 年龄 | 0.029 | 0.008 | 14.132 | <0.001 | 1.029 | 1.014 | 1.044 |
| 高血压 | 0.469 | 0.171 | 7.510 | 0.006 | 1.599 | 1.143 | 2.236 |
| 纽约分级 | 0.324 | 0.107 | 9.178 | 0.002 | 1.383 | 1.121 | 1.705 |
| 血糖 | 0.341 | 0.167 | 4.169 | 0.041 | 1.407 | 1.014 | 1.952 |
| 白细胞 | 0.369 | 0.171 | 4.629 | 0.031 | 1.446 | 1.033 | 2.023 |
| 白蛋白 | 0.740 | 0.173 | 18.360 | <0.001 | 2.097 | 1.494 | 2.942 |

这 6 个变量回归系数的 Wald 检验 $P$ 值均具有统计学意义,提示它们是心衰患者发生不良结局的独立影响因素。以年龄和高血压为例,在其他变量固定不变的情况下,年龄越大的心衰患者出院后发生不良结局的风险越大,其比数比为 1.029,即年龄每增长 1 岁,发生不良结局的风险增加 2.9%;同理,在其他变量固定不变时,同时患有高血压的患者出院后更容易发生不良结局,其比数比为 1.599,即同时患有高血压的患者出院后发生不良结局的风险为其他患者的 1.599 倍。

## 第二节 | 条件 logistic 回归

### 一、基本概念

条件 logistic 回归（conditional logistic regression）是针对配对或分层资料的一种分析方法。在医学研究的设计阶段，采用配对设计来控制混杂因素对研究结果的影响是常用的方法，如把病例和对照按照年龄、性别等条件进行匹配，形成多个匹配组。在这类资料中，每一个病例配以条件相似的一个（$1:1$）或几个（$1:M$，通常 $M \leq 3$）对照，形成一个匹配组（层），称为 $1:1$ 配对或 $1:M$ 配对。其中最常用的是 $1:1$ 配对，即每个匹配组中包含一个病例组和一个对照组；每一配对组内的病例与对照是可比的，组间病例与对照无可比性，因此需要按照组内的暴露情况和结局情况建立 logistic 回归模型。

设有 $n$ 个病例，每个病例配以条件相似的 $M$ 个对照，共形成 $n$ 个匹配组，数据格式如表 13-8 所示。$Y=1$ 为病例，组内编号为 0；$Y=0$ 为对照，组内编号 $1 \sim M$；$X_{itj}$ 表示第 $i$ 个匹配组第 $t$ 个观察对象的第 $j$ 个危险因素的观测值。

现用 $P_i$ 表示第 $i$ 层在一组危险因素作用下发病的概率，条件 logistic 模型可表示为

$$P_i = \frac{1}{1 + \exp\left[-(\beta_{0i} + \beta_1 X_1 + \beta_2 X_2 + \cdots + \beta_m X_m)\right]}, \quad i=1,2,\cdots,n \tag{13-14}$$

条件 logistic 回归模型的参数估计也使用最大似然估计，并且其偏回归系数的假设检验和模型的拟合优度检验与非条件 logistic 回归完全相同。实际中可直接由统计软件给出参数估计和假设检验的结果。

### 二、应用实例

【例 13-2】某大学研究人员做了胃癌 $1:1$ 配对设计的病例-对照研究，本例摘录了其中 40 对资料，见表 13-7 和表 13-8，试筛选胃癌发病的危险因素。

表 13-7　胃癌可能危险因素编码表

| 因素 | 变量名 | 编码说明 |
|---|---|---|
| 接触有害物质 | $X_1$ | 无=0，有=1 |
| 蛋白质摄入量分级 | $X_2$ | 0,1,2,3,4,5（无=0，摄入量逐级升高） |
| 新鲜蔬菜及水果摄入 | $X_3$ | 无=0，少=1，多=2 |
| 喜盐渍食物及重盐饮食 | $X_4$ | 0,1,2,3,4,5（不吃=0，喜好程度逐级升高） |
| 不良饮食习惯 | $X_5$ | 0,1,2,3,4（无=0，数量逐级升高） |
| 吸烟 | $X_6$ | 吸烟指数分级 |
| 精神因素 | $X_7$ | 0,1,2,3（分值越高负面精神因素越多） |
| 胃癌 | $Y$ | 对照=0，胃癌=1 |

表 13-8　胃癌危险因素研究 $1:1$ 病例-对照研究数据表

| 序号 | 配对编号 | $X_1$ | $X_2$ | $X_3$ | $X_4$ | $X_5$ | $X_6$ | $X_7$ | $Y$ |
|---|---|---|---|---|---|---|---|---|---|
| 1 | 1 | 1 | 2 | 2 | 0 | 0 | 3.00 | 2 | 1 |
| 2 | 1 | 0 | 1 | 1 | 1 | 2 | 0.50 | 0 | 0 |
| 3 | 2 | 1 | 2 | 2 | 1 | 3 | 0.25 | 2 | 1 |
| ⋮ | ⋮ | ⋮ | ⋮ | ⋮ | ⋮ | ⋮ | ⋮ | ⋮ | ⋮ |
| 80 | 40 | 1 | 4 | 1 | 0 | 4 | 0.00 | 0 | 0 |

借助 SPSS 或 SAS 软件进行变量筛选,采用基于 Wald 值的向后逐步回归法,$\alpha_{\wedge}=0.15$,$\alpha_{\text{出}}=0.20$,得到如表 13-9 的变量筛选结果。在诸多影响因素中,不良饮食习惯和精神因素具有统计学意义,提示在防治胃癌的工作中应重视养成良好的饮食习惯,注意精神因素的调节,戒除不良嗜好。

表 13-9 例 13-2 胃癌危险因素条件 logistic 回归筛选结果

| 因素<br>$X$ | 回归系数<br>$b$ | 标准误<br>$S_b$ | Wald $\chi^2$ | $P$ 值 | $OR$ 值 | $OR$ 值 95% 置信区间 | |
|---|---|---|---|---|---|---|---|
| | | | | | | 下限 | 上限 |
| 喜盐渍食物及重盐饮食 | 0.404 | 0.286 | 1.986 | 0.159 | 1.497 | 0.854 | 2.625 |
| 不良饮食习惯 | 0.881 | 0.368 | 5.742 | 0.017 | 2.414 | 1.174 | 4.964 |
| 吸烟 | 0.832 | 0.495 | 2.820 | 0.093 | 2.297 | 0.870 | 6.062 |
| 精神因素 | 1.151 | 0.560 | 4.230 | 0.040 | 3.162 | 1.056 | 9.471 |

## 第三节 logistic 回归应用及注意事项

### 一、logistic 回归的应用

**1. 流行病学危险因素分析** 流行病病因学研究的一个重要问题是对混杂因素的控制,实际中有两种方法:一是在研究的设计阶段,通过分层设计的方法使各组间的混杂因素达到均衡;二是采用 logistic 多因素回归分析方法,通过模型控制混杂因素得到要分析的结果。在分析阶段,控制混杂因素的基本方法就是将混杂因素引入 logistic 模型,同时对危险因素进行分析。logistic 模型能够用于横断面研究、病例-对照研究和队列研究中的任何一种设计的研究。按三种不同研究设计做 logistic 回归,除病例-对照研究资料的常数项不同外,回归系数的意义相同。

**2. 临床研究数据分析** 在临床试验数据分析上,主要目的是评价某种药物或治疗方法的效果,如果有其他影响效果的非处理因素,如年龄、病情、性别、病情轻重、疾病亚型、试验中心等在试验组和对照组中分布不均衡,就有可能夸大或掩盖研究药物的治疗效果。利用 logistic 回归分析能够得到调整混杂因素后的药物评价结果,能够使结果更加准确。对于按分层设计的临床试验可以用相同的方法对分层因素进行调整和分析。

**3. 药物或毒物的剂量反应分析** 在分析药物或毒物的剂量反应上,可以对其剂量-反应关系拟合 logistic 回归曲线,进行有效剂量(如半数效量)估计,以及剂量-反应趋势分析等。如果药物或毒物有多种,还可以利用 logistic 模型做它们的联合作用分析,说明药物间的协同或拮抗作用。例如,有两种药物 A 和 B,可以选择模型

$$P=\frac{1}{1+\exp\left[-(\beta_0+\beta_1 A+\beta_2 B+\gamma AB)\right]} \tag{13-15}$$

若交互项系数 $\gamma \neq 0$,说明两种药物除主效应外,有协同或拮抗作用。

**4. 预测与判别** logistic 回归模型是一个概率模型,可以用来预测某事件发生的概率,如暴露在某些危险因素下得病的概率。同时可以根据预测结果对样本进行判别分类。由于它对数据分布没有严格的要求,在医学研究中使用很方便。预测模型作为风险与获益评估的量化工具,可为医生、患者以及卫生行政人员的决策提供更为客观、准确的信息,因此其应用越来越普遍,并且为了使构建好的预测模型更方便应用,研究人员还开发了一系列的可视化手段辅助预测模型更加简单直接,列线图(nomogram)就是应用最多的方式之一。例如我们对例 13-1 中结局的独立影响因素构建 logistic 回归模型并构建列线图。假设有一位 50 岁的慢性心力衰竭患者,同时合并高血压,纽约分级为Ⅳ级,血常规结果显示:血糖、白细胞、白蛋白均异常。如图 13-2 所示,可根据各变量取值计算并可视化

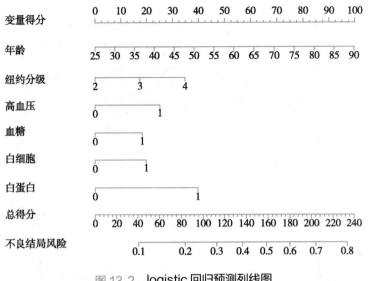

图 13-2 logistic 回归预测列线图

得到患者总得分及不良结局事件发生概率:年龄 50 岁(38 分)+高血压(26 分)+纽约分级Ⅳ级(35 分)+白细胞异常(20 分)+白蛋白异常(40 分)+高血糖(18 分)=177 分。总分 177 分对应于图中发生不良结局的概率约为 60%。注意:条件 logistic 回归模型由于不对常数项进行估计,因此不能用于预测。

## 二、logistic 回归使用的注意事项

**1. 变量的取值** 对同一资料的分析,变量采用不同的取值形式,参数的含义、量值、符号及假设检验结果都可能发生变化。实际应用中,如果自变量是二分类定性变量,可以使用 0 或 1 编码;如果是多分类则需要转化哑变量的方法。如在例 13-1 中对 BMI 的分析就是划分了哑变量。当自变量是一个定量指标时,有三种处理方法:第一种方法,直接使用原始观测值。此法用起来比较简单,能够保持信息的完整性,在许多情况下回归效果也较为理想,假设检验的结果也比较可靠,但这种方法参数的实际意义不够明确,如年龄增加 1 岁的相对危险度可能没有实际意义。第二种方法,将连续变量按取值区间分成若干等级组,按 1,2,…,g 赋值,然后按连续变量进行处理。第三种方法,将连续变量按不同区间分成 g 个组后,化作 g−1 个哑变量处理,使用这种方法的关键是要正确地分组,赋值方法如表 13-10。需要注意的是,当 g>2 时,不能用常规的方法进行变量筛选,而应将 g−1 个哑变量作为一个整体,检验其是否引入回归模型。

表 13-10 年龄变量离散化处理的赋值方法

| 年龄/岁 $X$ | 等级变量 $G$ | 哑变量 | | |
|---|---|---|---|---|
| | | $X_1$ | $X_2$ | $X_3$ |
| <40 | 1 | 0 | 0 | 0 |
| 40~<50 | 2 | 1 | 0 | 0 |
| 50~<60 | 3 | 0 | 1 | 0 |
| 60~ | 4 | 0 | 0 | 1 |

**2. 样本含量** logistic 回归的所有统计推断都是建立在大样本基础上的,因此其应用的一个基本条件是要求有足够的样本含量,样本含量愈大分析结果愈可靠。关于样本含量的确定,有一些计

算公式和工具表可供参考。经验上,病例和对照的人数应至少各有 30~50 例,方程中的变量个数愈多需要的例数也就愈大。对于配对资料,一般样本的匹配组数应为纳入方程中的自变量个数的 20 倍以上。

**3. 变量间的交互作用** 当某一自变量对因变量 $Y$ 的作用大小与另一个自变量的取值有关时,则表示两个自变量有交互作用。回归模型中是否要考虑交互作用主要靠专业知识。为了检验两个自变量是否具有交互作用,普遍的做法是在方程中加入它们的乘积项。

**4. 多分类 logistic 回归** 当因变量 $Y$ 是一个无序多分类指标,或有序分类指标时,如流行病学中一些慢性病的危险因素研究,观察结果为疾病的不同亚型,或病情按照 {无,轻,中,重} 的不同程度;临床试验的疗效评价,结果为 {治愈,显效,好转,无效};临床影像诊断按 {-,±,+,++} 不同等级进行分类的资料,同样可以进行 logistic 回归。此时选择的模型分别是无序多分类 logistic 回归模型,以及有序多分类 logistic 回归模型。多分类 logistic 回归除模型参数的意义略有差别外,在使用上可以完全按照二分类 logistic 回归模型分析方法进行。

## 练习题

一、单项选择题

1. logistic 回归分析适用于数据的因变量类型为（　　　）
   A. 分类资料　　　　　　　　　B. 连续型的计量资料　　　　　　C. 正态分布资料
   D. 正偏态分布资料　　　　　　E. 负偏态分布资料

2. logistic 回归与多重线性回归比较,（　　　）
   A. logistic 回归的因变量为分类变量
   B. 多重线性回归的因变量为分类变量
   C. logistic 回归和多重线性回归的因变量都可为分类变量
   D. logistic 回归的因变量必须为二分类变量
   E. 多重线性回归的因变量必须为二分类变量

3. 条件 logistic 回归与非条件 logistic 回归的主要差别是（　　　）
   A. 病例组和对照组是否匹配
   B. 回归系数的意义不同
   C. 参数估计的似然函数不同
   D. 假设检验使用的统计量不同
   E. 条件 logistic 回归要求因变量服从正态分布

4. 欲研究糖尿病与年龄、高血压和肥胖之间的关系,**不可以**采用的检验统计量是（　　　）
   A. Wald 检验统计量　　　　　　B. 似然比检验统计量　　　　　　C. $z$ 检验统计量
   D. $F$ 检验统计量　　　　　　　E. 卡方检验统计量

5. logistic 回归分析**不适合**应用的是（　　　）
   A. 是否发生疾病的预测　　　　B. 慢性病的危险因素分析
   C. 估计近似相对危险度　　　　D. 多种药物的联合作用
   E. 传染病的危险因素分析

6. logistic 回归系数 $\beta$ 的流行病学意义是（　　　）
   A. 比数比 $OR$ 值　　　　　　　B. 相对危险度 $RR$ 值
   C. $OR$ 值的自然对数值　　　　D. $RR$ 值的自然对数
   E. 发病率 $P$ 的改变量

7. 在 500 名病例与 500 名对照的匹配病例对照研究中,有 400 名病例与 100 名对照有暴露史。

根据此资料,可以计算出比数比 OR 为( )

    A. 4        B. 20        C. 18        D. 10        E. 16

8. logistic 回归分析,判断自变量对因变量作用大小应采用的统计量是( )

    A. Wald 卡方值        B. 标准化回归系数        C. 似然比值

    D. 回归系数        E. $\chi^2$ 值

9. 一项研究食管癌与吸烟、饮酒危险因素关系的数据分析结果表明,吸烟与不吸烟的比数比 $OR_1 = 2.42$,饮酒与不饮酒的比数比 $OR_2 = 1.69$,则同时吸烟和饮酒与两者皆无的比数比 OR 值为( )

    A. 4.09        B. 2.42        C. 1.69        D. 4.11        E. 0.73

10. 以下关于 logistic 回归系数与优势比 OR 的关系描述,错误的为( )

    A. $\beta > 0$ 等价于 $OR > 1$        B. $\beta > 0$ 等价于 $OR < 1$        C. $\beta = 0$ 等价于 $OR = 1$

    D. $\beta < 0$ 等价于 $OR < 1$        E. $\beta = \ln OR$

二、计算与分析题

1. 某研究者欲比较三种不同药物治疗某病的疗效,病情是疗效的一个影响因素,经研究得到数据如题表 13-1 所示,试用 logistic 回归进行分析。

题表 13-1 三种药物治疗不同病情的某病疗效

| 药物 | 病情 | 有效 | 无效 |
|------|------|------|------|
| 甲药 | 轻 | 38 | 64 |
| | 重 | 10 | 82 |
| 乙药 | 轻 | 95 | 18 |
| | 重 | 50 | 35 |
| 丙药 | 轻 | 88 | 26 |
| | 重 | 43 | 37 |

2. 某医师为了探讨心肌炎发生的有关危险因素,对 30 例心肌炎病人和 30 例健康对照者进行病例-对照研究,指标赋值及数据如题表 13-2、题表 13-3 所示,试用 logistic 回归筛选危险因素。

题表 13-2 心肌炎可能危险因素赋值表

| 因素 | 变量名 | 编码说明 |
|------|--------|----------|
| 年龄 | $X_1$ | $< 40 = 1, 40 \sim < 50 = 2, 50 \sim < 60 = 3, > 60 = 4$ |
| 高血压史 | $X_2$ | 无 = 0,有 = 1 |
| 高血压家族史 | $X_3$ | 无 = 0,有 = 1 |
| 吸烟 | $X_4$ | 不吸 = 0,吸 = 1 |
| 高血脂病史 | $X_5$ | 无 = 0,有 = 1 |
| 动物脂肪摄入 | $X_6$ | 低 = 0,高 = 1 |
| 体重指数 | $X_7$ | $< 24 = 1, 24 \sim < 26 = 2, \geqslant 26 = 3$ |
| 心肌炎 | $Y$ | 对照 = 0,病例 = 1 |

题表 13-3 心肌炎危险因素病例-对照研究数据表

| 序号 | $X_1$ | $X_2$ | $X_3$ | $X_4$ | $X_5$ | $X_6$ | $X_7$ | $Y$ | 序号 | $X_1$ | $X_2$ | $X_3$ | $X_4$ | $X_5$ | $X_6$ | $X_7$ | $Y$ |
|---|---|---|---|---|---|---|---|---|---|---|---|---|---|---|---|---|---|
| 1 | 1 | 0 | 1 | 1 | 0 | 0 | 1 | 0 | 31 | 1 | 0 | 0 | 1 | 1 | 1 | 2 | 1 |
| 2 | 3 | 1 | 0 | 1 | 0 | 0 | 1 | 0 | 32 | 3 | 0 | 0 | 1 | 1 | 1 | 1 | 1 |
| 3 | 2 | 0 | 0 | 1 | 0 | 0 | 1 | 0 | 33 | 3 | 1 | 1 | 1 | 1 | 1 | 3 | 1 |
| 4 | 3 | 0 | 0 | 1 | 0 | 1 | 0 | 0 | 34 | 2 | 0 | 0 | 1 | 0 | 0 | 1 | 1 |
| 5 | 3 | 0 | 1 | 1 | 0 | 0 | 2 | 0 | 35 | 2 | 0 | 1 | 0 | 1 | 1 | 1 | 1 |
| 6 | 2 | 0 | 1 | 0 | 0 | 0 | 1 | 0 | 36 | 2 | 0 | 0 | 1 | 0 | 1 | 1 | 1 |
| 7 | 3 | 0 | 1 | 1 | 1 | 0 | 1 | 0 | 37 | 2 | 1 | 1 | 1 | 1 | 0 | 1 | 1 |
| 8 | 2 | 0 | 0 | 0 | 0 | 0 | 1 | 0 | 38 | 3 | 1 | 1 | 1 | 0 | 1 | 1 | 1 |
| 9 | 1 | 0 | 0 | 1 | 0 | 0 | 1 | 0 | 39 | 3 | 1 | 1 | 1 | 0 | 1 | 1 | 1 |
| 10 | 1 | 0 | 1 | 0 | 0 | 0 | 1 | 0 | 40 | 3 | 1 | 1 | 1 | 1 | 0 | 1 | 1 |
| 11 | 1 | 0 | 0 | 0 | 0 | 0 | 2 | 0 | 41 | 3 | 0 | 1 | 0 | 0 | 0 | 1 | 1 |
| 12 | 2 | 0 | 0 | 0 | 0 | 0 | 1 | 0 | 42 | 2 | 1 | 1 | 1 | 1 | 0 | 2 | 1 |
| 13 | 4 | 1 | 0 | 1 | 0 | 0 | 1 | 0 | 43 | 2 | 1 | 0 | 1 | 0 | 1 | 2 | 1 |
| 14 | 3 | 0 | 1 | 1 | 0 | 0 | 1 | 0 | 44 | 3 | 1 | 0 | 1 | 0 | 0 | 1 | 1 |
| 15 | 1 | 0 | 0 | 1 | 0 | 0 | 3 | 0 | 45 | 3 | 1 | 1 | 1 | 1 | 1 | 2 | 1 |
| 16 | 2 | 0 | 0 | 1 | 0 | 0 | 1 | 0 | 46 | 4 | 0 | 0 | 1 | 1 | 0 | 3 | 1 |
| 17 | 1 | 0 | 0 | 1 | 0 | 0 | 1 | 0 | 47 | 3 | 1 | 1 | 1 | 1 | 0 | 3 | 1 |
| 18 | 3 | 1 | 1 | 1 | 1 | 0 | 1 | 0 | 48 | 4 | 1 | 0 | 1 | 1 | 0 | 3 | 1 |
| 19 | 2 | 1 | 1 | 1 | 0 | 0 | 2 | 0 | 49 | 3 | 0 | 0 | 1 | 1 | 0 | 1 | 1 |
| 20 | 3 | 1 | 0 | 1 | 0 | 0 | 1 | 0 | 50 | 4 | 0 | 0 | 1 | 0 | 0 | 2 | 1 |
| 21 | 2 | 1 | 1 | 0 | 1 | 0 | 3 | 0 | 51 | 3 | 1 | 1 | 1 | 1 | 0 | 2 | 1 |
| 22 | 2 | 0 | 0 | 1 | 1 | 0 | 1 | 0 | 52 | 2 | 0 | 1 | 1 | 0 | 1 | 2 | 1 |
| 23 | 2 | 0 | 0 | 0 | 0 | 0 | 1 | 0 | 53 | 2 | 1 | 1 | 1 | 0 | 0 | 2 | 1 |
| 24 | 2 | 0 | 1 | 0 | 0 | 0 | 1 | 0 | 54 | 2 | 1 | 0 | 1 | 0 | 0 | 1 | 1 |
| 25 | 2 | 0 | 0 | 1 | 1 | 0 | 1 | 0 | 55 | 3 | 1 | 1 | 0 | 1 | 0 | 3 | 1 |
| 26 | 2 | 1 | 1 | 1 | 1 | 0 | 2 | 0 | 56 | 3 | 0 | 1 | 1 | 1 | 0 | 2 | 1 |
| 27 | 2 | 1 | 1 | 1 | 0 | 0 | 1 | 0 | 57 | 2 | 0 | 1 | 0 | 1 | 0 | 2 | 1 |
| 28 | 2 | 1 | 1 | 0 | 1 | 0 | 3 | 0 | 58 | 3 | 1 | 1 | 0 | 1 | 0 | 3 | 1 |
| 29 | 2 | 0 | 0 | 1 | 1 | 0 | 1 | 0 | 59 | 2 | 1 | 0 | 1 | 0 | 0 | 1 | 1 |
| 30 | 2 | 0 | 0 | 0 | 0 | 0 | 1 | 0 | 60 | 3 | 1 | 1 | 0 | 1 | 0 | 3 | 1 |

3. 为了研究高血压和肥胖与糖尿病的关系,某研究按 1∶1 配对收集了 15 对病人和对照的资料。设 $X_1$ 表示高血压患病情况:0=无高血压,1=高血压;$X_2$ 表示肥胖患病情况:0=正常,1=肥胖;$Y$ 表示糖尿病患病情况:0=对照,1=糖尿病。数据见题表 13-4,试采用适当的方法进行分析。

题表 13-4 高血压和肥胖与糖尿病关系的 1：1 配对病例-对照研究数据表

| 配对编号 | 病例 | | | 配对编号 | 对照 | | |
|---|---|---|---|---|---|---|---|
| | $X_1$ | $X_2$ | $Y$ | | $X_1$ | $X_2$ | $Y$ |
| 1 | 1 | 1 | 1 | 1 | 0 | 0 | 0 |
| 2 | 1 | 0 | 1 | 2 | 0 | 1 | 0 |
| 3 | 1 | 1 | 1 | 3 | 0 | 0 | 0 |
| 4 | 1 | 1 | 1 | 4 | 0 | 0 | 0 |
| 5 | 0 | 1 | 1 | 5 | 1 | 0 | 0 |
| 6 | 0 | 1 | 1 | 6 | 1 | 1 | 0 |
| 7 | 1 | 0 | 1 | 7 | 0 | 0 | 0 |
| 8 | 0 | 0 | 1 | 8 | 0 | 1 | 0 |
| 9 | 0 | 1 | 1 | 9 | 0 | 0 | 0 |
| 10 | 1 | 1 | 1 | 10 | 1 | 0 | 0 |
| 11 | 1 | 1 | 1 | 11 | 0 | 0 | 0 |
| 12 | 1 | 1 | 1 | 12 | 0 | 0 | 0 |
| 13 | 1 | 0 | 1 | 13 | 0 | 0 | 0 |
| 14 | 0 | 0 | 1 | 14 | 1 | 1 | 0 |
| 15 | 0 | 1 | 1 | 15 | 1 | 0 | 0 |

（张岩波）

本章练习题
参考答案

本章补充练习题
及参考答案

本章思维导图

# 第十四章 | 生存分析

在医学研究中,如对慢性病、恶性肿瘤等患者的随访观察,常常需记录观察对象各时点上终点事件的发生情况,包括终点事件出现以及观察对象达到终点所经历的时间长短,以比较和评价临床疗效。生存分析(survival analysis)就是将事件的终点和出现这一终点所经历的时间结合起来分析的一类统计分析方法。本章内容主要包括生存分析的基本概念、生存曲线和 Cox 回归,学习这些方法的目的在于能够合理地描述、分析和评价生存资料。

## 第一节 │ 生存分析的基本概念

### 一、生存数据及其特点

**1. 生存时间** 指患者从发病到死亡所经历的时间长度。广义上,生存时间(survival time)可定义为从规定的观察起点到某终点事件出现所经历的时间长度,观察起点可以是发病时间、第一次确诊时间或接受处理(治疗)的时间等,终点事件可以是某种疾病的发生、复发或死亡、某种处理的反应等。例如,在临床研究中,急性白血病患者从骨髓移植治疗开始到复发为止之间的时间间隔,冠心病患者出现心肌梗死所经历的时间;在流行病学研究中,从开始接触某危险因素到发病所经历的时间;在动物实验研究中,从开始给药到发生死亡所经历的时间等。在计算生存时间时,为便于分析和比较,需要有明确规定的时间起点和终点以及时间的测量单位。例 14-1 给出了一个记录乳腺癌患者从手术到复发的生存时间数据。

**【例 14-1】** 为了解乳腺癌患者手术后的复发情况,某研究者对某医院 2000—2009 年间的乳腺癌手术患者进行了随访研究。随访起始时间为 2000 年 7 月 1 日,截止时间为 2009 年 5 月 31 日。以手术时间为观察起点,直至患者出现复发(status=1 为复发,0 为删失),并记录每个研究对象的年龄(age,岁)、病理类型(type=1 为浸润性非特殊癌,2 为其他)、淋巴结转移(node=1 为有,0 为无)、肿瘤直径(size=1 为 ≤2cm,size=2 为 >2cm 且 ≤5cm,size=3 为 >5cm),生存时间(time,月),摘取其中 7 例随访记录见表 14-1。

**2. 生存数据** 生存数据(survival data)包括完全数据(complete data)和删失数据(censored

表 14-1 乳腺癌患者生存资料原始记录表

| 编号 | age | type | node | size | start | end | time | status |
|---|---|---|---|---|---|---|---|---|
| 1 | 56 | 1 | 0 | 2 | 2003-09-06 | 2004-05-19 | 8 | 1 |
| 2 | 32 | 1 | 1 | 2 | 2006-02-09 | 2008-02-01 | 24 | 1 |
| 3 | 81 | 2 | 0 | 2 | 2006-02-17 | 2009-04-24 | 38 | 1 |
| 4 | 44 | 2 | 0 | 1 | 2003-09-30 | 2009-04-25 | 67 | 1 |
| 5 | 32 | 1 | 1 | 2 | 2005-12-22 | 2008-07-01 | 30 | 0 |
| 6 | 35 | 1 | 1 | 2 | 2001-07-20 | 2003-07-21 | 24 | 0 |
| 7 | 40 | 1 | 0 | 2 | 2003-07-25 | 2004-11-15 | 15 | 0 |

data）。完全数据提供的是准确的生存时间,如表14-1中1~4号患者的生存时间均为完全数据。删失数据也称截尾数据,是由于某种原因而无法准确观测到生存时间的数据,如例5~7号患者的生存时间为删失数据。

删失数据的种类有:①左删失(left censoring):假设研究对象在某一时刻开始进入研究,但是在该时刻之前,研究所感兴趣的起始事件已经发生,但无法明确具体时间,这种类型称为左删失。例如,在研究脑卒中复发风险中,患者在基线调查时回答患过脑卒中,但无法清楚记住具体时间。②右删失(right censoring):在随访研究中,研究对象的起始观察时间已知,但终点事件发生的时间未知,无法获取具体的生存时间,只知道生存时间大于观察时间,这种类型称为右删失,右删失是实际研究中最常见的数据删失类型。③区间删失(interval censoring):当只知道感兴趣事件发生在某一给定的时间区间内,而不知道其确切时间点时,将这类数据称为区间删失数据。不同种类的删失数据相应采用不同的统计分析策略。本章主要涉及最常见的右删失数据统计分析方法。

产生删失数据的主要原因有:①研究结束时终点事件尚未发生,如图14-1中的第4号观察对象,在研究计划规定的随访时间时仍未发生死亡事件;②失访,即由于观察对象搬迁等原因而未观察到终点,如图14-1中的第3号观察对象;③研究对象因死于其他原因或严重药物反应而终止试验和观察。

删失数据的表示方法:为区别于完全数据,常在删失数据右上角标记"+",表示真实的生存时间未知,只知道其生存期比观察到的

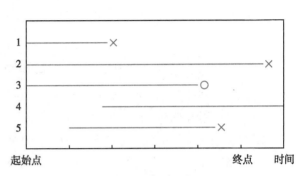

图14-1 生存时间记录示意图

删失时间要长。如例14-1中2号患者的生存时间为24,而6号患者的生存时间为24+。虽然删失数据所提供的生存时间信息不完全,但这类数据还是提供了部分信息,即说明观察对象至少在已经经历的时间长度内没有发生终点事件,因此,对于删失数据,既不能随意弃之,又不能同完全数据那样对待,这就需要采取专门处理这种资料的统计方法即生存分析。

图14-1为随访研究中常见的生存时间原始记录示意图,图中"×"表示终点事件"死亡","○"表示失访、退出研究或死于与本研究无关的其他原因。以开始治疗为起始事件,观察对象1、5号在规定的观察期间内发生了死亡,其生存时间为完全数据;观察对象2号是在观察终点之后才发生死亡事件,3和4号分别为失访和研究结束时尚未发生死亡,则这3名观察对象的生存时间为删失数据。

生存数据的主要特点是同时考虑生存结局和生存时间,并且可能含有删失数据,生存时间通常不服从正态分布。

## 二、生存分析常用统计指标

**1. 生存率** 生存率(survival rate)又称生存函数(survival function),表示观察对象的生存时间 $T$ 大于某时刻 $t$ 的概率,常用 $S(t)$ 表示,其估计值为

$$\hat{S}(t)=\hat{P}(T>t)=\frac{t时刻仍存活的例数}{观察总例数} \tag{14-1}$$

上式是无删失数据时估计生存率的公式,若含有删失数据,则需要分时段计算生存概率。假定观察对象在各个时段的生存事件独立,$S(t)$ 的估计公式为

$$S(t)=P(T>t_k)=p_1p_2\cdots p_k=S(t_{k-1})p_k \tag{14-2}$$

式中 $p_i(i=1,2,\cdots,k)$ 为各分时段的生存概率,故生存率又称累积生存概率(cumulative probability of survival)。

**2. 中位生存期** 50% 的个体尚存活的时间称为中位生存期(median survival time),又称作半数

生存期。中位生存期越长,表示疾病的预后越好;反之,中位生存期越短,预后越差。中位生存期可以根据生存曲线得到,生存曲线纵轴生存率为 50% 时所对应的横轴生存时间即中位生存期。

**3. 风险函数**　生存时间已达到 $t$ 的观察对象在时刻 $t$ 的瞬时死亡率称为风险函数(hazard function),又称为危险率函数,常用 $h(t)$ 表示,即

$$h(t)=\lim_{\Delta t \to 0}\frac{P(t \leqslant T < t+\Delta t \,|\, T \geqslant t)}{\Delta t} \tag{14-3}$$

当 $\Delta t=1$ 时,$h(t)\approx P(t \leqslant T < t+1 \,|\, T \geqslant t)$,即 $h(t)$ 近似等于 $t$ 时刻存活的个体在此后一个单位时段内的死亡概率。

风险函数随时间的延长可呈现递增、递减或其他波动形式,当风险函数为常数时,表示死亡速率不随时间而加速,如果风险函数随时间上升,则表示死亡速率随时间而加速,反之亦然。

## 第二节 | 生存曲线及比较

生存率的估计方法有非参数法和参数法。在非参数方法中又分为寿命表法和 Kaplan-Meier 法(K-M 法,也称乘积极限法),二者均应用定群寿命表的基本原理,先求出各个时段的生存概率,然后根据概率乘法定理计算生存率,但前者往往适用于大样本资料,对于小样本或大样本且有精确生存时间的资料一般采用 Kaplan-Meier 法,本节介绍 Kaplan-Meier 法。

### 一、Kaplan-Meier 生存曲线

#### (一)计算生存率

Kaplan-Meier 生存曲线由 Kaplan 和 Meier 于 1958 年首先提出,它是一种估计生存率的非参数方法。

【例 14-2】某研究者收集了 15 例乳腺恶性肿瘤直径小于或等于 2cm 的患者和 21 例肿瘤直径大于 5cm 患者手术后的生存资料,定义从手术后到患者复发的时间为生存时间(月),试估计两组的复发率。

| 肿瘤直径 $\leqslant$ 2cm: | 10 | $10^+$ | 13 | 18 | $25^+$ | 29 | 30 | 33 | 46 | $50^+$ | 54 |
| | $68^+$ | 71 | $88^+$ | $95^+$ | | | | | | | |

| 肿瘤直径 > 5cm: | 5 | 9 | 13 | 13 | 14 | 15 | 19 | 20 | 21 | 22 | 24 |
| | 25 | 26 | 27 | 28 | 32 | 47 | 52 | 54 | 60 | 86 | |

以肿瘤小于等于 2cm 组为例,计算步骤如下:

(1)将生存时间($t_i$)由小到大顺序排列,若完全数据与删失数据相同,则删失数据排在完全数据之后,见表 14-2 第(2)栏。

(2)列出时间区间 $[t_i,t_{i+1})$ 上的复发数 $d_i$ 和删失数 $c_i$,见表 14-2 第(3)、(4)栏。

(3)计算恰在每一时刻 $t_i$ 之前的生存人数,即期初例数 $n_i$。计算时应减去小于 $t_i$ 的复发数和删失数,即 $n_i=n_{i-1}-d_{i-1}-c_{i-1}$,见表 14-2 第(5)栏。

(4)计算各时间区间上的复发概率 $q_i$ 和生存概率 $p_i$,见表 14-2 第(6)、(7)栏。

$$q_i=\frac{d_i}{n_i}, \quad p_i=1-q_i \tag{14-4}$$

(5)计算生存率 $\hat{S}(t_i)$。活过某时刻 $t$ 的生存率是其对应的各时点条件生存率的连乘积,即

$$S(t_i)=\prod_{j=1}^{i}p_j=S(t_{i-1})p_i \tag{14-5}$$

值得注意的是,具有删失数据的条件死亡率为 0,而其条件生存率必为 1,所对应的生存率必然与前一个非删失值的生存率相同。各患者的生存率见表 14-2 第(8)栏。如乳腺肿瘤小于等于 2cm 患者 18

个月时生存率为 $0.862 \times 0.917 = 0.790$，30 个月时生存率为 $0.711 \times 0.889 = 0.632$，以此类推。

### （二）计算生存率的标准误

Greenwood 生存率标准误近似计算公式为

$$SE[\hat{S}(t_i)] = \hat{S}(t_i)\sqrt{\sum_{t_j \leq t_i} \frac{d_j}{n_j(n_j - d_j)}}, \quad j = 1, 2, \cdots, i \tag{14-6}$$

如　　$SE[\hat{S}(t_4)] = 0.790 \times \sqrt{\dfrac{1}{15 \times (15-1)} + \dfrac{0}{14 \times (14-0)} + \dfrac{1}{13 \times (13-1)} + \dfrac{1}{12 \times (12-1)}} = 0.108$

根据上述计算的生存率及其标准误可估计总体生存率的置信区间。其方法是采用正态分布的原理，用下式来进行估计。

$$\hat{S}(t_i) \pm z_{\alpha/2} SE[\hat{S}(t_i)] \tag{14-7}$$

采用该式时，生存时间末端值的置信区间可能会出现超出 $[0,1]$ 范围的不合理情况，此时可采用对数变换的方法进行计算，具体详见相关书籍。

表 14-2　乳腺肿瘤直径 ≤2cm 组生存率计算表

| 序号 | 时间/月 | 复发数 | 删失数 | 期初例数 | 复发概率 | 生存概率 | 生存率 | 标准误 |
|---|---|---|---|---|---|---|---|---|
| $i$ | $t_i$ | $d_i$ | $c_i$ | $n_i$ | $q_i$ | $p_i$ | $\hat{S}(t_i)$ | $SE[\hat{S}(t_i)]$ |
| （1） | （2） | （3） | （4） | （5） | （6）=（3）/（5） | （7）=1−（6） | （8） | （9） |
| 1 | 10 | 1 | 0 | 15 | 0.067 | 0.933 | 0.933 | 0.064 |
| 2 | $10^+$ | 0 | 1 | 14 | 0.000 | 1.000 | 0.933 | 0.064 |
| 3 | 13 | 1 | 0 | 13 | 0.077 | 0.923 | 0.862 | 0.091 |
| 4 | 18 | 1 | 0 | 12 | 0.083 | 0.917 | 0.790 | 0.108 |
| 5 | $25^+$ | 0 | 1 | 11 | 0.000 | 1.000 | 0.790 | 0.108 |
| 6 | 29 | 1 | 0 | 10 | 0.100 | 0.900 | 0.711 | 0.123 |
| 7 | 30 | 1 | 0 | 9 | 0.111 | 0.889 | 0.632 | 0.132 |
| 8 | 33 | 1 | 0 | 8 | 0.125 | 0.875 | 0.553 | 0.137 |
| 9 | 46 | 1 | 0 | 7 | 0.143 | 0.857 | 0.474 | 0.139 |
| 10 | $50^+$ | 0 | 1 | 6 | 0.000 | 1.000 | 0.474 | 0.139 |
| 11 | 54 | 1 | 0 | 5 | 0.200 | 0.800 | 0.379 | 0.140 |
| 12 | $68^+$ | 0 | 1 | 4 | 0.000 | 1.000 | 0.379 | 0.140 |
| 13 | 71 | 1 | 0 | 3 | 0.333 | 0.667 | 0.253 | 0.139 |
| 14 | $88^+$ | 0 | 1 | 2 | 0.000 | 1.000 | 0.253 | 0.139 |
| 15 | $95^+$ | 0 | 1 | 1 | 0.000 | 1.000 | 0.253 | 0.139 |

### （三）绘制生存曲线

以随访时间为横轴，生存率为纵轴，将各个时间点所对应的生存率连接起来的一条曲线即为生存曲线。Kaplan-Meier 法对所有死亡时点估计生存率，其生存曲线呈阶梯式的变化。曲线高、下降平缓表示高生存率或较长生存期；曲线低、下降陡峭表示低生存率或较短生存期。图 14-2 为肿瘤小于或等于 2cm 和肿瘤大于 5cm 组（计算表略）的生存曲线，结果显示前者的生存率高于后者。

生存曲线纵轴生存率为 50% 时，所对应横轴生存时间即半数生存期。从图 14-2 中可以直观地看出肿瘤大于 5cm 组的半数生存期大约为 23 个月。

## 二、生存率的比较

两组或多组生存率比较是生存分析的主要内容之一。生存率组间比较实际上是两条或多条生存曲线的比较。生存率的假设检验方法有参数法和非参数法两类,非参数法对资料的分布没有要求,使用范围较广,以下主要介绍非参数法中的 log-rank 检验和 Breslow 检验两种方法。

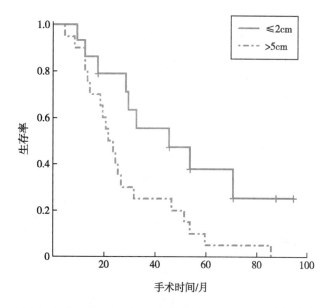

图 14-2　乳腺肿瘤 ≤ 2cm 和乳腺肿瘤 > 5cm 组生存曲线

### (一) log-rank 检验

log-rank 检验又称 Mantel-Cox 检验,其基本思想是,当检验假设 $H_0$(即比较组间生存率相同)成立时,根据在各个时刻尚存活的患者数和实际死亡数计算理论死亡数,然后将各组实际死亡数与理论死亡数进行比较,其检验统计量为

$$\chi^2 = \frac{\left[\sum d_{ki} - \sum T_{ki}\right]^2}{\sum V_{ki}}, \quad k = 1, 2, \cdots, g \tag{14-8}$$

式中 $d_{ki}$ 和 $T_{ki}$ 为各组在时间 $t_i$ 上的实际死亡数和理论死亡数,$g$ 为组数,$T_{ki} = n_{ki}d_i/n_i$,第 $k$ 组的方差估计值为

$$V_{ki} = \frac{n_{ki}}{n_i}\left(1 - \frac{n_{ki}}{n_i}\right)\left(\frac{n_i - d_i}{n_i - 1}\right)d_i \tag{14-9}$$

检验统计量 $\chi^2$ 近似服从自由度 $v = g - 1$ 的 $\chi^2$ 分布。当各组生存率相同时($H_0$ 为真),实际死亡数和理论死亡数较接近,则 $\chi^2$ 值较小,可按相应自由度查 $\chi^2$ 界值表得到 $P$ 值,作出推断结论。

【例 14-3】根据例 14-2 资料,试比较两种不同肿瘤直径患者术后的生存率有无差别?

分析步骤如下:

**1. 建立检验假设,确定检验水准**

$H_0 : S_1(t) = S_2(t)$,即两种不同肿瘤直径的患者术后生存曲线相同

$H_1 : S_1(t) \neq S_2(t)$,即两种不同肿瘤直径的患者术后生存曲线不同

$\alpha = 0.05$

**2. 计算统计量 $\chi^2$ 值**

(1) 时间排序:将两组生存时间混合后由小到大统一排序,对删失数据的处理同前。$n_{1i}$、$n_{2i}$ 分别表示两组观察患者数,$n_i = n_{1i} + n_{2i}$;$d_{1i}$、$d_{2i}$ 分别表示两组在不同时间点上的复发数,$d_i = d_{1i} + d_{2i}$;$c_{1i}$、$c_{2i}$ 分别表示两组在不同时间点上的截尾例数。计算结果列于表 14-3 中。

表 14-3　两种肿瘤直径患者术后生存曲线比较的 log-rank 检验计算表

| 序号 | 时间/月 | 肿瘤 ≤ 2cm 组 | | | | | 肿瘤 > 5cm 组 | | | | | 合计 | |
|---|---|---|---|---|---|---|---|---|---|---|---|---|---|
| $i$ | $t_i$ | $n_{1i}$ | $d_{1i}$ | $c_{1i}$ | $T_{1i}$ | $V_{1i}$ | $n_{2i}$ | $d_{2i}$ | $c_{2i}$ | $T_{2i}$ | $V_{2i}$ | $n_i$ | $d_i$ |
| (1) | (2) | (3) | (4) | (5) | (6) | (7) | (8) | (9) | (10) | (11) | (12) | (13) | (14) |
| 1 | 5 | 15 | 0 | 0 | 0.417 | 0.243 | 21 | 1 | 0 | 0.583 | 0.243 | 36 | 1 |
| 2 | 9 | 15 | 0 | 0 | 0.429 | 0.245 | 20 | 1 | 0 | 0.571 | 0.245 | 35 | 1 |
| 3 | 10 | 15 | 1 | 0 | 0.441 | 0.247 | 19 | 0 | 0 | 0.559 | 0.247 | 34 | 1 |
| 4 | 10 | 14 | 0 | 1 | 0.000 | 0.000 | 19 | 0 | 0 | 0.000 | 0.000 | 33 | 0 |

| 序号 | 时间/月 | 肿瘤≤2cm组 | | | | | | 肿瘤＞5cm组 | | | | | | 合计 | |
| --- | --- | --- | --- | --- | --- | --- | --- | --- | --- | --- | --- | --- | --- | --- | --- |
| $i$ | $t_i$ | $n_{1i}$ | $d_{1i}$ | $c_{1i}$ | $T_{1i}$ | $V_{1i}$ | | $n_{2i}$ | $d_{2i}$ | $c_{2i}$ | $T_{2i}$ | $V_{2i}$ | | $n_i$ | $d_i$ |
| （1） | （2） | （3） | （4） | （5） | （6） | （7） | | （8） | （9） | （10） | （11） | （12） | | （13） | （14） |
| 5 | 13 | 13 | 1 | 0 | 0.813 | 0.467 | | 19 | 1 | 0 | 1.188 | 0.467 | | 32 | 2 |
| 6 | 14 | 12 | 0 | 0 | 0.800 | 0.463 | | 18 | 2 | 0 | 1.200 | 0.463 | | 30 | 2 |
| 7 | 15 | 12 | 0 | 0 | 0.429 | 0.245 | | 16 | 1 | 0 | 0.571 | 0.245 | | 28 | 1 |
| 8 | 18 | 12 | 1 | 0 | 0.444 | 0.247 | | 15 | 0 | 0 | 0.556 | 0.247 | | 27 | 1 |
| 9 | 19 | 11 | 0 | 0 | 0.423 | 0.244 | | 15 | 1 | 0 | 0.577 | 0.244 | | 26 | 1 |
| 10 | 20 | 11 | 0 | 0 | 0.440 | 0.246 | | 14 | 1 | 0 | 0.560 | 0.246 | | 25 | 1 |
| 11 | 21 | 11 | 0 | 0 | 0.458 | 0.248 | | 13 | 1 | 0 | 0.542 | 0.248 | | 24 | 1 |
| 12 | 22 | 11 | 0 | 0 | 0.478 | 0.250 | | 12 | 1 | 0 | 0.522 | 0.250 | | 23 | 1 |
| 13 | 24 | 11 | 0 | 0 | 0.500 | 0.250 | | 11 | 1 | 0 | 0.500 | 0.250 | | 22 | 1 |
| 14 | 25 | 11 | 0 | 1 | 0.524 | 0.249 | | 10 | 1 | 0 | 0.476 | 0.249 | | 21 | 1 |
| 15 | 26 | 10 | 0 | 0 | 0.526 | 0.249 | | 9 | 1 | 0 | 0.474 | 0.249 | | 19 | 1 |
| 16 | 27 | 10 | 0 | 0 | 0.556 | 0.247 | | 8 | 1 | 0 | 0.444 | 0.247 | | 18 | 1 |
| 17 | 28 | 10 | 0 | 0 | 0.588 | 0.242 | | 7 | 1 | 0 | 0.412 | 0.242 | | 17 | 1 |
| 18 | 29 | 10 | 1 | 0 | 0.625 | 0.234 | | 6 | 0 | 0 | 0.375 | 0.234 | | 16 | 1 |
| 19 | 30 | 9 | 1 | 0 | 0.600 | 0.240 | | 6 | 0 | 0 | 0.400 | 0.240 | | 15 | 1 |
| 20 | 32 | 8 | 0 | 0 | 0.571 | 0.245 | | 6 | 1 | 0 | 0.429 | 0.245 | | 14 | 1 |
| 21 | 33 | 8 | 1 | 0 | 0.615 | 0.237 | | 5 | 0 | 0 | 0.385 | 0.237 | | 13 | 1 |
| 22 | 46 | 7 | 1 | 0 | 0.583 | 0.243 | | 5 | 0 | 0 | 0.417 | 0.243 | | 12 | 1 |
| 23 | 47 | 6 | 0 | 0 | 0.545 | 0.248 | | 5 | 1 | 0 | 0.455 | 0.248 | | 11 | 1 |
| 24 | 50 | 6 | 0 | 1 | 0.000 | 0.000 | | 4 | 0 | 0 | 0.000 | 0.000 | | 10 | 0 |
| 25 | 52 | 5 | 0 | 0 | 0.556 | 0.247 | | 4 | 1 | 0 | 0.444 | 0.247 | | 9 | 1 |
| 26 | 54 | 5 | 1 | 0 | 1.250 | 0.402 | | 3 | 1 | 0 | 0.750 | 0.402 | | 8 | 2 |
| 27 | 60 | 4 | 0 | 0 | 0.667 | 0.222 | | 2 | 1 | 0 | 0.333 | 0.222 | | 6 | 1 |
| 28 | 68 | 4 | 0 | 1 | 0.000 | 0.000 | | 1 | 0 | 0 | 0.000 | 0.000 | | 5 | 0 |
| 29 | 71 | 3 | 1 | 0 | 0.750 | 0.188 | | 1 | 0 | 0 | 0.250 | 0.188 | | 4 | 1 |
| 30 | 86 | 2 | 0 | 0 | 0.667 | 0.222 | | 1 | 1 | 0 | 0.333 | 0.222 | | 3 | 1 |
| 31 | 88 | 2 | 0 | 1 | 0.000 | 0.000 | | 0 | 0 | 0 | 0.000 | 0.000 | | 2 | 0 |
| 32 | 95 | 1 | 0 | 1 | 0.000 | 0.000 | | 0 | 0 | 0 | 0.000 | 0.000 | | 1 | 0 |
| 合计 | — | — | 9 | 6 | 15.695 | 7.110 | | — | 21 | 0 | 14.305 | 7.110 | | — | 30 |

（2）计算理论数及其方差：在 $H_0$ 成立的条件下，计算各组理论（期望）复发数及其方差。如生存时间为 5 个月时，肿瘤 ≤2cm 组的观察人数为 15，两组合计观察人数及复发人数分别为 36 和 1，则其理论复发数和方差为

$$T_{11} = \frac{15 \times 1}{36} = 0.417, \quad V_{11} = \frac{15}{36} \times \left(1 - \frac{15}{36}\right) \times \left(\frac{36-1}{36-1}\right) \times 1 = 0.243$$

肿瘤＞5cm 组的理论复发数和方差为

$$T_{21}=\frac{21\times1}{36}=0.583, \quad V_{21}=\frac{21}{36}\times\left(1-\frac{21}{36}\right)\times\left(\frac{36-1}{36-1}\right)\times1=0.243$$

其余类推,结果见表 14-3 的第(6)、(7)和(11)、(12)栏。

（3）计算统计量

由表 14-3 中两组总的实际复发数和理论复发数以及总的方差估计值,根据式（14-8）,按肿瘤≤2cm 组计算得到统计量为

$$\chi^2=\frac{(9-15.695)^2}{7.110}=6.304$$

同理,或按肿瘤＞5cm 组计算可得

$$\chi^2=\frac{(21-14.305)^2}{7.110}=6.304$$

**3. 确定概率,作出统计推论**

查 $\chi^2$ 界值表(附表 7)得 $\chi^2_{0.05,1}$=3.84,$P<0.05$,按 $\alpha=0.05$ 水准,拒绝 $H_0$,接受 $H_1$,可认为两条生存曲线不同,肿瘤直径≤2cm 患者的生存率高于肿瘤直径＞5cm 患者。

## （二）Breslow 检验

Breslow 检验又称广义 Wilcoxon 检验或 Gehan 比分检验,$\chi^2$ 统计量计算公式为

$$\chi^2=\frac{\left[\sum w_i d_{ki}-\sum w_i T_{ki}\right]^2}{\sum w_i^2 V_{ki}}, \quad k=1,2,\cdots,g \tag{14-10}$$

式中 $d_{ki}$、$T_{ki}$ 和 $V_{ki}$ 意义同前,$g$ 为组数,$w_i$ 为权重,Breslow 检验取 $w_i=n_i$（$w_i=1$ 时为 log-rank 检验）。在 $H_0$ 成立的条件下,检验统计量 $\chi^2$ 近似服从自由度为 $v=g-1$ 的 $\chi^2$ 分布。 如对例 14-2 资料采用 Breslow 检验,$\chi^2=4.462$,$P<0.05$,结论同 log-rank 检验。

一般而言,由于 $n_i$ 随生存时间逐渐减小,所以 Breslow 检验给组间死亡的近期差别更大的权重,而 log-rank 检验给组间死亡的远期差别更大的权重,即前者对近期差异敏感,而后者对远期差异敏感。另外,需要注意:两种方法的应用条件相同,即各组生存曲线呈比例风险关系,生存曲线不能有交叉。通常情况,在生存曲线有交叉时,不适合做生存曲线的整体比较。

# 第三节 │ Cox 回归

前述方法属于单变量生存分析方法。在多变量分析情况下,由于生存分析中的响应变量需要同时考虑生存结局和生存时间,而生存时间不服从正态分布,同时可能含有截尾数据,因此多元线性回归和 logistic 回归都不适合对生存数据进行多因素分析。对此可以使用 Cox 比例风险回归模型（Cox's proportional hazard regression model,PHREG）,简称 Cox 模型。这一模型由英国统计学家 D.R.Cox 于 1972 年提出,在医学多变量生存分析中得到广泛的应用。

## 一、Cox 回归模型

### （一）模型的基本形式

Cox 回归模型可以表示为

$$h(t,X)=h_0(t)\exp(\beta_1 X_1+\beta_2 X_2+\cdots+\beta_m X_m) \tag{14-11}$$

其中 $h(t,X)$ 为观察对象生存到 $t$ 时刻的风险函数;$X=(X_1,X_2,\cdots,X_m)$ 是可能与生存时间有关的 $m$ 个自变量;$h_0(t)$ 为 $X_1=X_2=\cdots=X_m=0$ 时在 $t$ 时刻的风险函数,称为基础风险函数;$\beta=(\beta_1,\beta_2,\cdots,\beta_m)$ 为 Cox 模型的回归系数,是一组待估计的参数。

#### (二) 模型参数解释及相对危险度计算

Cox 模型经过简单变换,可以写成

$$\ln\left[\frac{h(t,X)}{h_0(t)}\right]=\beta_1X_1+\beta_2X_2+\cdots+\beta_mX_m \tag{14-12}$$

Cox 模型回归系数 $\beta_j(j=1,2,\cdots,m)$ 表示当因素 $X_j$ 改变一个单位时 $\ln[h(t,X)/h_0(t)]$ 的改变量,它与衡量危险因素作用大小的风险比(hazard ratio, $HR$)有一个对应的关系。

设自变量 $X_j$ 的两个不同取值为 $X_j=c_1$ 和 $X_j=c_0$,假定其他因素的水平相同,两个不同暴露水平 $X_j=c_1$ 和 $X_j=c_0$ 下的风险比 $HR_j$ 的自然对数为

$$\ln HR_j=\ln\left[\frac{h(t,X)}{h(t,X^*)}\right]=\ln\left[\frac{h(t,X)/h_0(t)}{h(t,X^*)/h_0(t)}\right] \tag{14-13}$$
$$=\left(\beta_jc_1+\sum_{t\neq j}^m\beta_tX_t\right)-\left(\beta_jc_0+\sum_{t\neq j}^m\beta_tX_t\right)$$
$$=\beta_j(c_1-c_0)$$

$X^*$ 表示另外一组自变量取值。取反对数后可得

$$HR_j=\exp\left[\beta_j(c_1-c_0)\right] \tag{14-14}$$

特殊地,如果 $X_j$ 赋值为 1 或 0,分别表示暴露和非暴露两个水平,则其风险比为

$$HR_j=\exp(\beta_j) \tag{14-15}$$

当 $\beta_j=0$ 时,$HR_j=1$,说明 $X_j$ 对生存时间不起作用;当 $\beta_j>0$ 时,$HR_j>1$,说明 $X_j$ 是一个危险因素;当 $\beta_j<0$ 时,$HR_j<1$,说明 $X_j$ 是一个保护因素。在具体研究中可结合 $X_j$ 所代表的因素对其做出恰当的解释。

现举一个简单例子说明。乳腺癌患者手术后是否复发的时间与是否化疗有关,以 $X=1$ 表示接受化疗,$X=0$ 表示未进行化疗,得到 $X$ 的回归系数 $\beta=-0.380$,则接受化疗患者的风险为

$$h_1(t)=h_0(t)\exp(\beta x)=h_0(t)\exp(-0.380\times1)=0.68h_0(t)$$

未进行化疗患者的风险为

$$h_2(t)=h_0(t)\exp(\beta x)=h_0(t)\exp(-0.380\times0)=h_0(t)$$

两者的风险比为

$$HR=\frac{h(t,X=1)}{h(t,X=0)}=\exp(-0.38)=0.68$$

即接受化疗的患者其复发风险是未进行化疗患者的 0.68 倍,或未进行化疗的患者其复发风险是接受化疗患者的 1.47 倍。

### 二、模型的参数估计及其假设检验

由于式(14-11)对 $h_0(t)$ 未作任何假定,所以不能用普通的最大似然法来估计回归系数 $\beta$,对此可以构造偏似然函数(partial likelihood function),并引用最大似然法进行估计。

参数检验的原假设为 $H_0:\beta_j=0$。与 logistic 回归相似,Cox 回归常用的检验方法有似然比检验、Wald 检验和 Score 计分检验。该三种检验方法均为 $\chi^2$ 检验,自由度为模型中待检验的参数个数。具体检验方法及变量筛选过程参见第十三章。

### 三、应用实例

【例14-4】为探讨某肿瘤患者手术治疗的预后,某研究者收集了 68 例患者的生存时间、生存结局及影响因素。影响因素包括患者年龄、病理分型、淋巴结转移、肿瘤大小、化疗、绝经,生存时间以月为单位。变量的赋值和收集的相应资料分别见表 14-4 和表 14-5。

表 14-4　患者手术治疗的预后影响因素及赋值

| 因素 | 变量名 | 赋值说明 |
|---|---|---|
| 年龄 | $X_1$ | 岁 |
| 病理分型 | $X_2$ | 非浸润型 = 0,浸润型 = 1 |
| 淋巴结转移 | $X_3$ | 否 = 0,是 = 1 |
| 肿瘤大小 | $X_4$ | < 3cm = 1,3~5cm = 2, > 5cm = 3 |
| 化疗 | $X_5$ | 否 = 0,是 = 1 |
| 绝经 | $X_6$ | 否 = 0,是 = 1 |
| 生存时间 | $t$ | 月 |
| 生存结局 | $Y$ | 删失 = 0,死亡 = 1 |

表 14-5　68 例患者手术后的生存时间(月)及影响因素

| NO | $X_1$ | $X_2$ | $X_3$ | $X_4$ | $X_5$ | $X_6$ | $t$ | $Y$ |
|---|---|---|---|---|---|---|---|---|
| 1 | 77 | 1 | 1 | 3 | 1 | 1 | 2 | 1 |
| 2 | 58 | 1 | 0 | 2 | 0 | 1 | 23 | 1 |
| 3 | 92 | 1 | 0 | 2 | 1 | 1 | 16 | 1 |
| 4 | 48 | 1 | 1 | 3 | 0 | 1 | 13 | 1 |
| 5 | 52 | 1 | 1 | 2 | 1 | 1 | 26 | 1 |
| 6 | 67 | 1 | 0 | 3 | 1 | 0 | 54 | 1 |
| 7 | 55 | 1 | 1 | 2 | 0 | 1 | 31 | 1 |
| … | … | … | … | … | … | … | … | … |
| 65 | 39 | 1 | 0 | 1 | 0 | 0 | 23 | 0 |
| 66 | 32 | 1 | 0 | 1 | 0 | 0 | 77 | 0 |
| 67 | 22 | 0 | 0 | 1 | 0 | 0 | 88 | 0 |
| 68 | 41 | 1 | 1 | 1 | 0 | 0 | 33 | 0 |

注:完整数据可通过目录末尾数据包二维码获取。

对表 14-5 数据,取 $\alpha_{引入}$ = 0.05, $\alpha_{删除}$ = 0.10,经逐步选择法对 6 个变量进行筛选,Cox 回归分析结果见表 14-6。

表 14-6　68 例患者 Cox 回归分析结果

| 变量 | $\hat{\beta}$ | $SE(\hat{\beta})$ | Wald $\chi^2$ | $P$ | $HR$ | $95\%CI(HR)$ |
|---|---|---|---|---|---|---|
| $X_1$ | 0.039 | 0.017 | 5.325 | 0.021 | 1.039 | (1.006,1.074) |
| $X_3$ | 1.768 | 0.581 | 9.272 | 0.002 | 5.860 | (1.878,18.290) |
| $X_4$ | 1.479 | 0.485 | 9.291 | 0.002 | 4.390 | (1.696,11.364) |
| $X_5$ | 1.064 | 0.471 | 5.099 | 0.024 | 2.897 | (1.151,7.295) |

分析结果显示,年龄、淋巴结转移、肿瘤大小和化疗的回归系数均为正值,说明它们是影响患者术后死亡的危险因素。在年龄、肿瘤大小、化疗保持不变的情况下,有淋巴结转移者的死亡风险是无淋巴结转移者的 5.860 倍;同样,在年龄、淋巴结转移、化疗保持不变的情况下,肿瘤大小每增加一级,死亡风险增加 3.390 倍。其他变量的解释以此类推。

进一步采用列线图可视化 Cox 回归结果(图 14-3),解读如下:由年龄($X_1$)、淋巴结转移($X_3$)、肿瘤大小($X_4$)和化疗($X_5$)的取值可获取对应得分,通过计算各变量的得分总和,可进一步获得 1 年、3 年和 5 年的生存率(注:图中方框表示各变量的类别占比,方框越大说明该类别占比越高;曲线反映了年龄和总得分的分布情况)。如图 14-3 所示,某位患者的年龄($X_1$)约为 48 岁,存在淋巴结转移($X_3=1$)、肿瘤大小为 $>5cm$($X_4=3$)、未接受化疗($X_5=0$),那么该患者的总得分为 213,其 1 年(12 月)生存率为 87.9%,3 年(36 月)生存率为 7.7%,5 年(60 月)生存率为 3.8%。

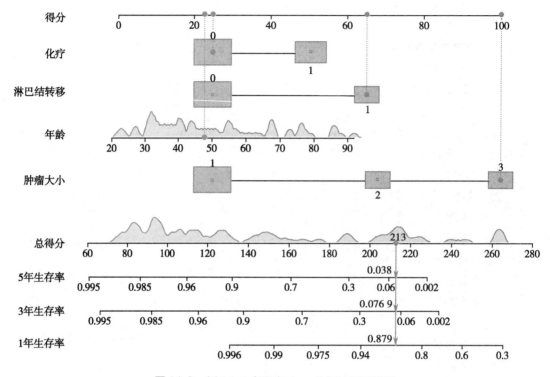

图 14-3　例 14-4 多因素 Cox 分析结果列线图

## 四、注意事项

1. 在研究设计时,应根据研究目的明确规定所研究生存时间的终点事件和起始事件,由于终点事件和起始事件是相对的,所以,一旦确定,则不能在研究过程中随意改变它们。

2. 研究的样本含量一般在 40 例以上;当协变量增加时也应适当增加,要求样本含量为观察协变量的 5~20 倍;两组资料比较时,最好两组例数基本一致。在随访观察时,要尽量避免观察对象的失访,截尾数据过多容易造成研究结果的偏倚。

3. 进行 Cox 回归分析时,要求资料必须满足 PH 假定(proportional hazards assumption),即比例风险假定:①任何两个个体的风险函数之比,即风险比(hazard ratio, $HR$)保持一个恒定的比例,而与时间 $t$ 无关。②模型中协变量的效应不随时间改变而改变。检验这一假定条件的方法可以根据变量分组的 Kaplan-Meier 生存曲线是否交叉进行判断。如果数据不满足比例风险的假定,则需要采用时依(time-dependent)协变量模型或非比例风险模型(non-proportional hazard model)或分层比例分析模型进行分析,具体内容可以参考有关书籍。

4. Cox 分析结果中的偏回归系数不能直接用于比较不同因素的影响大小,需通过标准化回归系数进行比较,一般的统计软件能够直接给出其估计值。

5. 列线图是通过将回归模型(如 logistic 回归、Cox 回归等)的回归系数标准化后,以数轴形式呈现结局事件发生风险的一种可视化方法。其制作可以通过 R 语言的"rms"以及"regplot"等包实现。

## 练习题

一、单项选择题

1. 进行生存分析时,**不属于**截尾数据的是(　　　)
    A. 随访期内死于本病者　　　　　　B. 随访期内死于其他病因者
    C. 随访结束时仍存活者　　　　　　D. 随访期内找不到者
    E. 随访期内拒绝应答者

2. 生存分析中的生存时间是(　　　)
    A. 观察开始至终止的时间　　　　　B. 观察开始至失访的时间
    C. 出院至失访的时间　　　　　　　D. 观察起点到终点事件出现的时间
    E. 确诊至失访的时间

3. 生存分析中,描述生存时间的集中趋势宜用的指标是(　　　)
    A. 算术平均数　　　　　　B. 几何均数　　　　　　C. 中位生存时间
    D. 百分位数　　　　　　　E. 众数

4. **不宜**作生存分析的情况是(　　　)
    A. 女性乳腺癌患者手术之后的存活时间
    B. 患者胃出血的持续时间
    C. 患者确诊肝炎后肝功能异常的持续时间
    D. 体检查出肿瘤患者的时间
    E. 妇女节育器在宫内保存的有效时间

5. 关于生存曲线,下述正确的描述是(　　　)
    A. 横坐标为时间,纵坐标为生存概率
    B. 生存曲线是严格下降的
    C. 生存曲线不是一种生存情况统计描述
    D. 曲线平缓表示预后差
    E. 中位生存时间不能从生存曲线中得到

6. 生存曲线下降的坡度越陡,表示的是(　　　)
    A. 生存概率越大　　　　　　B. 生存时间越长　　　　　　C. 生存时间越短
    D. 与生存时间无关　　　　　E. 生存率越提高越明显

7. 在生存分析中关于生存概率与生存率,下述说法正确的是(　　　)
    A. 生存概率随时间延长而增加　　B. 生存率不会随时间延长而增加
    C. 生存概率大于生存率　　　　　D. 生存概率等于生存率
    E. 生存概率小于生存率

8. Cox 回归的响应变量是(　　　)
    A. 生存时间　　　　　　B. 结局变量　　　　　　C. 生存时间和结局变量
    D. 生存率　　　　　　　E. 死亡概率

9. Kaplan-Meier 法属于(　　　)
    A. 参数法　　　　　　　B. 非参数法　　　　　　C. 半参数法
    D. 回归分析法　　　　　E. 相关分析法

10. log-rank 检验法属于(　　　)
    A. 参数法　　　　　　　B. 非参数法　　　　　　C. 半参数法
    D. Cox 回归法　　　　　E. Breslow 检验法

11. 风险比 *HR* 指的是（ ）

    A. 两种不同条件下死亡概率之比　　　　B. 两种不同条件下生存概率之比

    C. 两种不同条件的危险率函数之比　　　　D. 死亡率与生存率之比

    E. 死亡概率与生存概率之比

12. Cox 回归模型中的回归系数表示的意义是（ ）

    A. 模型预测能力大小　　　　　　　　B. 危险因素相对作用大小

    C. 自变量能够解释响应变量的百分比　　D. 自变量不同取值出现结局的风险比

    E. 一组自变量取值时出现结局的风险

13. 两组生存情况的比较,**不可以**采用下述统计分析方法（ ）

    A. log-rank 检验　　　　　　　　　　B. Breslow 检验

    C. Cox 回归模型　　　　　　　　　　D. 线性回归模型

    E. 广义 Wilcoxon 检验

14. Cox 回归模型应用时两个不同个体在不同时刻 *t* 的风险函数之比（ ）

    A. 随时间增加而增大

    B. 随时间增加而减小

    C. 不随时间变化

    D. 视具体情况而定

    E. 开始随时间增大,经过中位生存时间后随时间减小

15. 下述不适合使用 Cox 回归模型条件的是（ ）

    A. 比例风险恒定　　　　　　　　　　B. 观察个体相互独立

    C. 协变量与时间无交互作用　　　　　　D. 协变量对生存率的影响与时间无关

    E. 两组 Kaplan-Meier 生存曲线有交叉

## 二、计算与分析题

1. 用某中药结合化疗(中西治疗组)和化疗组(对照组)两种疗法治疗某种恶性肿瘤后,随访记录各观察对象的生存时间(月)如下,"+"表示删失数据,试用 K-M 法估计两种疗法的生存率,并比较两组疗法生存率是否有差别?

中药组　10　$2^+$　$12^+$　13　18　$6^+$　$19^+$　26　$9^+$　8　$6^+$　$43^+$　9　4　31　24

对照组　$2^+$　13　$7^+$　$11^+$　6　1　11　3　17　7

2. 某研究者拟研究影响卵巢癌患者术后生存时间的有关因素,观察了 26 名卵巢癌患者,记录的观测指标及观测值如表 14-1、题表 14-2,试进行 Cox 回归分析。

题表 14-1　**各指标数据赋值表**

| 指标 | 含义 | 赋值或单位 |
|---|---|---|
| $X_1$ | 年龄 | 岁 |
| $X_2$ | 细胞分化程度 | 1=高分化;2=中分化;3=低分化 |
| $X_3$ | 淋巴细胞浸润程度 | 1=Ⅰ级;2=Ⅱ级;3=Ⅲ级 |
| $X_4$ | 手术病灶残留量 | cm |
| $t$ | 生存时间 | 月 |
| $Y$ | 生存结局 | 0=删失;1=死亡 |

题表 14-2 26 名卵巢癌患者生存时间及观察数据

| 编号 | $X_1$ | $X_2$ | $X_3$ | $X_4$ | $t$ | $Y$ |
|------|-------|-------|-------|-------|-----|-----|
| 1 | 67 | 2 | 3 | 8.4 | 1 | 1 |
| 2 | 50 | 3 | 3 | 5.5 | 3 | 1 |
| 3 | 60 | 1 | 3 | 2.3 | 5 | 1 |
| 4 | 53 | 2 | 3 | 5.1 | 8 | 1 |
| 5 | 47 | 2 | 3 | 13.7 | 10 | 1 |
| 6 | 48 | 3 | 3 | 9.3 | 12 | 1 |
| 7 | 56 | 3 | 3 | 33.3 | 13 | 1 |
| 8 | 50 | 3 | 3 | 5.9 | 15 | 1 |
| 9 | 43 | 3 | 3 | 4.6 | 15 | 1 |
| 10 | 61 | 2 | 3 | 19.2 | 15 | 1 |
| 11 | 46 | 3 | 3 | 4.1 | 17 | 1 |
| 12 | 54 | 3 | 3 | 3.2 | 19 | 1 |
| 13 | 63 | 3 | 1 | 3.9 | 24 | 1 |
| 14 | 42 | 3 | 3 | 4.8 | 24 | 1 |
| 15 | 32 | 2 | 3 | 9.8 | 25 | 1 |
| 16 | 61 | 3 | 2 | 11.6 | 33 | 1 |
| 17 | 45 | 2 | 3 | 29.5 | 36 | 1 |
| 18 | 23 | 2 | 1 | 9.9 | 36 | 1 |
| 19 | 43 | 3 | 1 | 8.4 | 43 | 1 |
| 20 | 44 | 2 | 3 | 9.2 | 44 | 1 |
| 21 | 56 | 3 | 2 | 8.9 | 46 | 1 |
| 22 | 29 | 2 | 3 | 19.8 | 69 | 1 |
| 23 | 59 | 1 | 3 | 10.6 | 70 | 1 |
| 24 | 67 | 1 | 1 | 14.9 | 83 | 1 |
| 25 | 60 | 1 | 3 | 13.1 | 83 | 1 |
| 26 | 57 | 2 | 1 | 16.3 | 156 | 0 |

（方 亚 王炳顺）

本章练习题
参考答案

本章补充练习题
及参考答案

本章思维导图

NOTES

# 第十五章 | 研究中的统计设计

第一章介绍过,研究设计有专业设计和统计设计。无论是何种研究,都需要根据研究目的,制订研究方案,进行科学合理的设计。周密的研究设计,可以节省人力、物力、财力和时间,获得准确、客观的结果,得出科学的结论。

## 第一节 | 研究类型

医学研究主要分为观察性研究(observational study)和实验性研究(experimental study)。观察性研究中,研究者只是"被动"地观察,不对研究对象主动施加任何干预措施。而实验性研究是研究者根据研究目的,主动对受试对象施加干预措施的研究。医学研究的类型不同,其设计方法有所不同。

### 一、观察性研究

医学研究需符合伦理学要求,很多研究若以人作为试验对象,进行随机分组可能十分困难,甚至无法实现。如某项研究欲探索身体锻炼不足的人患高血压的风险是否较锻炼充足的人高,显然在该研究中不能随机"分配",再观察两组患高血压的情况。这里研究者只能把观察对象的"暴露情况"记录下来进行分析,以推断锻炼是否充足与高血压的关系。这种研究与实验性研究的主要区别在于研究者对研究对象不主动施加干预措施,研究因素(如生活方式、遗传因素等)在自然状态下已经存在,不能对研究对象进行随机分组。这种研究方法即观察性研究。

根据调查时间的顺序,观察性研究可分为横断面研究、病例-对照研究、队列研究三大类。横断面研究(cross-sectional study),又称现况研究,是指在某一特定时间对某一定范围内的人群,以个人为单位收集和描述人群的特征以及疾病或健康状况。病例-对照研究(case-control study)是一种"由果推因"的回顾性(retrospective)观察性研究。队列研究(cohort study)是一种"由因寻果"的纵向前瞻性(prospective)观察性研究。

### 二、实验性研究

实验性研究是指根据研究目的,研究者对人、动物或生物材料等研究对象主动施加干预措施,控制非研究因素的干扰,并观察总结其结果,回答研究假设所提出的问题的研究。

根据研究对象的不同,实验性研究分为以动物或生物材料为对象的动物实验(animal experiment)、以人为对象的临床试验(clinical trial)和以人群为对象的社区干预试验(community intervention study)。动物实验是以动物或组织、细胞等生物材料为研究对象的实验性研究。临床试验是指以人体(患者或健康受试者)为对象的试验,意在发现或验证某种试验药物的临床医学、药理学以及其他药效学作用、不良反应,或者试验药物的吸收、分布、代谢和排泄,以确定药物的疗效与安全性的系统性试验。社区干预试验是以社区人群作为对象的实验性研究,多在某一地区的人群中进行,持续时间一般较长,其目的是观察某项保护措施对抑制某种危险因素致病的效果。

## 第二节 ｜ 观察性研究设计

### 一、观察性研究的常见类型

#### （一）横断面研究

横断面研究调查收集某人群特定时间内疾病或健康状况，主要回答的问题是目前研究对象的状况"是什么水平"。此外，横断面研究还用于描述某些因素或特征与疾病的关联，探索危险因素。如通过对 2 型糖尿病及其危险因素的调查，发现肥胖、缺乏活动、吸烟等与 2 型糖尿病相关。横断面研究设计的首要问题是根据研究所要解决的问题确定调查方法，具体有普查、典型调查和抽样调查，其中抽样调查是目前使用最多的一种方法，详见本节第二部分。

横断面研究设计调查表十分重要，即需要根据研究目的确定调查项目（提问、测量），再依照一定逻辑关系和顺序列成表格，供调查时使用。调查表的填写应力求简便、清楚，多用简单符号（如√、○）、数字，尽量少用文字回答。

#### （二）病例-对照研究

病例-对照研究是一种"由果推因"的回顾性观察性研究。主要用于探索疾病的危险因素，为病因研究和疾病预防提供线索。历史上通过病例-对照研究，先后阐明了反应停与海豹肢婴儿、包皮过长与阴茎癌、吸烟与肺癌、口服避孕药与心肌梗死等的关系。通过这种回顾性分析，为疾病的病因和危险因素找出线索，如果检验结果比较肯定，可进一步做干预试验和前瞻性观察性研究（队列研究），以获得某因素是否为疾病病因的更确切的证据。这种方法也可以应用在临床上生物标志物的研究。

病例-对照研究的设计方法是：确定患有某病的病例组人群和未患某病的对照组人群，调查两组既往史中暴露因素出现的情况和频率，通过病例组与对照组结果的对比，说明某暴露因素与疾病的关联性，为病因研究提供重要线索。其研究流程如图 15-1 所示。

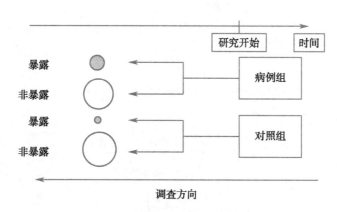

**图 15-1　病例-对照研究示意图**

病例-对照研究的资料比较容易获取，工作量小、研究周期短，出结果快，有时还可能获得多种预期以外的暴露因素的资料，分析一种疾病与多种病因的关系；但由于信息的获取通过回顾获得，容易产生回忆偏倚，同时对照的选择容易产生选择性偏倚。

#### （三）队列研究

队列研究是一种"由因寻果"的纵向前瞻性观察性研究。可用于检验病因假设，如观察吸烟和不吸烟的两组人群，进行一定时间的随访，观察两组肺癌的发生率，说明吸烟与肺癌的关系。这种方法也可用于评价防治措施或疾病预后，如肿瘤治疗中常比较不同方法治疗病人的预后，治疗方法不是研究者随机分配的，经过一定时间的随访，观察不同治疗方法人群的生存率和复发率，说明不同方法与预后的关系。

队列研究的基本设计方法是:根据观察开始时研究对象有无暴露选定有某种暴露因素和无某种暴露因素的两组人群(称为队列人群),经过一定时期的随访,比较两队列人群中所研究疾病发病或死亡的情况,判定暴露因素与研究疾病的关系及关联程度的大小。队列研究中,研究的暴露水平在研究开始时已经存在,研究者不能对研究对象进行随机分组,暴露组和无暴露组的分组是自然形成的,有同期随访结果。例如,某研究者为探索低剂量阿司匹林能否降低食管癌患者死亡风险,设计了一项队列研究。该研究纳入4 654名食管癌患者,根据其是否服用低剂量阿司匹林分为两组:低剂量阿司匹林组(1 044名患者)与未接受阿司匹林组(3 610名患者),随访1年后观察两组患者的死亡率情况,得出低剂量的阿司匹林不能降低食管癌患者死亡风险的结论。

队列研究的主要优点:数据相对可靠,由于病因在前,疾病在后,可直接获得暴露组和对照组人群的发病率或死亡率,其检验假设的能力较强,一般可证实病因联系,有时还可能获得多种预期以外的疾病结局资料。队列研究的缺点:不适合阳性结局发生率低的病因研究,一般所需样本量非常大,且随访时间长,随着随访期的延长,失访的人数会逐渐增多,同时研究耗费的资源较多。

需要注意的是,按照观察起点和终点的不同,有前瞻性队列研究、回顾性队列研究和双向性队列研究。前瞻性队列研究指研究开始时暴露因素已存在,但无研究疾病发生,经过一段时间随访后,比较两组间目标疾病发生率的差异,以便确定暴露与疾病的关系。回顾性队列研究开始时疾病和暴露都已发生,研究者以过去某个时间为开始点,按某个群体有暴露因素和无暴露因素分组,根据过去的记录随访,查出两组人群暴露与疾病之间的关系。其优点是不需要长时间等待疾病的发生,因此研究的花费少,时间短,节省人力、物力,可迅速得到研究结果;缺点是历史资料的完整性和真实性将直接影响研究结果的可靠性和可行性。双向性队列研究则是根据历史档案确定暴露与否,再根据将来的情况确定结局,故这种设计又叫混合性队列研究(图15-2)。

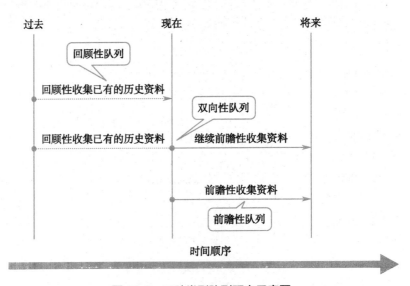

图15-2　三种类型队列研究示意图

病例-对照研究和队列研究各有优缺点,流行病学研究中还有将这两种设计的一些要素进行组合后形成的研究方法,比如巢式病例对照研究和病例队列研究。

巢式病例对照研究首先根据一定的条件确定某一人群作为研究队列,收集队列中每个成员的有关资料信息和/或生物标本,对该队列随访一段事先规定好的时间,将发生在该队列内的所研究疾病的新发病例全部挑选出来,组成病例组,并为每个病例选取一定数量的研究对象作为对照,对照应为该队列内部且在其对应的病例发病时尚未发生相同疾病的人,并且按年龄、性别等因素进行匹配,然后分别抽出病例组和对照组的相关资料及生物标本进行检查、整理,最后按病例对照研究的分析方法进行统计分析。而病例队列研究首先确定某人群作为所研究的队列(全队列),然后在该队列中随机抽取一个样本(即子队列)作为对照组,再收集全队列中所有欲研究疾病的病例组成病例组,最后进行统计分析。

巢式病例对照研究和病例队列研究虽然都是将病例-对照研究和队列研究相结合的研究,但不管从研究设计还是统计分析都有所差异,且最佳的适用情况也不相同。一般来说,巢式病例对照研究最适用于在队列研究的随访开始后又出现一种新的病因假说而这种因素未被测量,或研究某些生物学前体与疾病的关联。而病例队列设计的最佳适用情况是在作某个发病率很低的巨大队列研究中,要分析发病时间的影响因素时,或在需要计算某个队列的发病率、标化死亡比及进行外部比较时。

## 二、抽样方法

常用的调查方法有普查(census)、典型调查(typical survey)和抽样调查(sampling survey)。普查又称全面调查(overall survey),是指在一定时间内对根据研究目的所确定的一定范围的人群中的每个成员进行调查。典型调查指有目的地选择典型的人、部门或单位进行调查。抽样调查是指从总体中抽出部分观察单位组成样本,通过对样本信息的收集和分析,以推断总体的信息特征。与普查相比,抽样调查能以较小的投入获得对总体信息的估计,但为了保证样本的代表性,抽样调查需要按照随机的原则,根据总体特征设计不同的抽样方案,既保证样本对总体的代表性又具有可实施性。抽样调查的优点是:节省人力、物力、经费,在较短的时间内获得精度较高的结果。

从总体抽样有两种方式:一种按概率原则从总体抽样组成样本,称为概率抽样(probability sampling);另一种是有目的地选择若干具有代表性的单位组成样本进行调查,称为非概率抽样(non-probability sampling)。总体中的每个观察单位为一个抽样单位,全部抽样单位组成了总体及总体的观察单位数。把全部抽样单位列出一份清单,称为该总体的抽样框架(sampling frame)。有限总体可列出抽样框架清单。概率抽样可按抽样框架进行,被抽到的观察单位组成调查的样本。而无限总体不能列出抽样框架,即抽样的目标总体观察单位不明确,不适合采用概率抽样的方法。观察性研究常用的概率抽样方法包括:

### (一) 单纯随机抽样

单纯随机抽样(simple random sampling)指在总体中以完全随机的方法抽取部分观察单位组成样本,即总体中每一个观察单位都有同等的机会被抽到样本中,又称等概率抽样法。具体的做法是:抽样前先对总体的全部观察单位($N$)统一编号,再用随机的方法(如随机数字表、计算机或计算器产生随机数字等方法)从中随机抽取部分观察对象($n$)组成调查的样本。

例如,某社区有1 000名60岁以上的老人,需要从该人群中随机抽取100人进行调查,了解糖尿病患病情况。先将1 000名老人逐一记录姓名并依次编号:1,2,3,$\cdots$,1 000,采用相应的统计软件从这1 000个编号中随机抽取100个编号,相应编号的调查对象即被确定为抽中的观察单位。

单纯随机抽样方法是一种最基本的抽样方法,它的均数(率)和抽样误差计算比较简单;常作为其他复杂抽样方法的基础。在总体观察单位较多和分布较分散时,对每一观察单位一一编号较困难,而且抽样和现场实施也较困难。

### (二) 系统抽样

系统抽样(systematic sampling)又称为等距抽样或机械抽样,指在总体的抽样框架中按照研究对象已有的某种顺序(如学生证号、门牌号等)机械地每隔若干个对象抽取一个观察对象的抽样方法。具体做法是:先根据抽样比例($n/N$)确定抽样间隔($i=N/n$),然后随机抽取一个小于抽样间隔($i$)的随机号($k$)作为样本的第一个抽样单位,以$k$为起点,每间隔$i$个单位抽取一个观察对象,组成样本。

例如,对某一居民委员会的1 000户家庭按1/20的抽样比进行抽样调查。将1 000户家庭按门牌号排列,在1~20户间随机抽取某一户家庭作为第一个观察单位,以后每间隔20户抽取一户,总共抽取50户构成调查样本。

系统抽样方法的优点是操作简单,易得到一个按比例分配的样本,由于抽样的顺序号在总体分布中较均匀,一般情况下,其抽样误差小于单纯随机抽样方法。缺点是当抽样对象的某种特征在总体中的分布呈周期性或单调递增、递减变化时,得到的样本可能存在着明显的偏性。

### (三)整群抽样

整群抽样(cluster sampling)指先将总体按照某种与主要研究指标无关的特征划分为 $K$ 个群,每个群包含若干个观察单位,然后再随机抽取 $k$ 个群,对该群中的所有调查对象都进行调查。整群抽样与前几种抽样的最大差别在于,它的抽样单位不是单个的个体,而是成群的个体。"群"的大小是一个相对的概念,可以是自然的区划,也可以是人为的区划。每个群内的观察单位数可以相等,也可以不等,但相差一般不应太大。例如在全省范围内抽样调查乡镇卫生服务机构情况,可按县(区)划分成若干个整群,从中随机抽取几个县(区),然后对所在的县区的所有乡镇卫生服务机构进行调查。其优点是抽样方法简单,易于组织、实施,然而该抽样方法造成的抽样误差较大,特别是抽样的群数太小、群间差异较大时。

例如,某校调查学生近视情况,采用整群抽样的方法,可以以班级为抽样单位,即每个班级为一个群,从全校 45 个班级中以单纯随机抽样的方法抽 5 个班级,然后对抽中的 5 个班级中的每个学生都进行调查。

整群抽样最大的优点是抽样和组织调查工作实施方便,省时、省力、省钱,容易控制调查质量,是一种常用的抽样方法。缺点是抽样误差较大,特别是抽样的群数太少,群间差异较大时,抽样误差较大。因此在组织整群抽样时,应尽可能缩小群之间差异,增加群的个数,群的大小大致相等,可提高结果的精度。

### (四)分层抽样

分层抽样(stratified sampling)是实际工作中最常用的抽样方法之一,指在抽样之前,先将总体按对研究指标影响较大的一定特征(如性别、年龄等)分成若干次级总体或层,然后在每层内分别进行抽样。其优点是分层后增加了层内的同质性,观察值的变异度减小,各层的抽样误差减小,在样本量相同的情况下,它比其他抽样方法的抽样误差都小,对总体指标估计的精确度高。而且可以对不同层采用不同的抽样方法,并可对不同层独立进行分析,可做层间比较分析。分层的原则是层间差别越大越好,层内差别越小越好。

分层后各层的抽样方法可根据实际情况灵活掌握,采用整群抽样或系统抽样等。根据层内观察单位抽样方法的不同,可分别称为"分层整群抽样""分层随机抽样"等。如分层因素选择不当,分层抽样就会失去意义。因此设计分层抽样方案时,应本着各层间差异尽可能大的原则进行分层。

各种抽样方法的抽样误差一般是:整群抽样 ≥ 单纯随机抽样 ≥ 系统抽样 ≥ 分层抽样。在保证相同精度的前提下,所用抽样方法的抽样误差越大,所需样本例数越多。

## 三、观察性研究样本量估计方法

### (一)横断面研究样本量估计方法

在横断面研究设计中,确定调查的样本量是一个重要的问题。样本量越多,抽样误差越小,结果越可靠,但盲目追求大样本,有时会给调查的质量控制带来困难,也造成人力、物力和时间的浪费。因此,对样本量的估计是在保证研究结果在一定精度的前提下,估计所需最少的样本例数。

不同研究目的,不同资料类型,其样本量估计公式不同,且需预先确定几个参数:

(1)允许误差($\delta$),即研究者希望抽样的样本统计量(如均数、样本率)与总体参数(如总体均数、总体率)之间相差的最大的允许误差值。一般由研究者根据预调查和研究目的,结合专业知识确定。

(2)所调查指标的变异情况,如定量数据需了解估计指标的标准差($\sigma$),若同时有几个估计值($\sigma$)可参考,应取其较大者。定性数据需了解估计指标的发生率,若不了解,应通过预调查或有关文献资料进行估计。

（3）规定容许误差$\leq\delta$的置信度$100(1-\alpha)\%$，一般取$\alpha=0.05$，置信度为$100(1-0.05)\%=95\%$，置信度越高，$\alpha$越小，所需样本量越多。

下面以单纯随机抽样为例，介绍样本量估计方法。

**1. 总体均数估计的样本量**

计算公式如下：

$$n=\left(\frac{z_{\alpha/2}\sigma}{\delta}\right)^2 \tag{15-1}$$

式中$n$为样本量；$\sigma$为总体标准差；$\delta$为允许误差；$z_{\alpha/2}$为标准正态分布的双侧临界值（$\sigma$已知）或$t$临界值表（$\sigma$未知）中双侧概率对应的临界值。

**2. 总体率估计的样本量**

事件的发生率接近0.5时，可用下式估计：

$$n=\left(\frac{z_{\alpha/2}^2 P(1-P)}{\delta^2}\right) \tag{15-2}$$

式中$P$为总体率的估计值，$\delta$为允许误差。

**【例15-1】**调查某地区学龄儿童贫血患病率情况，根据以往资料，该地学龄儿童贫血患病率约为15%，若要求本次调查所得样本率与未知总体率相差不超过3%的可能性不大于0.05，按照单纯随机抽样，估计需要调查多少名儿童？

本研究$z_{0.05/2}=1.96$，$P=0.15$，$\delta=0.03$，计算：

$$n=\left(\frac{z_{\alpha/2}^2 P(1-P)}{\delta^2}\right)=\frac{1.96^2\times0.15\times(1-0.15)}{0.03^2}=545$$

即研究至少需要调查545名儿童。

**（二）病例-对照研究样本量估计方法**

病例-对照研究一般采用抽样研究。研究的暴露率不同和研究设计不同，样本量的估计方法不同。

**1. 成组研究的病例-对照样本量估计的计算公式**

$$n_1=\frac{(1+1/C)\bar{P}(1-\bar{P})(z_{\alpha/2}+z_\beta)^2}{(P_1-P_0)^2} \tag{15-3}$$

$$n_0=Cn_1$$

式中$n_1$为病例组样本量，$n_0$为对照组样本量；$C$为对照组样本量与病例组样本量之比；$z_{\alpha/2}$为标准正态分布的双侧临界值；$z_\beta$为标准正态分布的单侧临界值；$P_1$为病例组的暴露率，$P_0$为对照组的暴露率，$\bar{P}=(P_0+P_1)/2$，其中$P_1$计算公式如下：

$$P_1=\frac{OR\times P_0}{1+P_0\times(OR-1)} \tag{15-4}$$

**【例15-2】**某研究者做病例-对照研究，对照组的某因素暴露率（$P_0$）估计为0.4，希望$OR\geq2$，要求双侧$\alpha=0.05$，$\beta=0.10$，对照组与病例组例数相同，样本例数估计为多少？

本研究$z_{0.05/2}=1.96$，$z_{0.10}=1.282$，计算：

$$n_1=\frac{(1+1/C)\bar{P}(1-\bar{P})(z_{\alpha/2}+z_\beta)^2}{(P_1-P_0)^2}=\frac{(1+1/1)\times0.486\times(1-0.486)\times(1.96+1.282)^2}{(0.571-0.4)^2}=180$$

即病例组和对照组各需至少观察180例。

**2. 配对病例-对照研究样本量估计（1:1匹配设计）** 此时病例与对照暴露情况不一致的对子才

是有意义的,Schlesselman 推荐的公式如下:

$$m = \frac{\left[z_{\alpha/2}/2 + z_\beta\sqrt{P(1-P)}\right]^2}{(P-0.5)^2} \tag{15-5}$$

式中 $m$ 为结果不一致的对子数;$P = OR/(1+OR)$;$z_{\alpha/2}$ 为标准正态分布的双侧临界值;$z_\beta$ 为标准正态分布的单侧临界值。

需要的总对子数为:

$$M = \frac{m}{P_1(1-P_0) + P_0(1-P_1)} \tag{15-6}$$

式中 $P_1$ 为病例组的暴露率,$P_0$ 为对照组的暴露率。

【例15-3】设某研究者拟采用1∶1的配对病例-对照研究,对照组某因素暴露率($P_0$)估计为0.4,$OR$ 为2,要求双侧 $\alpha = 0.05$,$\beta = 0.10$,样本例数估计为多少?

本研究 $z_{0.05/2} = 1.96$,$z_{0.10} = 1.282$,计算:

$$m = \frac{\left[z_{\alpha/2}/2 + z_\beta\sqrt{P(1-P)}\right]^2}{(P-0.5)^2} = \frac{\left[1.96/2 + 1.282\sqrt{0.67(1-0.67)}\right]^2}{(0.67-0.5)^2} = 87$$

需要的总对子数为:

$$M = \frac{m}{P_1(1-P_0) + P_0(1-P_1)} = \frac{87}{0.571 \times (1-0.4) + 0.4 \times (1-0.571)} = 170$$

即该研究至少需要 170 对观察对象。

### (三)队列研究样本量估计方法

在暴露组和对照组样本量相同时,可按下式计算所需要的样本例数。

$$n_1 = n_0 = \frac{(z_{\alpha/2}\sqrt{2PQ} + z_\beta\sqrt{P_0Q_0 + P_1Q_1})^2}{(P_1 - P_0)^2} \tag{15-7}$$

式中 $n_1$ 为暴露组样本例数,$n_0$ 为对照组样本例数;$z_{\alpha/2}$ 为标准正态分布的双侧临界值;$z_\beta$ 为标准正态分布的单侧临界值;$P_1$ 和 $P_0$ 分别为暴露组与对照组的发病率,$Q_1$ 和 $Q_0$ 为两组不发病率,$P = (P_0 + P_1)/2$,$Q = 1 - P$。

【例15-4】在某项队列研究中,将人群是否具有某种白细胞抗原分为两组,随访5年,观察每组中患某种疾病的人数。据有关资料估计相对危险度为0.6,不具备该白细胞抗原者患病率约为0.4,设双侧 $\alpha = 0.05$,$\beta = 0.10$,试计算其样本量。

本研究 $z_{0.05/2} = 1.96$,$z_{0.10} = 1.282$,计算:

$$n_1 = n_0 = \frac{(z_{\alpha/2}\sqrt{2PQ} + z_\beta\sqrt{P_0Q_0 + P_1Q_1})^2}{(P_1 - P_0)^2}$$

$$= \frac{(1.96\sqrt{2 \times 0.32 \times 0.68} + 1.282\sqrt{0.4 \times 0.6 + 0.24 \times 0.76})^2}{(0.24 - 0.4)^2} = 177$$

即本研究暴露组与对照组至少需要各随访 177 人。

## 四、真实世界研究

真实世界研究(real world study,RWS)是一种新的研究理念,指研究数据来自真实的医疗环境,反映实际诊疗过程和真实条件下的患者健康状况的研究,旨在评价临床干预措施在实践中真实的效益、风险和治疗价值。真实世界研究最早提出时,主要是针对新药或器械的随机对照临床试验中无法回答的实际临床诊疗和医疗管理决策的问题,用于对已上市的药品或器械进行再评价。

与随机对照临床试验相比,真实世界研究具有鲜明的特色。首先,随机对照临床试验关注的是药物的效力,即干预措施在理想条件下所能达到的净效应;而真实世界研究更加关注药品的效果,即干预措施在实际真实条件下的应用价值,同时包括经济学评价。尽管随机对照临床试验常常作为评价干预措施的"金标准",但其基于"理想世界"的设计也削弱了其研究结果与真实世界的相关性,这导致一些随机对照临床试验的研究结论,可能与临床实际应用的效果并不一致。例如,真实世界研究采用较为宽泛的纳入标准和较少的排除标准,不排除特殊人群及病情严重、并发症较多的病例,从而更接近真实的临床实际情况。在样本量上,大多数真实世界研究采用了较大的样本量(如 $n \geqslant 10\ 000$),并在此基础上进行各种亚组分析比较。

观察性研究的共同特点是存在混杂因素。常用的统计方法有分层分析、多元回归分析、倾向性评分和工具变量等(感兴趣的读者请参阅有关文献)。

# 第三节 │ 实验设计

实验设计(experimental design)是指研究者根据研究目的和条件,结合统计学要求,合理安排各种实验因素,严格控制实验误差,最大限度地获得丰富而可靠的数据。本节着重介绍实验设计的三要素和三原则,适用于实验性研究所有类型,包括基于动物或生物材料等的非临床研究和基于人体的临床试验等。另外还介绍临床试验和社区干预试验设计中的特殊要求。

## 一、实验设计的三要素

实验性研究的基本要素包括研究对象、处理因素和实验效应三个部分,三者缺一不可。

### (一)研究对象

研究对象(study subject)是指根据研究目的而确定的观察总体,也称为受试对象/受试者(participant)或实验对象(experimental subject)。按照受试对象不同,实验性研究可以分为动物实验、临床试验、社区干预试验。

在实验开始前应对研究对象的条件做出严格的规定,以保证其同质性:

1. **研究对象应具有明确的纳入标准和排除标准**　在医学研究中,首先根据研究目的确定研究对象,并且对研究对象的条件做出严格的规定,即制定严格的纳入标准和排除标准,以保证其同质性。如动物实验时,需要考虑动物的种属、品系、性别、体重和窝别等可能影响实验结果的因素。进行临床试验时,应根据研究目的拟定严格的纳入排除标准,如临床诊断、病情、年龄、是否有其他疾病等,对受试对象进行筛选,确保受试对象同质。

2. **选择对处理因素敏感的研究对象**　如研究某新药治疗冠心病患者心律失常的临床试验中,应选择心律失常经常发作的冠心病患者作为受试者,而排除偶然发作的短暂心律失常的患者,因为他们在观察期内对该药的治疗很可能没有反应。

3. **选择依从性好的受试者作为研究对象**　临床试验要选择那些能够服从试验安排并坚持合作的受试者;否则,不依从的数量较大,会影响研究结果的准确性,导致研究结果出现偏倚。

4. **注意医学伦理学问题**　研究者应以受试者的利益为最高准则,由受试者或其法定代理人在知情同意书上签字并注明日期,执行知情同意过程的研究者或其代表也需在知情同意书上签名并注明日期。在执行过程中,当科研与治疗发生冲突时,要服从医疗上的需要,这样做才符合医学伦理学要求。在动物实验中,也要注意善待动物。

### (二)处理因素

处理因素(treatment)又称研究因素(study factor),是指根据研究目的施加于研究对象的干预措施。如研究某降压药的效果,降压药是处理因素,高血压患者为研究对象。处理因素在实验中所处的状态称为因素的水平(level),亦称处理水平。如比较某降脂药三种不同剂量对高脂血症患者的疗效,只有降脂药一个处理因素,三种不同剂量是 3 个不同水平。同理,三种不同的降脂药比较也属于一个处理因素 3 个水平。

在实验过程中,除处理因素外也能使受试对象产生效应的因素属于"非处理因素"。由于它可能干扰处理因素与效应间的关系,又称为"混杂因素"。开始实验前,研究者应经过周密思考,做出合理的实验设计来控制这些非处理因素,以排除非处理因素的干扰。有时,即使设计时考虑到这些非处理因素,但实践中仍难以严格控制,其实验结果仍不免受到影响,对此可以适当采用统计学方法加以分析和校正,分离出非处理因素对实验结果的作用,发现真正的实验效应。但统计学方法对非处理因素的校正作用是有限的,不能忽视严格的实验设计。

在确定处理因素时,需注意以下两点:

**1. 处理因素要标准化**　处理因素在整个实验过程中应始终保持不变。在设计中应将处理因素的实施方法规定得具体、细致。其目的是使处理因素在实验过程中保持稳定,有利于分析处理因素与实验结果之间的关系。例如,应明确给出受试对象的处理次数、每次的剂量,化学或生物制品等的生产单位、批号、纯度和配制规范;观察疗效应具体规定采集病人尿、血样本的时间及间隔等。

**2. 明确处理因素和非处理因素**　处理因素是根据研究目的而确定的,实验中的处理因素不宜过多。非处理因素在对比组中要保持均衡,应找出重要的非处理因素,加以控制,以排除可能的混杂与干扰作用,使处理因素的效应得以分离,保证医学实验研究的成功。

### (三) 实验效应

实验效应(experimental effect)是处理因素作用于受试对象产生的反应和结果,通过具体的观察指标来表达。如果指标选择不当,未能准确地反映处理因素的作用,所获得的研究结果就缺乏科学性。因此,选择恰当的观察指标是关系研究成败的重要环节。

**1. 主观指标和客观指标**　选用的指标要尽量客观,客观指标不易受主观因素影响。如电生理以及大多数临床实验室检查数据(如血糖、甘油三酯、胆固醇等)都是客观指标,如果研究的指标是通过研究对象回答或描述症状获得,以及研究人员通过观察判断的项目,一般都属于主观指标,如量表等。主观指标易受受试者和研究人员的心理状态、启发暗示和感官差异的影响。在实验设计中,若一定要采用主观指标,就必须采取措施减少或消除主观因素的影响。如评价镇痛药物的效果,需要借助患者疼痛程度的主观描述加以反映,可以采用一定的措施来量化主观指标,如评价脑卒中患者的神经功能量表等。

**2. 选择灵敏度和特异度高的指标**　灵敏度是指某处理因素存在时,所选指标能够反映处理因素的效应程度,即反映指标检出真阳性的能力。灵敏度高的指标可以减少假阴性率,而灵敏度低的指标不能充分地反映处理因素的作用,如治疗慢性脂肪肝选用谷丙转氨酶、谷草转氨酶作为疗效指标就不敏感,因为这些指标都是反映急性肝损害的指标,并不是所有慢性脂肪肝患者这些指标都表现为异常,而 B 超、CT 影像或肝穿刺检查等则随病情的变化而变化,可以较敏感地反映出治疗的作用。特异度是指某处理因素不存在时所选指标不显示处理效应的程度,即反映指标鉴别真阴性的能力。特异性高的指标能较好地揭示处理因素的作用,不易受混杂因素的干扰,可减少实验结果的假阳性率,如乙型肝炎抗病毒治疗中,研究的主要指标为 HBV-DNA。

**3. 观察指标的准确度和精密度**　准确度(accuracy)是指研究结果与相应测定事物真实情况符合或接近的程度,主要受系统误差的影响。精密度(precision)是指相同条件下对同一对象的某项指标进行重复测量时,观测值与其均值的接近程度,主要受随机因素的影响。精密度有两重含义:一是仪器设备本身具有的精度,另一种是指在反复测试过程中应控制的精度,它可以通过制定操作规范和技术培训进行控制。无论是准确度还是精密度,其水平高低都显示了研究工作质量的好坏,一般要将其控制在专业规定的容许范围内。

## 二、实验设计的三原则

在医学实验研究中,由于存在各种非处理因素的干扰,实验结果可能出现偏倚。为了减少偏倚,研究设计时,必须遵循实验设计的基本原则,即对照原则、随机化原则和重复原则。

## (一) 对照原则

对照(control)是指在实验中设立对照组,其目的是通过与对照组效应对比鉴别出实验组的效应大小。只有设立了对照组,才能消除非处理因素对实验结果的影响,使处理因素的效应得以体现。临床有很多疾病,如感冒、慢性气管炎、关节酸痛和早期高血压等疾病不经药物治疗,也会自愈或随着季节变化而缓解,因此必须设立对照组。医学研究中应根据研究目的和研究条件等不同,选择适当的对照形式。

1. **空白对照**　空白对照(blank control)指对照组不给予任何处理。该对照形式反映了研究对象在实验过程中的自然变化。如研究某药物的抑瘤效果,将大白鼠染瘤后,实验组大白鼠的饲料中投放该药物,对照组大白鼠的饲料中不投放。由于空白对照容易引起实验组和对照组受试对象的心理差异,从而影响实验效果的测定,因此,临床试验一般不宜使用空白对照。

2. **安慰剂对照**　安慰剂对照(placebo control)指对照组使用一种不含药物有效成分的"伪药物",即安慰剂,其外观、气味、剂型和处置上均与实验药物相同,不能为受试对象所识别,常用于临床试验。使用安慰剂可以克服研究者、受试者、参与疗效和安全性评价人员由于心理因素所造成的偏倚,消除疾病自然进展的影响,分离出由于试验药物所引起的不良反应。需要注意的是,安慰剂中不含药物的有效成分,相当于未对患者采取有效的治疗,可能存在医学伦理学问题,需持慎重态度。

3. **标准对照**　对照组采用现有标准方法或常规方法,或不专门设立对照组,而以标准值或正常值作为对照,即为标准对照(standard control)。例如,在新药临床试验中,对照组采用目前疗效明确的某种药物(代表当时疗法的水平),试验组患者采用某种新药,目前疗效明确的药物组就是标准对照组。

4. **实验对照**　对照组不施加处理因素,但施加某些有关的实验因素。实验对照(experimental control)常用于有刺激、有损伤的实验,如假注射、假手术等,其目的是使两组受试对象所受到的刺激、损伤相同,以避免施加处理的方式可能对其产生的影响。如研究中医针灸的效果,实验组受试对象接受标准的中医针灸,而对照组受试对象接受"假针灸"治疗,即医生并非像中医针灸那样将针插入到规定的深度,也不根据身体的穴位选择插针,也不用手旋转或移动针。

5. **自身对照**　自身对照(own control)是指对照与实验在同一受试对象身上进行,可以是同一受试对象处理前后,也可以是同一受试对象同期接受不同处理。如评价甲乙两种血清学方法检测鼻咽癌的检出率有无差别,将一组血清分别采用甲法和乙法检测,从而避免个体差异引起的误差。

6. **相互对照**　相互对照(mutual control)指各实验组之间互为对照。例如,比较几种不同药物或同一种药物不同剂量对某种疾病的疗效,目的是比较其疗效差别时,可以使用相互对照。

## (二) 随机化原则

随机化(randomization)是指每个受试对象有相同的概率或机会被分配到不同的实验组和对照组。随机化分组可以使各处理组的受试对象具有相近的特征,可比性好;避免研究者的主观因素对分组结果的影响;另外,随机化是所有统计方法的理论基础。

随机化分组主要通过随机数(random number)来实现。随机数的产生通常使用计算机程序的伪随机数发生器。各种统计软件如 SPSS、SAS 等,以及常用的办公软件如 Excel,均可以产生伪随机数。当采用统计软件生成伪随机数时,可设置种子数使所产生的伪随机数能够再次生成,即具有重现性。

目前采用的随机化方法有简单随机化、区组随机化、分层随机化和动态随机化等。实际中可根据研究目的和条件选择合适的随机化方法。

简单随机化(simple randomization)即完全随机化(complete randomization),指除了为获得期望的统计学检验效能而对受试者的数量及组间分配比例有所要求外,对随机化序列不强加任何限制的随机化过程。例如,拟将 20 位受试对象随机分配到两组中,首先对 20 名受试对象编号(表 15-1 第 1 列),然后通过 SPSS 软件产生均匀分布的伪随机数(表 15-1 第 2 列);对随机数编秩,遇相同数按顺序编(表 15-1 第 3 列);规定秩号 1~10 为第 1 组,秩号 11~20 为第 2 组(表 15-1 第 4 列),这样就将 20 位受试对象随机分配至两组。简单随机化简便易行,但也有缺点,可能导致同样分组的受试者集中,易受各种因素的影响,如气候、环境等因素的影响。

区组随机化(blocked randomization)指先把受试对象划分成相同或不同的若干区组,同一区组内受试对象的性质相同或接近,然后对每个区组内的受试对象进行随机分配,各区组长度不同时也称可变区组随机化(permuted block randomization)。区组随机化可以保证在随机化的过程中各组人数的平衡,是目前较常使用的随机分配方法。

表 15-1　随机分配 20 位受试者

| 编号 | 随机数 | 对随机数编秩号 | 组别 |
| --- | --- | --- | --- |
| 1 | 7 | 11 | 2 |
| 2 | 16 | 15 | 2 |
| 3 | 17 | 17 | 2 |
| 4 | 4 | 3 | 1 |
| 5 | 5 | 4 | 1 |
| 6 | 4 | 2 | 1 |
| 7 | 1 | 1 | 1 |
| 8 | 7 | 10 | 1 |
| 9 | 5 | 6 | 1 |
| 10 | 20 | 20 | 2 |
| 11 | 6 | 9 | 1 |
| 12 | 11 | 13 | 2 |
| 13 | 18 | 18 | 2 |
| 14 | 6 | 7 | 1 |
| 15 | 10 | 12 | 2 |
| 16 | 6 | 8 | 1 |
| 17 | 16 | 14 | 2 |
| 18 | 17 | 16 | 2 |
| 19 | 5 | 5 | 1 |
| 20 | 19 | 19 | 2 |

分层随机化(stratified randomization)指根据受试对象进入实验时的某些重要的混杂因素分层,然后在每一层内将受试对象随机分配至不同处理组。分层随机化可以保证重要混杂因素在各组的分布尽可能均衡,但分层因素不宜过多,否则会导致有些层次受试对象例数不足。

动态随机化(dynamic randomization)指在临床试验的过程中受试对象随机分组的概率根据一定的条件而变化的方法,它能有效地保证各试验组间例数和某些重要的影响因素在组间的分布接近一致。动态随机化方法很多,如偏性掷币法(biased coin)、瓮法(urn)和最小化法(minimization)。

### (三) 重复原则

重复(replication)是指在相同实验条件下重复进行多次观察。重复是消除非处理因素影响的重要方法,表现为样本量的大小和重复次数的多少。由于各种影响因素的存在,不同研究对象对同一处理因素的反应不同,表现为其效应指标的数值不同,只有在大量重复实验的条件下,实验的效应才能反映其真正的客观规律性;反之,如果样本量不够,结果就不够稳定,可能导致结论不正确。

为了保证研究结论具有一定可靠性,需要在设计阶段估计所需的最小实验单位数,即样本量(sample size)。样本量过小,假设检验效能不够,无法显现不同处理组间的差别;而样本量也不是越大越好,样本量过大会增加研究的费用和实际工作的困难,浪费人力、物力和时间,并且可能影响数据的质量。

### 1. 样本量估计的四个要素

(1)检验水准:假设检验的I类错误概率 $\alpha$ 越小,所需样本量越大。

(2)检验效能:假设检验的检验效能 $1-\beta$ 越大(或II类错误概率 $\beta$ 越小),所需样本量越大,一般要求检验效能最好大于或等于 0.80。

(3)总体间差值:如两总体均数的差值 $\delta=|\mu_1-\mu_2|$,或两总体率的差值 $\delta=|\pi_1-\pi_2|$,$\delta$ 值越小,所需样本量越大。若研究者无法获得 $\delta$ 的信息,可通过查阅文献或预实验来估计。

(4)总体变异:均数比较时需了解个体变异大小,即总体标准差 $\sigma$;率的比较需要了解总体率 $\pi$ 的大小。这些参数一般未知,可通过查阅文献或预实验来估计。

### 2. 样本量估计方法

样本量的估计方法有多种,实际中可根据资料类型、设计类型等选择合适的样本量估计方法,并通过 PASS、nQuery 等样本量计算专用软件进行估计。下面以两样本均数和两样本率比较为例介绍样本量估计方法。

(1)两样本均数比较的样本量估计公式:

$$n = \left[\frac{(z_{\alpha/2} + z_\beta)\sigma}{\delta}\right]^2 (Q_1^{-1} + Q_2^{-1}) \tag{15-8}$$

式中,$n$ 为所需样本量;$\delta$ 为总体均数的差值;$\sigma$ 为总体标准差;$z_{\alpha/2}$ 为标准正态分布的双侧临界值;$z_\beta$ 为标准正态分布的单侧临界值,$Q_1$ 与 $Q_2$ 为两组样本比例,即 $Q_1=n_1/n$,$Q_2=n_2/n$。

【例15-5】欲比较 A、B 两种药物对四氧嘧啶糖尿病模型小鼠的降血糖作用。假设两药使得空腹血糖下降值相差 2.76mmol/L 及以上有专业意义,若 $\sigma=1.70$mmol/L,$\alpha$ 取双侧 0.05,检验效能为 0.90,每组例数相等,问每组需要多少只小鼠?

本例,$Q_1=Q_2=0.5$,$\sigma=1.70$,$\sigma=2.76$,$z_{0.05/2}=1.96$,$z_{0.10}=1.282$,算得

$$n = \left[\frac{(1.96+1.282)\times 1.70}{2.76}\right]^2 (0.5^{-1} + 0.5^{-1}) \approx 16$$

即共需 16 只小鼠,每组 8 只。

(2)两样本率比较的样本量估计公式:

$$n = \left[\frac{z_{\alpha/2}\sqrt{\pi_c(1-\pi_c)(Q_1^{-1}+Q_2^{-1})} + z_\beta\sqrt{\pi_1(1-\pi_1)/Q_1 + \pi_2(1-\pi_2)/Q_2}}{\pi_1-\pi_2}\right]^2 \tag{15-9}$$

式中 $\pi_c$ 为两总体合计概率,$\pi_c=Q_1\pi_1+Q_2\pi_2$,其中 $\pi_1$ 和 $\pi_2$ 为两组总体率,$Q_1$ 与 $Q_2$ 为样本比例,即 $Q_1=n_1/n$,$Q_2=n_2/n$,$n=n_1+n_2$,$z_{\alpha/2}$ 和 $z_\beta$ 符号意义同前。

【例15-6】欲比较甲、乙两种药物治疗心肌梗死溶栓的效果,预试验甲组溶栓的有效率为 94%,乙组溶栓的有效率为 85%。若取双侧 $\alpha=0.05$,单侧 $\beta=0.10$,甲药组的样本量占 60%,乙药组占 40%,试问比较两组有效率是否有差别各需要多少例样本?

本例 $\pi_1=0.94$,$\pi_2=0.85$,$Q_1=0.60$,$Q_2=0.40$,$z_{0.05/2}=1.96$,$z_{0.10}=1.282$,$\pi_c=0.60\times 0.94+0.40\times 0.85=0.904$

代入式(15-9)得

$$n = \left[\frac{1.96\times\sqrt{0.904(1-0.904)(0.60^{-1}+0.40^{-1})} + 1.282\times\sqrt{0.94(1-0.94)/0.60 + 0.85(1-0.85)/0.40}}{0.94-0.85}\right]^2$$

$$\approx 495$$

故甲药组需 $n_1=Q_1n=0.60\times 495=297$ 例患者,乙药组需要 $n_2=Q_2n=0.40\times 495=198$ 例患者。

## 三、临床试验设计问题

临床试验根据研究的性质划分,属于实验性研究的范畴,因此也必须遵循实验设计的基本原理,其设计的基本要素也包括研究对象、处理因素和实验效应,同时必须遵循对照、随机化和重复的基本原则。但由于其研究对象为人,还应该考虑受试者的知情同意、心理因素、伦理道德等问题,因此临床试验的设计与分析具有特殊性,本节以新药临床试验为例,简要介绍临床试验的设计方法,尤其是其特殊之处。

### (一) 盲法

为了避免研究者及受试者对不同组别产生的不同心理反应,通常需采用盲法(blind method)进行试验。盲法可以避免研究者和受试者由于心理因素对试验结果的影响,是控制临床试验结果偏倚的重要措施。根据设盲程度,分为双盲(double blind)、单盲(single blind)和开放(open label)三种。双盲指研究者、受试者及所有与试验相关的人员在整个试验过程中都不知道受试者所接受的是何种处理;单盲通常指受试者处于盲态;开放试验不设盲,所有与试验相关的人,包括受试者、研究者、监查员、数据管理人员和统计分析人员等都知道受试者接受的是何种处理。虽然开放试验不设盲,但临床试验过程中也应尽量采用盲法操作,避免人为干扰。

### (二) 临床试验的设计类型

常用的临床试验设计类型有平行组设计、交叉设计、析因设计等,随着临床试验的发展,出现了一些新的设计方法,如适应性设计、富集设计、篮式设计、伞式设计等。

**1. 平行组设计** 平行组设计(parallel group design)是最常用的临床试验设计类型,是指将受试者随机地分配到试验的各组,各组同时进行试验。平行组设计可设置一个或多个对照组,试验药也可设置多个剂量组。设置一个试验组和一个对照组的试验称为双臂试验(two-arm trial)。有时,根据不同的研究目的,可设多个对照组,如设置一个安慰剂组和一个阳性对照组,称为三臂试验(three-arm trial)。设置多个试验组则常用来探索试验药物不同剂量的作用。

平行组设计的主要特点:实施起来较为简单,可以将受试者等比例或不等比例地分配到各治疗组,但与其他设计类型相比,该设计通常需要更多的受试者。

**2. 交叉设计** 交叉设计(cross-over design)是一种特殊的自身对照设计,是将自身比较和组间比较综合应用的一种设计方法,即每位受试者随机地在两个或多个不同试验阶段分别接受指定的处理(试验药或对照药)。例如,在一项用于治疗偏头痛的新药临床试验中,将每位受试者随机分配到AB或BA两个不同的试验顺序组中;AB顺序组的患者在第一阶段服用新药,在第二阶段服用安慰剂;而BA顺序组则相反,患者在第一阶段服用安慰剂,在第二阶段服用新药。交叉设计必须安排洗脱阶段,否则会直接影响对处理因素作用的正确评估。

交叉设计的主要优点:由于同一受试者接受多种处理,可以节省样本量;另外,该方法能够很好地控制个体间的差异和时间对处理因素的影响,试验效率比较高。主要缺点:同一个受试者可能需要接受多种处理和经历多个洗脱期,从而使研究周期过长,如果受试者无法坚持到最后而退出试验,则造成数据缺失。在临床上交叉设计多用于评价可缓解症状但无根治作用药物的疗效,如止痛、抗失眠、抗风湿等药物的疗效比较;另外,还可用于生物等效性研究,如化学药物的一致性评价研究。

**3. 析因设计** 析因设计(factorial design)是通过试验用药物剂量的不同组合,对两个或多个试验用药物同时进行评价,不仅可检验每个试验用药物各剂量间的差异,而且可以检验各试验用药物间是否存在交互作用,或探索两种药物不同剂量的适当组合,常用于复方研究。析因设计时需考虑两种药物高剂量组合可能带来的毒副反应。

**4. 适应性设计** 适应性设计(adaptive design)是指事先在方案中计划的在临床试验进行过程中利用累积的数据,在不影响试验的完整性和合理性的前提下,对试验的一个或多个方面进行修改的一种设计。适应性设计要特别考虑:①试验的修改是否会引起 I 类错误增大;②试验的修改是否导致试验结果难以解释。因此,无论对试验进行何种修改,其修改计划和分析策略必须在试验数据揭盲之前在试验方案中进行明确严谨的表述。在适应性设计计划的期中分析中,保持申办者和研究者的盲态非常重要,通常需要一个独立数据监查委员会(Independent Data Monitoring Committee,IDMC)来通知申办者是否按照事先拟定的方案修改进一步进行试验。

### (三) 临床试验的比较类型

一般统计检验的原假设是两组(或多组)总体参数相同,而备择假设为两组(或多组)总体参数不同。在本书前面介绍的大部分内容都是这种检验,称为差异性检验。但临床试验中根据比较的目的、对照组的设置不同,比较的类型也有所不同,分为优效性(superiority)试验、非劣效性(non-inferiority)试验和等效性(equivalence)试验三种。

**1. 优效性试验**　检验一种药物是否优于安慰剂或另一种药物的试验,称为优效性试验。优效性试验的原假设 $H_0$ 为试验药总体疗效小于或等于对照药的总体疗效,而备择假设 $H_1$ 为试验药总体疗效比对照药好。拒绝了 $H_0$ 即可得出试验药比对照药优效的结论。

**2. 非劣效性试验**　检验一种药物是否不劣于另一种药物的试验,称为非劣效性试验。其检验假设 $H_0$ 为 $T-C \leq -\Delta$,即试验药总体疗效比对照药的总体疗效要差,且两药总体疗效之差大于或等于非劣效界值 $\Delta$;而备择假设 $H_1$ 为 $T-C > -\Delta$,即试验药总体疗效比对照药的总体疗效要好,或者试验药总体疗效虽然比对照药差,但两药总体疗效之差小于 $\Delta$。拒绝了原假设便可得出试验药比对照药非劣效的结论。非劣效性界值 $\Delta$ 是一个有临床意义的值,若 $\Delta$ 选择过大,可能会接受疗效达不到要求的药物;若 $\Delta$ 选择过小,则可能无法获得非劣效结果。$\Delta$ 是由主要研究者和统计学专家根据既往研究或循证医学证据共同确定的。

统计推断可以采用置信区间法,即按照单侧 $1-\alpha$ 置信度,计算试验组与标准对照组效应差值的置信区间,若置信区间的下限 $C_L > -\Delta$,则可得出非劣效的结论。例如,某项研究得出的试验组与标准对照组两组有效率差值的单侧 97.5% 的置信区间为 $(-0.12, \infty)$,而预先规定的非劣效界值 $\Delta=0.10$,$C_L < -\Delta$,按照单侧 $\alpha=0.025$ 的检验水准,不能得出试验组非劣于对照组的结论。

**3. 等效性试验**　检验一种药物是否与另一种药物的疗效相差不超过一个指定的等效性界值,称为等效性试验。对于等效性检验,只需要在两个方向上同时进行两次单侧检验,如果两个原假设均被拒绝,即前者推论试验组不比标准对照组差,后者推论试验组不比标准对照组好,即可以推断两组具有等效性。也可以按照 $1-\alpha$ 的置信度,计算两组差值的双侧置信区间,若置信区间的上下限 $(C_L, C_U)$ 完全在 $(-\Delta, \Delta)$ 范围内,则可得出等效性的结论。

## 四、诊断试验的特点及评价指标

诊断试验(diagnostic accuracy study)在疾病的诊断措施评价中发挥着重要作用,广泛用于病因与病原学诊断、疾病病理和功能损害的诊断、疗效的判断、药物毒副作用的监测、疾病预后的判断、普查及筛查等。

### (一) 诊断试验的特点及注意事项

**1. 金标准的确定**　诊断试验研究需要确定金标准(gold standard),欲研究和评价的新诊断方法(或指标)需与目前疾病诊断的金标准进行比较,才能应用相关指标来评价其价值。"金标准"是当前临床上公认的诊断该疾病的最可靠的诊断方法,即利用金标准能够准确地区分某人属于"患病"还是"无病"。目前,临床上常用的金标准有:病理学标准、外科手术发现、特殊的影像诊断、细菌培养、长期的随访结果、公认的综合临床诊断标准等。"金标准"的选择应结合临床具体情况决定,否则研究实施困难或存在伦理问题。如果金标准选择不当,会造成分类错误,从而影响诊断试验的准确性评价。

**2. 研究对象的选择**　根据诊断方法对针对的疾病以及容易混淆的其他疾病选择具有代表性的研究对象。研究对象应该包括"患病"和"无病"的研究对象。"无病"的对照组可以是真正的不患病的正常人,但也常会选择在临床上与该病有类似的症状和体征等需要鉴别诊断的其他疾病的患者,这样的对照才具有鉴别诊断的价值。而真正的"患病"者,除了选择典型的患者外,还应选入不典型的患者,如早中晚各期,病情轻、中、重,有无并发症等,这样的诊断试验结果更符合临床实际情况,具有更高的真实性和临床应用价值。

3. **诊断试验的实施** 所有患者同时接受金标准检查和新诊断方法的检查,并实施盲法评价和比较诊断结果,尤其是试验的操作者和报告者应处于盲态,避免主观因素对结果的干扰。所研究的诊断试验判断某人患病还是未患病时,不能受金标准检查结果的影响,须有独立的第三方进行盲法评价;同理,在金标准检查及判断结果时,亦不可受诊断试验结果的影响。因为在某些情况下,了解金标准试验的结果往往会影响被考核试验结果的解释。有时当金标准结果模棱两可时,如果知道被考核诊断试验的结果,可能会带来倾向性的结果,从而引起偏倚。

4. **研究对象的来源** 在评价某一诊断试验时,要说明研究对象所包括的病例和对照的来源。如评价肾动脉造影对青年高血压患者的诊断价值,如果研究对象选用三级医院高血压专科门诊中原因不明的青年高血压患者,则诊断价值很大。因为专科门诊中这类患者经肾动脉造影,可查出大约10%肾动脉狭窄患者;但如该诊断试验放在社区医院或地段医院普通门诊,选用同样的高血压病例作为研究对象,则其诊断价值不高,因为这类患者中查出肾动脉狭窄患者数很少。因此,对研究对象的来源必须说明。

5. **诊断试验的样本量** 在有金标准的诊断试验中,可根据待评价诊断试验的灵敏度和特异度的估计值,按照统计学中有关单样本总体率的样本量估计公式,根据灵敏度估计病例组样本量,根据特异度估计对照组样本量。对于参数估计,有金标准诊断试验的样本量估计与以下几个因素有关:①灵敏度的估计值;②特异度的估计值;③置信度 $1-\alpha$,一般取 $\alpha=0.05$;④容许误差 $\delta$,一般在 $0.05\sim0.10$ 之间取值。

如果是两种诊断方法的比较,样本量估计的相关因素:①检验水准 $\alpha$,即I类错误的概率,一般取双侧 0.05;②检验效能 $1-\beta$,如取 $\beta=0.20$;③两种诊断方法的灵敏度或特异度的差值;④在原假设和备择假设的情况下,两种诊断方法的灵敏度或特异度。实际中如果是配对设计,还需要知道两种诊断方法同时得到"阳性"或"阴性"结果的概率。

### (二)诊断试验的评价指标

表 15-2 表示测试结果与实际患病状况的一般情况,其中 $a$ 表示实际患病且检测结果为阳性的受试人数,$b$ 表示实际患病但检测结果为阴性的受试人数,$c$ 表示实际未患病但检测结果为阳性的受试人数,$d$ 表示实际未患病且检测结果为阴性的人数。

表 15-2 诊断试验结果数据格式

| 金标准诊断结果 | 诊断方法检测结果 | | 合计 |
| --- | --- | --- | --- |
| | 阳性($T_+$) | 阴性($T_-$) | |
| 病例组($D_+$) | 真阳性($a$) | 假阴性($b$) | $a+b(n_1)$ |
| 对照组($D_-$) | 假阳性($c$) | 真阴性($d$) | $c+d(n_2)$ |
| 合计 | $a+c$ | $b+d$ | $a+b+c+d(n)$ |

#### 1. 灵敏度和特异度

(1)灵敏度:灵敏度(sensitivity)是评价诊断试验最基本和最重要的指标之一。在诊断试验或者疾病筛检试验中,灵敏度指实际患有某一特定疾病的人试验结果为阳性的比例,即实际患病而被正确诊断为患病的概率(记作 $Se$)。灵敏度的估计值为

$$\widehat{Se}=\frac{a}{a+b} \tag{15-10}$$

在实际中,如果疾病的发现较为重要,尤其是漏诊真实病例的潜在代价高于将非病例误诊为有病

（即假阳性）时，具有较高的灵敏度非常重要。临床上以排除可能疾病为目的时，具有高灵敏度的试验较为有用，此时的阴性试验结果意味着实际不患病的概率较大。

（2）特异度：特异度（specificity）也是评价诊断试验最基本和最重要的指标之一。在诊断试验或者疾病筛检中，特异度指实际未患病的个体被正确诊断为阴性的概率（记作 $Sp$）。其同义词是真阴性率，以实际未患病例数为分母，计算其中阴性测试结果所占比例，特异度的估计值为

$$\widehat{Sp} = \frac{d}{c+d} \tag{15-11}$$

特异度反映正确排除某病的能力，其值愈大，诊断假阳性的概率愈小，即误诊的可能性愈小，具有高特异度的筛检试验方法临床上较为有用，由此给出的阳性结果意味着实际患病的概率相对较高。一般情况下，如果筛检试验被设定为具有高特异度，则其假阴性率 $c/(c+d)$ 也会较高，如果将真实非病例误诊为有病的潜在代价相对高于将真实病例误判为无病（即假阴性结果）时，具有高的特异度比较重要。例如，在对患病率很低的癌症进行人群筛查时，高特异度可以避免产生大量假阳性结果，免去为了确定其实际无病状态而进行的临床检查。

总之，特异度和灵敏度是反映诊断试验准确性的两个最基本的统计指标。同时提高两个指标值是诊断试验期望的目标，但在实际中两者同时提高比较困难，提高灵敏度往往以降低特异度为代价，反之亦然。不同的临床实践往往选择不同的诊断标准，这需要根据具体情况决定。如对于疾病筛检通常希望灵敏度要高一些，而临床诊断上则可能希望特异度要更高一些。

**2. 阳性预测值和阴性预测值** 在临床实际中，一种诊断方法的实用价值如何，主要根据阳性预测值和阴性预测值判断。

（1）阳性预测值：阳性预测值（positive predictive value）记为 $PV_+$，表示预测阳性结果的正确率，即诊断结果为阳性者实际患病的概率。根据 Bayes 原理，其值为

$$PV_+ = P(D_+ \mid T_+) = \frac{\pi Se}{\pi Se + (1-\pi)(1-Sp)} \tag{15-12}$$

其中 $\pi$ 为检测人群的患病率，称为先验概率。

（2）阴性预测值：阴性预测值（negative predictive value）记为 $PV_-$，表示诊断结果为阴性者实际未患病的概率。根据 Bayes 原理，其值为

$$PV_- = P(D_- \mid T_-) = \frac{(1-\pi)Sp}{(1-\pi)Sp + \pi(1-Se)} \tag{15-13}$$

其中 $\pi$ 为先验概率。

需要注意：$PV_+$ 和 $PV_-$ 的大小不仅与灵敏度（$Se$）和特异度（$Sp$）有关，还与检测人群的患病率 $\pi$ 有关。$\pi$ 可根据实际经验做出估计，例如受试者来自普通人群，$\pi$ 则较小；受试者来自医院就诊患者，$\pi$ 则稍大；受试者来自某病的可疑患者，$\pi$ 则更大。有时，两个诊断试验的准确性指标相近，但 $PV_+$ 和 $PV_-$ 却可能有很大差异。例如，在灵敏度和特异度分别为 $Se=0.9$ 和 $Sp=0.9$ 时，$PV_+$ 和 $PV_-$ 两者的关系如图 15-3。

**3. ROC 曲线** 诊断指标为二分类变量时，上述方法可以判断一种诊断方法的准确性，但如果诊断指标为连续型变量或等级变量时，则可以根据不同的截断值计算得到多个灵敏度和特异度等指标。受试者工作

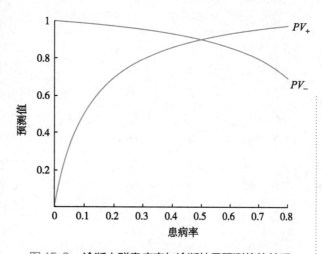

图 15-3 诊断人群患病率与诊断结果预测值的关系

特性曲线（receiver operator characteristic curve，ROC）是将假阳性率（$1-Sp$）和灵敏度（$Se$）的值分别作为 $X$ 轴和 $Y$ 轴绘制而成的图形，它表示灵敏度和特异度之间的相互关系。

ROC 曲线下面积（area under curve，AUC），用符号 $A$ 表示，可以用来综合评价诊断的准确性，可以将它理解为在所有特异度下的平均灵敏度，其取值范围为 $0 \leq A \leq 1$。在 $A > 0.5$ 的情况下，$A$ 越接近 1 说明诊断的准确性越高；在 $A < 0.5$ 的情况下，$A$ 越接近 0 说明诊断的准确性越高（可以使用 $1-A$ 衡量）；当 $A = 0.5$ 时说明诊断完全不起作用。由于诊断或筛检试验问题不同，无法确切给出 $A$ 值的诊断价值判断方法，作为参考标准：$0.5 < A \leq 0.7$ 表示诊断价值较低，$0.7 < A \leq 0.8$ 表示有一定的诊断价值，$0.8 < A \leq 0.9$ 表示有较高的诊断价值，$A > 0.9$ 表示有很高的诊断价值。使用 ROC 分析方法对诊断试验数据进行分析与评价，其优点是评价结果比较客观和一致。ROC 曲线下面积估计的方法有参数法和非参数法，可借助统计软件来实现。

【例 15-7】对糖尿病患者和非糖尿病者各 100 名检测 HbA1c 含量，频数分布结果列在表 15-3 的（2）~（5）栏中，试画出它的 ROC 曲线。

为了完整评价其诊断价值，应计算所有的灵敏度和特异度，对此可以取各组段的下限作为诊断阈值，即测量值小于诊断阈值判为正常、测量值大于或等于诊断阈值判为异常，连续改变诊断阈值计算出相应的灵敏度和特异度。若以 1－特异度为横坐标、灵敏度为纵坐标将算得的结果描点，相邻点之间用直线连接后便得到 ROC 曲线（图 15-4）。为了选择"最佳"诊断阈值，可以在 ROC 曲线上作平行于虚线的切线，其切点作为最佳诊断阈值，该处为灵敏度+特异度值最大的点。

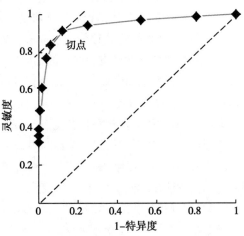

图 15-4 糖尿病患者 HbA1c 诊断的 ROC 曲线

表 15-3 糖尿病患者和非糖尿病者 HbA1c 含量（%）的频数分布及选择不同诊断阈值的灵敏度和特异度值

| 组段<br>（1） | 非糖尿病者 | | 糖尿病患者 | | 诊断阈值<br>$c$ | 灵敏度<br>$Se$ | 特异度<br>$Sp$ |
|---|---|---|---|---|---|---|---|
| | 频数<br>（2） | 累积频数<br>（3） | 频数<br>（4） | 累积频数<br>（5） | | | |
| 4.0~<5.2 | 20 | 20 | 1 | 1 | 4.0 | 1.00 | 0.00 |
| 5.2~<5.6 | 28 | 48 | 2 | 3 | 5.2 | 0.99 | 0.20 |
| 5.6~<6.0 | 27 | 75 | 3 | 6 | 5.6 | 0.97 | 0.48 |
| 6.0~<6.4 | 13 | 88 | 3 | 9 | 6.0 | 0.94 | 0.75 |
| 6.4~<6.8 | 6 | 94 | 7 | 16 | 6.4 | 0.91 | 0.88 |
| 6.8~<7.2 | 2 | 96 | 7 | 23 | 6.8 | 0.84 | 0.94 |
| 7.2~<7.6 | 2 | 98 | 16 | 39 | 7.2 | 0.77 | 0.96 |
| 7.6~<8.0 | 1 | 99 | 12 | 51 | 7.6 | 0.61 | 0.98 |
| 8.0~<8.4 | 1 | 100 | 10 | 61 | 8.0 | 0.49 | 0.99 |
| 8.4~<8.8 | 0 | 100 | 3 | 64 | 8.4 | 0.39 | 1.00 |
| 8.8~<9.2 | 0 | 100 | 4 | 68 | 8.8 | 0.36 | 1.00 |
| 9.2~<9.6 | 0 | 100 | 8 | 76 | 9.2 | 0.32 | 1.00 |
| 9.6~<10.0 | 0 | 100 | 5 | 81 | 9.6 | 0.24 | 1.00 |
| 10.0~12.6 | 0 | 100 | 19 | 100 | 10.0 | 0.19 | 1.00 |

结合表 15-3 可以看出,使用单一的灵敏度和特异度不能全面反映 HbA1c 对糖尿病诊断的准确度,用 ROC 曲线则可以完整地描述 HbA1c 对糖尿病诊断的特性和价值,ROC 曲线越偏向左上方,曲线下的面积越大,诊断的准确性越高。最佳诊断点在 7.2%~7.6% 之间。

## 练习题

### 一、单项选择题

1. 实验性研究随机化分组的目的是(　　)
   - A. 减少抽样误差
   - B. 减少实验例数
   - C. 提高检验效能
   - D. 提高检验准确度
   - E. 保持各组的非处理因素均衡一致

2. 关于实验指标的准确度和精密度,正确的说法是(　　)
   - A. 精密度较准确度更重要
   - B. 准确度较精密度更重要
   - C. 精密度主要受随机误差的影响
   - D. 准确度主要受随机误差的影响
   - E. 精密度包含准确度

3. 实验设计的三大原则是(　　)
   - A. 随机、对照、盲法
   - B. 随机、均衡、重复
   - C. 随机、对照、均衡
   - D. 对照、重复、样本大小
   - E. 随机、对照、重复

4. 某医师研究某新药治疗缺血性脑卒中恢复期的临床疗效,对照组采用阳性药物溶栓胶囊,这属于(　　)
   - A. 空白对照
   - B. 历史对照
   - C. 标准对照
   - D. 安慰剂对照
   - E. 实验对照

5. 估计样本量时,在其他条件不变时,设定的 II 类错误概率愈小,则(　　)
   - A. 所需的样本量愈小
   - B. 所需的样本量愈大
   - C. 不影响样本量大小
   - D. 样本量的估计愈准确
   - E. 样本量的估计愈不准确

6. 下列关于随机化的叙述,**不正确**的是(　　)
   - A. 随机化可以避免结果出现偏倚
   - B. 随机化是统计推断的前提
   - C. 随机化可以使各组非处理因素的分布尽量保持均衡一致
   - D. 随机化可以防止研究者人为影响研究结果
   - E. 随机化可以减少随机误差

7. 临床试验采用双盲法的重要意义是(　　)
   - A. 便于试验实施
   - B. 减少患者在试验中脱落
   - C. 防止出现过大的随机误差
   - D. 减少混杂因素的影响
   - E. 减少试验中的偏倚

8. 临床试验需要在设计阶段确定主要指标的目的是(　　)
   - A. 便于试验实施
   - B. 减少测量的随机误差
   - C. 减少非处理因素的影响
   - D. 避免结果的任意性
   - E. 更好地提高检验效能

9. 观察性研究与实验性研究的主要区别是（    ）

A. 是否设立对照组          B. 是否以人为研究对象

C. 是否是抽样研究          D. 是否主动施加干预措施

E. 是否需要大样本量

10. 观察性研究与实验性研究相比较,主要的缺点是（    ）

A. 是否设立对照组          B. 需要的样本量大

C. 抽样误差大              D. 费用更高

E. 存在混杂因素

11. 概率抽样一般而言,抽样误差最大的是（    ）

A. 系统抽样               B. 单纯随机抽样

C. 整群抽样               D. 分层抽样

E. 雪球抽样

12. 诊断试验中的灵敏度指的是（    ）

A. 检测仪器的敏感性

B. 实际患病而被正确诊断为患病的概率

C. 对实际未患病而被检出的概率

D. 阳性预测值

E. 阴性预测值

13. 阳性预测值指的是（    ）

A. 目标人群中出现阳性的概率      B. 1-特异度

C. 1-灵敏度                     D. 1-阴性预测值

E. 诊断为阳性真正患病的概率

## 二、计算与分析题

1. 为确定一降脂药物的起始用药剂量,将30例新诊断的高脂血症患者按就诊的先后顺序依次分入低、中、高三个剂量组,经一段时间治疗后,通过比较三组患者治疗前后低密度脂蛋白变化值来选择该降脂药的剂量。请根据以上描述回答:

（1）在这项研究中,研究的三要素分别是什么?

（2）请从实验设计角度对此项研究进行评价,并对此研究设计提出改进意见。

2. 某地肝癌发病率为0.5%,已知肝癌病人用甲胎蛋白（AFP）法检验阳性率为95%,健康人用甲胎蛋白法检验阴性率为90%。现在人群中进行筛查,如果一个人检查AFP呈阳性,其真正患有肝癌的可能性有多大?

（贺 佳）

本章练习题
参考答案

本章补充练习题
及参考答案

本章思维导图

# 附录　统计用表

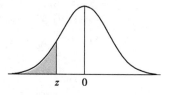

附表 1　标准正态分布曲线下左侧尾部面积，$\Phi(z)$值

| $z$ | 0.00 | 0.01 | 0.02 | 0.03 | 0.04 | 0.05 | 0.06 | 0.07 | 0.08 | 0.09 |
|---|---|---|---|---|---|---|---|---|---|---|
| −3.0 | 0.001 3 | 0.001 3 | 0.001 3 | 0.001 2 | 0.001 2 | 0.001 1 | 0.001 1 | 0.001 1 | 0.001 0 | 0.001 0 |
| −2.9 | 0.001 9 | 0.001 8 | 0.001 8 | 0.001 7 | 0.001 6 | 0.001 6 | 0.001 5 | 0.001 5 | 0.001 4 | 0.001 4 |
| −2.8 | 0.002 6 | 0.002 5 | 0.002 4 | 0.002 3 | 0.002 3 | 0.002 2 | 0.002 1 | 0.002 1 | 0.002 0 | 0.001 9 |
| −2.7 | 0.003 5 | 0.003 4 | 0.003 3 | 0.003 2 | 0.003 1 | 0.003 0 | 0.002 9 | 0.002 8 | 0.002 7 | 0.002 6 |
| −2.6 | 0.004 7 | 0.004 5 | 0.004 4 | 0.004 3 | 0.004 1 | 0.004 0 | 0.003 9 | 0.003 8 | 0.003 7 | 0.003 6 |
| −2.5 | 0.006 2 | 0.006 0 | 0.005 9 | 0.005 7 | 0.005 5 | 0.005 4 | 0.005 2 | 0.005 1 | 0.004 9 | 0.004 8 |
| −2.4 | 0.008 2 | 0.008 0 | 0.007 8 | 0.007 5 | 0.007 3 | 0.007 1 | 0.006 9 | 0.006 8 | 0.006 6 | 0.006 4 |
| −2.3 | 0.010 7 | 0.010 4 | 0.010 2 | 0.009 9 | 0.009 6 | 0.009 4 | 0.009 1 | 0.008 9 | 0.008 7 | 0.008 4 |
| −2.2 | 0.013 9 | 0.013 6 | 0.013 2 | 0.012 9 | 0.012 5 | 0.012 2 | 0.011 9 | 0.011 6 | 0.011 3 | 0.011 0 |
| −2.1 | 0.017 9 | 0.017 4 | 0.017 0 | 0.016 6 | 0.016 2 | 0.015 8 | 0.015 4 | 0.015 0 | 0.014 6 | 0.014 3 |
| −2.0 | 0.022 8 | 0.022 2 | 0.021 7 | 0.021 2 | 0.020 7 | 0.020 2 | 0.019 7 | 0.019 2 | 0.018 8 | 0.018 3 |
| −1.9 | 0.028 7 | 0.028 1 | 0.027 4 | 0.026 8 | 0.026 2 | 0.025 6 | 0.025 0 | 0.024 4 | 0.023 9 | 0.023 3 |
| −1.8 | 0.035 9 | 0.035 1 | 0.034 4 | 0.033 6 | 0.032 9 | 0.032 2 | 0.031 4 | 0.030 7 | 0.030 1 | 0.029 4 |
| −1.7 | 0.044 6 | 0.043 6 | 0.042 7 | 0.041 8 | 0.040 9 | 0.040 1 | 0.039 2 | 0.038 4 | 0.037 5 | 0.036 7 |
| −1.6 | 0.054 8 | 0.053 7 | 0.052 6 | 0.051 6 | 0.050 5 | 0.049 5 | 0.048 5 | 0.047 5 | 0.046 5 | 0.045 5 |
| −1.5 | 0.066 8 | 0.065 5 | 0.064 3 | 0.063 0 | 0.061 8 | 0.060 6 | 0.059 4 | 0.058 2 | 0.057 1 | 0.055 9 |
| −1.4 | 0.080 8 | 0.079 3 | 0.077 8 | 0.076 4 | 0.074 9 | 0.073 5 | 0.072 1 | 0.070 8 | 0.069 4 | 0.068 1 |
| −1.3 | 0.096 8 | 0.095 1 | 0.093 4 | 0.091 8 | 0.090 1 | 0.088 5 | 0.086 9 | 0.085 3 | 0.083 8 | 0.082 3 |
| −1.2 | 0.115 1 | 0.113 1 | 0.111 2 | 0.109 3 | 0.107 5 | 0.105 6 | 0.103 8 | 0.102 0 | 0.100 3 | 0.098 5 |
| −1.1 | 0.135 7 | 0.133 5 | 0.131 4 | 0.129 2 | 0.127 1 | 0.125 1 | 0.123 0 | 0.121 0 | 0.119 0 | 0.117 0 |
| −1.0 | 0.158 7 | 0.156 2 | 0.153 9 | 0.151 5 | 0.149 2 | 0.146 9 | 0.144 6 | 0.142 3 | 0.140 1 | 0.137 9 |
| −0.9 | 0.184 1 | 0.181 4 | 0.178 8 | 0.176 2 | 0.173 6 | 0.171 1 | 0.168 5 | 0.166 0 | 0.163 5 | 0.161 1 |
| −0.8 | 0.211 9 | 0.209 0 | 0.206 1 | 0.203 3 | 0.200 5 | 0.197 7 | 0.194 9 | 0.192 2 | 0.189 4 | 0.186 7 |
| −0.7 | 0.242 0 | 0.238 9 | 0.235 8 | 0.232 7 | 0.229 6 | 0.226 6 | 0.223 6 | 0.220 6 | 0.217 7 | 0.214 8 |
| −0.6 | 0.274 3 | 0.270 9 | 0.267 6 | 0.264 3 | 0.261 1 | 0.257 8 | 0.254 6 | 0.251 4 | 0.248 3 | 0.245 1 |
| −0.5 | 0.308 5 | 0.305 0 | 0.301 5 | 0.298 1 | 0.294 6 | 0.291 2 | 0.287 7 | 0.284 3 | 0.281 0 | 0.277 6 |
| −0.4 | 0.344 6 | 0.340 9 | 0.337 2 | 0.333 6 | 0.330 0 | 0.326 4 | 0.322 8 | 0.319 2 | 0.315 6 | 0.312 1 |
| −0.3 | 0.382 1 | 0.378 3 | 0.374 5 | 0.370 7 | 0.366 9 | 0.363 2 | 0.359 4 | 0.355 7 | 0.352 0 | 0.348 3 |
| −0.2 | 0.420 7 | 0.416 8 | 0.412 9 | 0.409 0 | 0.405 2 | 0.401 3 | 0.397 4 | 0.393 6 | 0.380 7 | 0.385 9 |
| −0.1 | 0.460 2 | 0.456 2 | 0.452 2 | 0.448 3 | 0.444 3 | 0.440 4 | 0.436 4 | 0.432 5 | 0.428 6 | 0.424 7 |
| −0.0 | 0.500 0 | 0.496 0 | 0.492 0 | 0.488 0 | 0.484 0 | 0.480 1 | 0.476 1 | 0.472 1 | 0.468 1 | 0.464 1 |

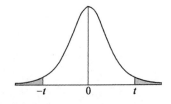

附表2　t 分布界值表（双侧尾部面积）

| 自由度 $v$ | | 0.25 | 0.20 | 0.10 | 0.05 | 0.025 | 0.01 | 0.005 | 0.002 5 | 0.001 | 0.000 5 |
|---|---|---|---|---|---|---|---|---|---|---|---|
| | | | | | | | 概率,$P$ | | | | |
| | 单侧: | 0.25 | 0.20 | 0.10 | 0.05 | 0.025 | 0.01 | 0.005 | 0.002 5 | 0.001 | 0.000 5 |
| | 双侧: | 0.50 | 0.40 | 0.20 | 0.10 | 0.05 | 0.02 | 0.01 | 0.005 | 0.002 | 0.001 |
| 1 | | 1.000 | 1.376 | 3.078 | 6.314 | 12.706 | 31.821 | 63.657 | 127.321 | 318.309 | 636.619 |
| 2 | | 0.816 | 1.061 | 1.886 | 2.920 | 4.303 | 6.965 | 9.925 | 14.089 | 22.327 | 31.599 |
| 3 | | 0.765 | 0.978 | 1.638 | 2.353 | 3.182 | 4.541 | 5.841 | 7.543 | 10.215 | 12.924 |
| 4 | | 0.741 | 0.941 | 1.533 | 2.132 | 2.776 | 3.747 | 4.604 | 5.598 | 7.173 | 8.610 |
| 5 | | 0.727 | 0.920 | 1.476 | 2.015 | 2.571 | 3.365 | 4.032 | 4.773 | 5.893 | 6.869 |
| 6 | | 0.718 | 0.906 | 1.440 | 1.943 | 2.447 | 3.143 | 3.707 | 4.317 | 5.208 | 5.959 |
| 7 | | 0.711 | 0.896 | 1.415 | 1.895 | 2.365 | 2.998 | 3.499 | 4.029 | 4.785 | 5.408 |
| 8 | | 0.706 | 0.889 | 1.397 | 1.860 | 2.306 | 2.896 | 3.355 | 3.833 | 4.501 | 5.041 |
| 9 | | 0.703 | 0.883 | 1.383 | 1.833 | 2.262 | 2.821 | 3.250 | 3.690 | 4.297 | 4.781 |
| 10 | | 0.700 | 0.879 | 1.372 | 1.812 | 2.228 | 2.764 | 3.169 | 3.581 | 4.144 | 4.587 |
| 11 | | 0.697 | 0.876 | 1.363 | 1.796 | 2.201 | 2.718 | 3.106 | 3.497 | 4.025 | 4.437 |
| 12 | | 0.695 | 0.873 | 1.356 | 1.782 | 2.179 | 2.681 | 3.055 | 3.428 | 3.930 | 4.318 |
| 13 | | 0.694 | 0.870 | 1.350 | 1.771 | 2.160 | 2.650 | 3.012 | 3.372 | 3.852 | 4.221 |
| 14 | | 0.692 | 0.868 | 1.345 | 1.761 | 2.145 | 2.624 | 2.977 | 3.325 | 3.787 | 4.140 |
| 15 | | 0.691 | 0.866 | 1.341 | 1.753 | 2.131 | 2.602 | 2.947 | 3.286 | 3.733 | 4.073 |
| 16 | | 0.690 | 0.865 | 1.337 | 1.746 | 2.120 | 2.583 | 2.921 | 3.252 | 3.686 | 4.015 |
| 17 | | 0.689 | 0.863 | 1.333 | 1.740 | 2.110 | 2.567 | 2.898 | 3.222 | 3.646 | 3.965 |
| 18 | | 0.688 | 0.862 | 1.330 | 1.734 | 2.101 | 2.552 | 2.878 | 3.197 | 3.610 | 3.922 |
| 19 | | 0.688 | 0.861 | 1.328 | 1.729 | 2.093 | 2.539 | 2.861 | 3.174 | 3.579 | 3.883 |
| 20 | | 0.687 | 0.860 | 1.325 | 1.725 | 2.086 | 2.528 | 2.845 | 3.153 | 3.552 | 3.850 |
| 21 | | 0.686 | 0.859 | 1.323 | 1.721 | 2.080 | 2.518 | 2.831 | 3.135 | 3.527 | 3.819 |
| 22 | | 0.686 | 0.858 | 1.321 | 1.717 | 2.074 | 2.508 | 2.819 | 3.119 | 3.505 | 3.792 |
| 23 | | 0.685 | 0.858 | 1.319 | 1.714 | 2.069 | 2.500 | 2.807 | 3.104 | 3.485 | 3.768 |
| 24 | | 0.685 | 0.857 | 1.318 | 1.711 | 2.064 | 2.492 | 2.797 | 3.091 | 3.467 | 3.745 |
| 25 | | 0.684 | 0.856 | 1.316 | 1.708 | 2.060 | 2.485 | 2.787 | 3.078 | 3.450 | 3.725 |

续表

| 自由度 | 概率, $P$ | | | | | | | | | |
|---|---|---|---|---|---|---|---|---|---|---|
| $\nu$ | 单侧: 0.25 | 0.20 | 0.10 | 0.05 | 0.025 | 0.01 | 0.005 | 0.002 5 | 0.001 | 0.000 5 |
| | 双侧: 0.50 | 0.40 | 0.20 | 0.10 | 0.05 | 0.02 | 0.01 | 0.005 | 0.002 | 0.001 |
| 26 | 0.684 | 0.856 | 1.315 | 1.706 | 2.056 | 2.479 | 2.779 | 3.067 | 3.435 | 3.707 |
| 27 | 0.684 | 0.855 | 1.314 | 1.703 | 2.052 | 2.473 | 2.771 | 3.057 | 3.421 | 3.690 |
| 28 | 0.683 | 0.855 | 1.313 | 1.701 | 2.048 | 2.467 | 2.763 | 3.047 | 3.408 | 3.674 |
| 29 | 0.683 | 0.854 | 1.311 | 1.699 | 2.045 | 2.462 | 2.756 | 3.038 | 3.396 | 3.659 |
| 30 | 0.683 | 0.854 | 1.310 | 1.697 | 2.042 | 2.457 | 2.750 | 3.030 | 3.385 | 3.646 |
| 31 | 0.682 | 0.853 | 1.309 | 1.696 | 2.040 | 2.453 | 2.744 | 3.022 | 3.375 | 3.633 |
| 32 | 0.682 | 0.853 | 1.309 | 1.694 | 2.037 | 2.449 | 2.738 | 3.015 | 3.365 | 3.622 |
| 33 | 0.682 | 0.853 | 1.308 | 1.692 | 2.035 | 2.445 | 2.733 | 3.008 | 3.356 | 3.611 |
| 34 | 0.682 | 0.852 | 1.307 | 1.691 | 2.032 | 2.441 | 2.728 | 3.002 | 3.348 | 3.601 |
| 35 | 0.682 | 0.852 | 1.306 | 1.690 | 2.030 | 2.438 | 2.724 | 2.996 | 3.340 | 3.591 |
| 36 | 0.681 | 0.852 | 1.306 | 1.688 | 2.028 | 2.434 | 2.719 | 2.990 | 3.333 | 3.582 |
| 37 | 0.681 | 0.851 | 1.305 | 1.687 | 2.026 | 2.431 | 2.715 | 2.985 | 3.326 | 3.574 |
| 38 | 0.681 | 0.851 | 1.304 | 1.686 | 2.024 | 2.429 | 2.712 | 2.980 | 3.319 | 3.566 |
| 39 | 0.681 | 0.851 | 1.304 | 1.685 | 2.023 | 2.426 | 2.708 | 2.976 | 3.313 | 3.558 |
| 40 | 0.681 | 0.851 | 1.303 | 1.684 | 2.021 | 2.423 | 2.704 | 2.971 | 3.307 | 3.551 |
| 50 | 0.679 | 0.849 | 1.299 | 1.676 | 2.009 | 2.403 | 2.678 | 2.937 | 3.261 | 3.496 |
| 60 | 0.679 | 0.848 | 1.296 | 1.671 | 2.000 | 2.390 | 2.660 | 2.915 | 3.232 | 3.460 |
| 70 | 0.678 | 0.847 | 1.294 | 1.667 | 1.994 | 2.381 | 2.648 | 2.899 | 3.211 | 3.435 |
| 80 | 0.678 | 0.846 | 1.292 | 1.664 | 1.990 | 2.374 | 2.639 | 2.887 | 3.195 | 3.416 |
| 90 | 0.677 | 0.846 | 1.291 | 1.662 | 1.987 | 2.368 | 2.632 | 2.878 | 3.183 | 3.402 |
| 100 | 0.677 | 0.845 | 1.290 | 1.660 | 1.984 | 2.364 | 2.626 | 2.871 | 3.174 | 3.390 |
| 200 | 0.676 | 0.843 | 1.286 | 1.653 | 1.972 | 2.345 | 2.601 | 2.839 | 3.131 | 3.340 |
| 500 | 0.675 | 0.842 | 1.283 | 1.648 | 1.965 | 2.334 | 2.586 | 2.820 | 3.137 | 3.310 |
| 1 000 | 0.675 | 0.842 | 1.282 | 1.646 | 1.962 | 2.330 | 2.581 | 2.813 | 3.098 | 3.300 |
| $\infty$ | 0.674 5 | 0.841 6 | 1.281 6 | 1.644 9 | 1.960 0 | 2.326 3 | 2.575 8 | 2.807 0 | 3.090 2 | 3.290 5 |

附表3 F分布双侧界值表（方差齐性检验用，$P=0.10$）

| 分母的自由度 $v_2$ | 分子的自由度 $v_1$ | | | | | | | | | | | | | | | | |
|---|---|---|---|---|---|---|---|---|---|---|---|---|---|---|---|---|---|
| | 1 | 2 | 3 | 4 | 5 | 6 | 7 | 8 | 9 | 10 | 11 | 12 | 15 | 20 | 30 | 60 | ∞ |
| 1 | 161.45 | 199.50 | 215.71 | 224.58 | 230.16 | 233.99 | 236.77 | 238.88 | 240.54 | 241.88 | 242.98 | 243.91 | 245.95 | 248.01 | 250.1 | 252.2 | 254.31 |
| 2 | 18.51 | 19.00 | 19.16 | 19.25 | 19.30 | 19.33 | 19.35 | 19.37 | 19.38 | 19.4 | 19.40 | 19.41 | 19.43 | 19.45 | 19.46 | 19.48 | 19.50 |
| 3 | 10.13 | 9.55 | 9.28 | 9.12 | 9.01 | 8.94 | 8.89 | 8.85 | 8.81 | 8.79 | 8.76 | 8.74 | 8.70 | 8.66 | 8.62 | 8.57 | 8.53 |
| 4 | 7.71 | 6.94 | 6.59 | 6.39 | 6.26 | 6.16 | 6.09 | 6.04 | 6.00 | 5.96 | 5.94 | 5.91 | 5.86 | 5.80 | 5.75 | 5.69 | 5.63 |
| 5 | 6.61 | 5.79 | 5.41 | 5.19 | 5.05 | 4.95 | 4.88 | 4.82 | 4.77 | 4.74 | 4.70 | 4.68 | 4.62 | 4.56 | 4.50 | 4.43 | 4.36 |
| 6 | 5.99 | 5.14 | 4.76 | 4.53 | 4.39 | 4.28 | 4.21 | 4.15 | 4.10 | 4.06 | 4.03 | 4.00 | 3.94 | 3.87 | 3.81 | 3.74 | 3.67 |
| 7 | 5.59 | 4.74 | 4.35 | 4.12 | 3.97 | 3.87 | 3.79 | 3.73 | 3.68 | 3.64 | 3.60 | 3.57 | 3.51 | 3.44 | 3.38 | 3.30 | 3.23 |
| 8 | 5.32 | 4.46 | 4.07 | 3.84 | 3.69 | 3.58 | 3.50 | 3.44 | 3.39 | 3.35 | 3.31 | 3.28 | 3.22 | 3.15 | 3.08 | 3.01 | 2.93 |
| 9 | 5.12 | 4.26 | 3.86 | 3.63 | 3.48 | 3.37 | 3.29 | 3.23 | 3.18 | 3.14 | 3.10 | 3.07 | 3.01 | 2.94 | 2.86 | 2.79 | 2.71 |
| 10 | 4.96 | 4.10 | 3.71 | 3.48 | 3.33 | 3.22 | 3.14 | 3.07 | 3.02 | 2.98 | 2.94 | 2.91 | 2.85 | 2.77 | 2.70 | 2.62 | 2.54 |
| 11 | 4.84 | 3.98 | 3.59 | 3.36 | 3.20 | 3.09 | 3.01 | 2.95 | 2.90 | 2.85 | 2.82 | 2.79 | 2.72 | 2.65 | 2.57 | 2.49 | 2.40 |
| 12 | 4.75 | 3.89 | 3.49 | 3.26 | 3.11 | 3.00 | 2.91 | 2.85 | 2.80 | 2.75 | 2.72 | 2.69 | 2.62 | 2.54 | 2.47 | 2.38 | 2.30 |
| 13 | 4.67 | 3.81 | 3.41 | 3.18 | 3.03 | 2.92 | 2.83 | 2.77 | 2.71 | 2.67 | 2.63 | 2.60 | 2.53 | 2.46 | 2.38 | 2.30 | 2.21 |
| 14 | 4.60 | 3.74 | 3.34 | 3.11 | 2.96 | 2.85 | 2.76 | 2.70 | 2.65 | 2.60 | 2.57 | 2.53 | 2.46 | 2.39 | 2.31 | 2.22 | 2.13 |
| 15 | 4.54 | 3.68 | 3.29 | 3.06 | 2.90 | 2.79 | 2.71 | 2.64 | 2.59 | 2.54 | 2.51 | 2.48 | 2.40 | 2.33 | 2.25 | 2.16 | 2.07 |
| 16 | 4.49 | 3.63 | 3.24 | 3.01 | 2.85 | 2.74 | 2.66 | 2.59 | 2.54 | 2.49 | 2.46 | 2.42 | 2.35 | 2.28 | 2.19 | 2.11 | 2.01 |
| 17 | 4.45 | 3.59 | 3.20 | 2.96 | 2.81 | 2.70 | 2.61 | 2.55 | 2.49 | 2.45 | 2.41 | 2.38 | 2.31 | 2.23 | 2.15 | 2.06 | 1.96 |
| 18 | 4.41 | 3.55 | 3.16 | 2.93 | 2.77 | 2.66 | 2.58 | 2.51 | 2.46 | 2.41 | 2.37 | 2.34 | 2.27 | 2.19 | 2.11 | 2.02 | 1.92 |
| 19 | 4.38 | 3.52 | 3.13 | 2.90 | 2.74 | 2.63 | 2.54 | 2.48 | 2.42 | 2.38 | 2.34 | 2.31 | 2.23 | 2.16 | 2.07 | 1.98 | 1.88 |
| 20 | 4.35 | 3.49 | 3.10 | 2.87 | 2.71 | 2.60 | 2.51 | 2.45 | 2.39 | 2.35 | 2.31 | 2.28 | 2.20 | 2.12 | 2.04 | 1.95 | 1.84 |
| 21 | 4.32 | 3.47 | 3.07 | 2.84 | 2.68 | 2.57 | 2.49 | 2.42 | 2.37 | 2.32 | 2.28 | 2.25 | 2.18 | 2.10 | 2.01 | 1.92 | 1.81 |
| 22 | 4.30 | 3.44 | 3.05 | 2.82 | 2.66 | 2.55 | 2.46 | 2.40 | 2.34 | 2.30 | 2.26 | 2.23 | 2.15 | 2.07 | 1.98 | 1.89 | 1.78 |
| 23 | 4.28 | 3.42 | 3.03 | 2.80 | 2.64 | 2.53 | 2.44 | 2.37 | 2.32 | 2.27 | 2.24 | 2.20 | 2.13 | 2.05 | 1.96 | 1.86 | 1.76 |
| 24 | 4.26 | 3.40 | 3.01 | 2.78 | 2.62 | 2.51 | 2.42 | 2.36 | 2.30 | 2.25 | 2.22 | 2.18 | 2.11 | 2.03 | 1.94 | 1.84 | 1.73 |
| 25 | 4.24 | 3.39 | 2.99 | 2.76 | 2.60 | 2.49 | 2.40 | 2.34 | 2.28 | 2.24 | 2.20 | 2.16 | 2.09 | 2.01 | 1.92 | 1.82 | 1.71 |
| 26 | 4.23 | 3.37 | 2.98 | 2.74 | 2.59 | 2.47 | 2.39 | 2.32 | 2.27 | 2.22 | 2.18 | 2.15 | 2.07 | 1.99 | 1.90 | 1.80 | 1.69 |
| 27 | 4.21 | 3.35 | 2.96 | 2.73 | 2.57 | 2.46 | 2.37 | 2.31 | 2.25 | 2.20 | 2.17 | 2.13 | 2.06 | 1.97 | 1.88 | 1.79 | 1.67 |
| 28 | 4.20 | 3.34 | 2.95 | 2.71 | 2.56 | 2.45 | 2.36 | 2.29 | 2.24 | 2.19 | 2.15 | 2.12 | 2.04 | 1.96 | 1.87 | 1.77 | 1.65 |
| 29 | 4.18 | 3.33 | 2.93 | 2.70 | 2.55 | 2.43 | 2.35 | 2.28 | 2.22 | 2.18 | 2.14 | 2.10 | 2.03 | 1.94 | 1.85 | 1.75 | 1.64 |
| 30 | 4.17 | 3.32 | 2.92 | 2.69 | 2.53 | 2.42 | 2.33 | 2.27 | 2.21 | 2.16 | 2.13 | 2.09 | 2.01 | 1.93 | 1.84 | 1.74 | 1.62 |
| 40 | 4.08 | 3.23 | 2.84 | 2.61 | 2.45 | 2.34 | 2.25 | 2.18 | 2.12 | 2.08 | 2.04 | 2.00 | 1.92 | 1.84 | 1.74 | 1.64 | 1.51 |
| 60 | 4.00 | 3.15 | 2.76 | 2.53 | 2.37 | 2.25 | 2.17 | 2.10 | 2.04 | 1.99 | 1.95 | 1.92 | 1.84 | 1.75 | 1.65 | 1.53 | 1.39 |
| 120 | 3.92 | 3.07 | 2.68 | 2.45 | 2.29 | 2.18 | 2.09 | 2.02 | 1.96 | 1.91 | 1.87 | 1.83 | 1.75 | 1.66 | 1.55 | 1.43 | 1.25 |
| ∞ | 3.84 | 3.00 | 2.60 | 2.37 | 2.21 | 2.10 | 2.01 | 1.94 | 1.88 | 1.83 | 1.79 | 1.75 | 1.67 | 1.57 | 1.46 | 1.32 | 1.00 |

附表 4　$F$ 界值表（方差分析用，单侧界值）

上行：$P = 0.05$　　下行：$P = 0.01$

| 分母的自由度 $v_2$ | 分子的自由度 $v_1$ | | | | | | | | | | | |
|---|---|---|---|---|---|---|---|---|---|---|---|---|
| | 1 | 2 | 3 | 4 | 5 | 6 | 7 | 8 | 9 | 10 | 11 | 12 |
| 1 | 161 | 200 | 216 | 225 | 230 | 234 | 237 | 239 | 241 | 242 | 243 | 224 |
| | 4 052 | 4 999 | 5 403 | 5 625 | 5 764 | 5 859 | 5 928 | 5 981 | 6 022 | 6 056 | 6 082 | 6 106 |
| 2 | 18.51 | 19.00 | 19.16 | 19.25 | 19.30 | 19.33 | 19.36 | 19.37 | 19.38 | 19.39 | 19.40 | 19.41 |
| | 98.49 | 99.00 | 99.17 | 99.25 | 99.30 | 99.33 | 99.34 | 99.36 | 99.38 | 99.40 | 99.41 | 99.42 |
| 3 | 10.13 | 9.55 | 9.28 | 9.12 | 9.01 | 8.94 | 8.88 | 8.84 | 8.81 | 8.78 | 8.76 | 8.74 |
| | 34.12 | 30.82 | 29.46 | 28.71 | 28.24 | 27.91 | 27.67 | 27.49 | 27.34 | 27.23 | 27.31 | 27.05 |
| 4 | 7.71 | 6.94 | 6.59 | 6.39 | 6.26 | 6.16 | 6.09 | 6.04 | 6.00 | 5.96 | 5.93 | 5.91 |
| | 21.20 | 18.00 | 16.59 | 15.98 | 15.52 | 15.21 | 14.98 | 14.80 | 14.66 | 14.54 | 14.45 | 14.37 |
| 5 | 6.61 | 5.79 | 5.41 | 5.19 | 5.05 | 4.95 | 4.88 | 4.82 | 4.78 | 4.74 | 4.70 | 4.68 |
| | 16.26 | 13.27 | 12.06 | 11.39 | 10.97 | 10.67 | 10.45 | 10.27 | 10.15 | 10.05 | 9.96 | 9.89 |
| 6 | 5.99 | 5.15 | 4. 76 | 4.53 | 4.39 | 4.28 | 4.21 | 4.15 | 4.10 | 4.06 | 4.03 | 4.00 |
| | 13.74 | 10.92 | 9.78 | 9.15 | 8.75 | 8.47 | 8.26 | 8.10 | 7.98 | 7.87 | 7.79 | 7.72 |
| 7 | 5.59 | 4.74 | 4.35 | 4.12 | 3.97 | 3.87 | 3.79 | 3.73 | 3.68 | 3.63 | 3.60 | 3.57 |
| | 12.25 | 9.55 | 8.45 | 7.85 | 7.46 | 7.19 | 7.00 | 6.84 | 6.71 | 6.62 | 6.54 | 6.47 |
| 8 | 5.32 | 4.46 | 4.07 | 3.84 | 3.69 | 3.58 | 3.50 | 3.44 | 3.39 | 3.34 | 3.31 | 3.28 |
| | 11.26 | 8.65 | 7.59 | 7.01 | 6.63 | 6.37 | 6.19 | 6.03 | 5.91 | 5.82 | 5.74 | 5.67 |
| 9 | 5.12 | 4.26 | 3.86 | 3.63 | 3.48 | 3.37 | 3.29 | 3.23 | 3.18 | 3.13 | 3.10 | 3.07 |
| | 10.56 | 8.02 | 6.99 | 6.42 | 6.06 | 5.80 | 5.62 | 5.47 | 5.35 | 5.26 | 5.18 | 5.11 |
| 10 | 4.69 | 4.10 | 3.71 | 3.48 | 3.33 | 3.22 | 3.14 | 3.07 | 3.02 | 2.97 | 2.94 | 2.91 |
| | 10.04 | 7.56 | 6.55 | 5.09 | 5.64 | 5.39 | 5.21 | 5.06 | 4.95 | 4.85 | 4.78 | 4.71 |
| 11 | 4.84 | 3.98 | 3.59 | 3.36 | 3.20 | 3.09 | 3.01 | 2.95 | 2.90 | 2.86 | 2.82 | 2.79 |
| | 9.65 | 7.20 | 6.22 | 5.67 | 5.32 | 5.07 | 4.88 | 4.74 | 4.63 | 4.54 | 4.46 | 4.40 |
| 12 | 4.75 | 3.88 | 3.49 | 3.26 | 3.11 | 3.00 | 2.92 | 2.85 | 2.80 | 2.76 | 2.72 | 2.69 |
| | 9.33 | 6.93 | 5.95 | 5.41 | 5.06 | 4.82 | 4.65 | 4.50 | 4.39 | 4.30 | 4.22 | 4.16 |
| 13 | 4.67 | 3.80 | 3.41 | 3.18 | 3.02 | 2.92 | 2.84 | 2.77 | 2.72 | 2.67 | 2.63 | 2.60 |
| | 9.07 | 6.70 | 5.74 | 5.20 | 4.85 | 4.62 | 4.44 | 4.30 | 4.19 | 4.10 | 4.02 | 3.96 |
| 14 | 4.60 | 3.74 | 3.34 | 3.11 | 2.96 | 2.85 | 2.77 | 2.70 | 2.65 | 2.60 | 2.56 | 2.53 |
| | 8.86 | 6.51 | 5.56 | 5.03 | 4.69 | 4.46 | 4.28 | 4.14 | 4.03 | 3.94 | 3.86 | 3.80 |
| 15 | 4.54 | 3.68 | 3.29 | 3.06 | 2.90 | 2.79 | 2.70 | 2.64 | 2.59 | 2.55 | 2.51 | 2.48 |
| | 8.68 | 6.36 | 5.42 | 4.89 | 4.56 | 4.32 | 4.14 | 4.00 | 3.89 | 3.80 | 3.73 | 3.67 |
| 16 | 4.49 | 3.63 | 3.24 | 3.01 | 2.85 | 2.74 | 2.66 | 2.59 | 2.54 | 2.49 | 2.45 | 2.42 |
| | 8.53 | 6.23 | 5.29 | 4.77 | 4.44 | 4.20 | 4.03 | 3.89 | 3.78 | 3.69 | 3.61 | 3.55 |
| 17 | 4.45 | 3.59 | 3.20 | 2.96 | 2.81 | 2.70 | 2.62 | 2.55 | 2.50 | 2.45 | 2.41 | 2.38 |
| | 8.40 | 6.11 | 5.18 | 4.67 | 4.34 | 4.10 | 3.93 | 3.79 | 3.68 | 3.59 | 3.52 | 3.45 |
| 18 | 4.41 | 3.55 | 3.16 | 2.93 | 2.77 | 2.66 | 2.58 | 2.51 | 2.46 | 2.41 | 2.37 | 2.34 |
| | 8.28 | 6.01 | 5.09 | 4.58 | 4.25 | 4.01 | 3.85 | 3.71 | 3.60 | 3.51 | 3.44 | 3.37 |
| 19 | 4.38 | 3.52 | 3.13 | 2.90 | 2.74 | 2.63 | 2.55 | 2.48 | 2.43 | 2.38 | 2.34 | 2.31 |
| | 8.18 | 5.93 | 5.01 | 4.50 | 4.17 | 3.94 | 3.77 | 3.63 | 3.52 | 3.43 | 3.36 | 3.30 |

续表

| 分母的自由度 $v_2$ | 分子的自由度 $v_1$ | | | | | | | | | | | |
|---|---|---|---|---|---|---|---|---|---|---|---|---|
| | 1 | 2 | 3 | 4 | 5 | 6 | 7 | 8 | 9 | 10 | 11 | 12 |
| 20 | 4.35 | 3.49 | 3.10 | 2.87 | 2.71 | 2.60 | 2.52 | 2.45 | 2.40 | 2.35 | 2.31 | 2.28 |
| | 8.10 | 5.85 | 4.94 | 4.43 | 4.10 | 3.87 | 3.71 | 3.56 | 3.45 | 3.37 | 3.30 | 3.23 |
| 21 | 4.32 | 3.47 | 3.07 | 2.84 | 2.68 | 2.57 | 2.49 | 2.42 | 2.37 | 2.32 | 2.28 | 2.25 |
| | 8.02 | 5.78 | 4.87 | 4.37 | 4.04 | 3.81 | 3.65 | 3.51 | 3.40 | 3.31 | 3.24 | 3.17 |
| 22 | 4.30 | 3.44 | 3.05 | 2.82 | 2.66 | 2.55 | 2.47 | 2.40 | 2.35 | 2.30 | 2.26 | 2.23 |
| | 7.94 | 5.72 | 4.82 | 4.31 | 3.99 | 3.76 | 3.59 | 3.45 | 3.35 | 3.26 | 3.18 | 3.12 |
| 23 | 4.28 | 3.42 | 3.03 | 2.80 | 2.64 | 2.53 | 2.45 | 2.38 | 2.32 | 2.28 | 2.24 | 2.20 |
| | 7.88 | 5.66 | 4.76 | 4.86 | 3.94 | 3.71 | 3.54 | 3.41 | 3.30 | 3.21 | 3.14 | 3.07 |
| 24 | 4.26 | 3.40 | 3.01 | 2.78 | 2.62 | 2.51 | 2.43 | 2.36 | 2.30 | 2.26 | 2.22 | 2.18 |
| | 7.82 | 5.61 | 4.72 | 4.22 | 3.90 | 3.67 | 3.50 | 3.36 | 3.25 | 3.17 | 3.09 | 3.03 |
| 25 | 4.24 | 3.38 | 2.99 | 2.76 | 2.60 | 2.49 | 2.41 | 2.34 | 2.28 | 2.24 | 2.20 | 2.16 |
| | 7.77 | 5.57 | 4.68 | 4.18 | 3.86 | 3.63 | 3.46 | 3.32 | 3.21 | 3.13 | 3.05 | 2.99 |
| 26 | 4.22 | 3.37 | 2.98 | 2.74 | 2.59 | 2.47 | 2.39 | 2.32 | 2.27 | 2.22 | 2.18 | 2.15 |
| | 7.72 | 5.53 | 4.64 | 4.14 | 3.82 | 3.59 | 3.42 | 3.29 | 3.17 | 3.09 | 3.02 | 2.96 |
| 27 | 4.21 | 3.35 | 2.96 | 2.73 | 2.57 | 2.46 | 2.37 | 2.30 | 2.25 | 2.20 | 2.16 | 2.13 |
| | 7.68 | 5.49 | 4.60 | 4.11 | 3.79 | 3.56 | 3.39 | 3.26 | 3.14 | 3.06 | 2.98 | 2.93 |
| 28 | 4.20 | 3.34 | 2.95 | 2.71 | 2.56 | 2.44 | 2.36 | 2.29 | 2.24 | 2.19 | 2.15 | 2.12 |
| | 7.64 | 5.45 | 4.57 | 4.07 | 3.76 | 3.53 | 3.36 | 3.23 | 3.11 | 3.03 | 2.95 | 2.90 |
| 29 | 4.18 | 3.33 | 2.93 | 2.70 | 2.54 | 2.43 | 2.35 | 2.28 | 2.22 | 2.18 | 2.14 | 2.10 |
| | 7.60 | 5.42 | 4.54 | 4.04 | 3.73 | 3.50 | 3.33 | 3.20 | 3.08 | 3.00 | 2.92 | 2.87 |
| 30 | 4.17 | 3.32 | 2.92 | 2.69 | 2.53 | 2.42 | 2.34 | 2.27 | 2.21 | 2.16 | 2.12 | 2.09 |
| | 7.56 | 5.39 | 4.51 | 4.02 | 3.70 | 3.47 | 3.30 | 3.17 | 3.06 | 2.98 | 2.91 | 2.84 |
| 32 | 4.15 | 3.30 | 2.90 | 2.67 | 2.51 | 2.40 | 2.32 | 2.25 | 2.19 | 2.14 | 2.10 | 2.07 |
| | 7.50 | 5.35 | 4.46 | 3.97 | 3.66 | 3.42 | 3.25 | 3.12 | 3.01 | 2.94 | 2.86 | 2.80 |
| 34 | 4.13 | 3.28 | 2.88 | 2.65 | 2.49 | 2.38 | 2.30 | 2.23 | 2.17 | 2.12 | 2.08 | 2.05 |
| | 7.44 | 5.29 | 4.42 | 3.93 | 3.61 | 3.38 | 3.21 | 3.08 | 2.98 | 2.89 | 2.82 | 2.76 |
| 36 | 4.11 | 3.26 | 2.86 | 2.63 | 2.48 | 2.36 | 2.28 | 2.21 | 2.15 | 2.10 | 2.06 | 2.03 |
| | 7.39 | 5.25 | 4.38 | 3.89 | 3.58 | 3.35 | 3.18 | 3.04 | 2.94 | 2.86 | 2.78 | 2.72 |
| 38 | 4.10 | 3.25 | 2.85 | 2.62 | 2.46 | 2.35 | 2.26 | 2.19 | 2.14 | 2.09 | 2.05 | 2.02 |
| | 7.35 | 5.21 | 4.31 | 3.86 | 3.54 | 3.32 | 3.15 | 3.02 | 2.91 | 2.82 | 2.75 | 2.69 |
| 40 | 4.08 | 3.23 | 2.84 | 2.61 | 2.45 | 2.34 | 2.25 | 2.18 | 2.12 | 2.07 | 2.04 | 2.00 |
| | 7.31 | 5.18 | 4.31 | 3.83 | 3.51 | 3.29 | 3.12 | 2.99 | 2.88 | 2.80 | 2.73 | 2.66 |
| 42 | 4.07 | 3.22 | 2.83 | 2.59 | 2.44 | 2.32 | 2.24 | 2.17 | 2.11 | 2.06 | 2.02 | 1.99 |
| | 7.27 | 5.15 | 4.29 | 3.80 | 3.49 | 3.26 | 3.10 | 2.96 | 2.86 | 2.77 | 2.70 | 2.64 |
| 44 | 4.06 | 3.21 | 2.82 | 2.58 | 2.43 | 2.31 | 2.23 | 2.16 | 2.10 | 2.05 | 2.01 | 1.98 |
| | 7.24 | 5.12 | 4.26 | 3.78 | 3.46 | 3.24 | 3.07 | 2.94 | 2.84 | 2.75 | 2.68 | 2.62 |
| 46 | 4.05 | 3.20 | 2.81 | 2.57 | 2.42 | 2.30 | 2.22 | 2.14 | 2.09 | 2.04 | 2.00 | 1.97 |
| | 7.21 | 5.10 | 4.24 | 3.76 | 3.44 | 3.22 | 3.05 | 2.92 | 2.82 | 2.73 | 2.66 | 2.60 |
| 48 | 4.04 | 3.19 | 2.80 | 2.56 | 2.41 | 2.30 | 2.21 | 2.14 | 2.08 | 2.03 | 1.99 | 1.96 |
| | 7.19 | 5.08 | 4.22 | 3.74 | 3.42 | 3.20 | 3.04 | 2.90 | 2.80 | 2.71 | 2.64 | 2.58 |
| 50 | 4.03 | 3.18 | 2.79 | 2.56 | 2.40 | 2.29 | 2.20 | 2.13 | 2.07 | 2.02 | 1.98 | 1.95 |
| | 7.17 | 5.06 | 4.20 | 3.72 | 3.41 | 3.18 | 3.02 | 2.88 | 2.78 | 2.70 | 2.62 | 2.56 |

| 分母的自由度 $v_2$ | 分子的自由度 $v_1$ | | | | | | | | | | | |
|---|---|---|---|---|---|---|---|---|---|---|---|---|
| | 1 | 2 | 3 | 4 | 5 | 6 | 7 | 8 | 9 | 10 | 11 | 12 |
| 60 | 4.00 | 3.15 | 2.76 | 2.52 | 2.37 | 2.25 | 2.17 | 2.10 | 2.04 | 1.99 | 1.95 | 1.92 |
| | 7.08 | 4.98 | 4.13 | 3.65 | 3.34 | 3.12 | 2.95 | 2.82 | 2.72 | 2.63 | 2.56 | 2.50 |
| 70 | 3.98 | 3.13 | 2.74 | 2.50 | 2.35 | 2.23 | 2.14 | 2.07 | 2.01 | 1.97 | 1.93 | 1.89 |
| | 7.01 | 4.92 | 4.08 | 3.60 | 3.29 | 3.07 | 2.91 | 2.77 | 2.67 | 2.59 | 2.51 | 2.45 |
| 80 | 3.96 | 3.11 | 2.72 | 2.48 | 2.33 | 2.21 | 2.12 | 2.05 | 1.99 | 1.95 | 1.91 | 1.88 |
| | 6.96 | 4.88 | 4.04 | 3.56 | 3.25 | 3.04 | 2.87 | 2.74 | 2.64 | 2.55 | 2.48 | 2.41 |
| 100 | 3.94 | 3.09 | 2.70 | 2.46 | 2.30 | 2.19 | 2.10 | 2.03 | 1.97 | 1.92 | 1.88 | 1.85 |
| | 6.90 | 4.82 | 3.98 | 3.51 | 3.20 | 2.99 | 2.82 | 2.69 | 2.59 | 2.51 | 2.43 | 2.36 |
| 125 | 3.92 | 3.07 | 2.68 | 2.44 | 2.29 | 2.17 | 2.08 | 2.01 | 1.95 | 1.90 | 1.86 | 1.83 |
| | 6.84 | 4.78 | 3.94 | 3.47 | 3.17 | 2.95 | 2.79 | 2.65 | 2.56 | 2.47 | 2.40 | 2.33 |
| 150 | 3.91 | 3.06 | 2.67 | 2.43 | 2.27 | 2.16 | 2.07 | 2.00 | 1.94 | 1.89 | 1.85 | 1.82 |
| | 6.81 | 4.75 | 3.91 | 3.44 | 3.14 | 2.92 | 2.76 | 2.62 | 2.53 | 2.44 | 2.37 | 2.30 |
| 200 | 3.89 | 3.04 | 2.65 | 2.41 | 2.26 | 2.14 | 2.05 | 1.98 | 1.92 | 1.87 | 1.83 | 1.80 |
| | 6.76 | 4.71 | 3.88 | 3.41 | 3.11 | 2.90 | 2.73 | 2.60 | 2.50 | 2.41 | 2.34 | 2.28 |
| 400 | 3.86 | 3.02 | 2.62 | 2.39 | 2.23 | 2.12 | 2.03 | 1.96 | 1.90 | 1.85 | 1.81 | 1.78 |
| | 6.70 | 4.66 | 3.83 | 3.36 | 3.06 | 2.85 | 2.69 | 2.55 | 2.46 | 2.37 | 2.29 | 2.23 |
| 1 000 | 3.85 | 3.00 | 2.61 | 2.38 | 2.22 | 2.10 | 2.02 | 1.95 | 1.89 | 1.84 | 1.80 | 1.76 |
| | 6.66 | 4.62 | 3.80 | 3.34 | 3.04 | 2.82 | 2.66 | 2.53 | 2.43 | 2.34 | 2.26 | 2.20 |
| ∞ | 3.84 | 2.99 | 2.60 | 2.37 | 2.21 | 2.09 | 2.01 | 1.94 | 1.88 | 1.83 | 1.79 | 1.75 |
| | 6.64 | 4.60 | 3.78 | 3.32 | 3.02 | 2.80 | 2.64 | 2.51 | 2.41 | 2.32 | 2.24 | 2.18 |

| 分母的自由度 $v_2$ | 分子的自由度 $v_1$ | | | | | | | | | | | |
|---|---|---|---|---|---|---|---|---|---|---|---|---|
| | 14 | 16 | 20 | 24 | 30 | 40 | 50 | 75 | 100 | 200 | 500 | ∞ |
| 1 | 245 | 246 | 248 | 249 | 250 | 251 | 252 | 253 | 253 | 254 | 254 | 254 |
| | 6 142 | 6 169 | 6 208 | 6 234 | 6 258 | 6 286 | 6 302 | 6 323 | 6 334 | 6 352 | 6 361 | 6 366 |
| 2 | 19.42 | 19.43 | 19.44 | 19.45 | 19.46 | 19.47 | 19.47 | 19.48 | 19.49 | 19.49 | 19.50 | 19.50 |
| | 99.43 | 99.44 | 99.45 | 99.46 | 99.47 | 99.48 | 99.48 | 99.49 | 99.49 | 99.49 | 99.50 | 99.50 |
| 3 | 8.71 | 8.69 | 8.66 | 8.64 | 8.62 | 8.60 | 8.58 | 8.57 | 8.56 | 8.54 | 8.54 | 8.53 |
| | 26.92 | 26.83 | 26.69 | 26.60 | 26.50 | 26.41 | 26.35 | 26.27 | 26.23 | 26.18 | 26.14 | 26.12 |
| 4 | 5.87 | 5.84 | 5.80 | 5.77 | 5.74 | 5.71 | 5.70 | 5.68 | 5.66 | 5.65 | 5.64 | 5.63 |
| | 14.24 | 14.15 | 14.02 | 13.93 | 13.83 | 13.74 | 13.69 | 13.61 | 13.57 | 13.52 | 13.48 | 13.46 |
| 5 | 4.64 | 4.60 | 4.56 | 4.53 | 4.50 | 4.46 | 4.44 | 4.42 | 4.40 | 4.38 | 4.37 | 4.36 |
| | 9.77 | 9.68 | 9.55 | 9.47 | 9.38 | 9.29 | 9.24 | 9.17 | 9.13 | 9.07 | 9.04 | 9.02 |
| 6 | 3.96 | 3.92 | 3.87 | 3.84 | 3.81 | 3.77 | 3.75 | 3.72 | 3.71 | 3.69 | 3.68 | 3.67 |
| | 7.60 | 7.52 | 7.39 | 7.31 | 7.23 | 7.14 | 7.09 | 7.02 | 6.99 | 6.94 | 6.90 | 6.88 |
| 7 | 3.52 | 3.49 | 3.44 | 3.41 | 3.38 | 3.34 | 3.32 | 3.29 | 3.28 | 3.25 | 3.24 | 3.23 |
| | 6.35 | 6.27 | 6.15 | 6.07 | 5.98 | 5.90 | 5.85 | 5.78 | 5.75 | 5.70 | 5.67 | 5.65 |
| 8 | 3.23 | 3.20 | 3.15 | 3.12 | 3.08 | 3.05 | 3.03 | 3.00 | 2.98 | 2.96 | 2.94 | 2.93 |
| | 5.56 | 5.48 | 5.36 | 5.28 | 5.20 | 5.11 | 5.06 | 5.00 | 4.96 | 4.91 | 4.88 | 4.86 |
| 9 | 3.02 | 2.98 | 2.93 | 2.90 | 2.86 | 2.82 | 2.80 | 2.77 | 2.76 | 2.73 | 2.72 | 2.71 |
| | 5.00 | 4.92 | 4.80 | 4.73 | 4.64 | 4.56 | 4.51 | 4.45 | 4.41 | 4.36 | 4.33 | 4.31 |

| 分母的自由度 $v_2$ | 分子的自由度 $v_1$ | | | | | | | | | | | |
|---|---|---|---|---|---|---|---|---|---|---|---|---|
| | 14 | 16 | 20 | 24 | 30 | 40 | 50 | 75 | 100 | 200 | 500 | ∞ |
| 10 | 2.86 | 2.82 | 2.77 | 2.74 | 2.70 | 2.67 | 2.64 | 2.61 | 2.59 | 2.56 | 2.55 | 2.54 |
| | 4.60 | 4.52 | 4.41 | 4.33 | 4.25 | 4.17 | 4.12 | 4.05 | 4.01 | 3.96 | 3.93 | 3.91 |
| 11 | 2.74 | 2.70 | 2.65 | 2.61 | 2.57 | 2.53 | 2.50 | 2.47 | 2.45 | 2.42 | 2.41 | 2.40 |
| | 4.29 | 4.21 | 4.10 | 4.02 | 3.94 | 3.86 | 3.80 | 3.74 | 3.70 | 3.66 | 3.62 | 3.60 |
| 12 | 2.64 | 2.60 | 2.54 | 2.50 | 2.46 | 2.42 | 2.40 | 2.36 | 2.35 | 2.32 | 2.31 | 2.30 |
| | 4.05 | 3.98 | 3.86 | 3.78 | 3.70 | 3.61 | 3.56 | 3.49 | 3.46 | 3.41 | 3.38 | 3.36 |
| 13 | 2.55 | 2.51 | 2.46 | 2.42 | 2.38 | 2.34 | 2.32 | 2.28 | 2.26 | 2.24 | 2.22 | 2.21 |
| | 3.85 | 3.78 | 3.67 | 3.59 | 3.51 | 3.42 | 3.37 | 3.30 | 3.27 | 3.21 | 3.18 | 3.16 |
| 14 | 2.48 | 2.44 | 2.39 | 2.35 | 2.31 | 2.27 | 2.24 | 2.21 | 2.19 | 2.16 | 2.14 | 2.13 |
| | 3.70 | 3.52 | 3.51 | 3.43 | 3.34 | 3.26 | 3.21 | 3.14 | 3.11 | 3.06 | 3.02 | 3.00 |
| 15 | 2.43 | 2.39 | 2.33 | 2.29 | 2.25 | 2.21 | 2.18 | 2.15 | 2.12 | 2.10 | 2.08 | 2.07 |
| | 3.56 | 3.48 | 3.36 | 3.29 | 3.20 | 3.12 | 3.07 | 3.00 | 2.97 | 2.92 | 2.89 | 2.87 |
| 16 | 2.37 | 2.33 | 2.28 | 2.24 | 2.20 | 2.16 | 2.13 | 2.09 | 2.07 | 2.04 | 2.02 | 2.01 |
| | 3.45 | 3.37 | 3.25 | 3.18 | 3.10 | 3.01 | 2.96 | 2.89 | 2.86 | 2.80 | 2.77 | 2.75 |
| 17 | 2.33 | 2.29 | 2.23 | 2.19 | 2.15 | 2.11 | 2.08 | 2.04 | 2.02 | 1.99 | 1.97 | 1.96 |
| | 3.35 | 3.27 | 3.16 | 3.08 | 3.00 | 2.92 | 2.86 | 2.79 | 2.76 | 2.70 | 2.67 | 2.65 |
| 18 | 2.29 | 2.25 | 2.19 | 2.15 | 2.11 | 2.07 | 2.04 | 2.00 | 1.98 | 1.95 | 1.93 | 1.92 |
| | 3.27 | 3.19 | 3.07 | 3.00 | 2.91 | 2.83 | 2.78 | 2.71 | 2.68 | 2.62 | 2.59 | 2.57 |
| 19 | 2.26 | 2.21 | 2.15 | 2.11 | 2.07 | 2.02 | 2.00 | 1.96 | 1.94 | 1.91 | 1.90 | 1.88 |
| | 3.19 | 3.12 | 3.00 | 2.92 | 2.84 | 2.76 | 2.70 | 2.63 | 2.60 | 2.54 | 2.51 | 2.49 |
| 20 | 2.23 | 2.18 | 2.12 | 2.08 | 2.04 | 1.99 | 1.96 | 1.92 | 1.90 | 1.87 | 1.85 | 1.84 |
| | 3.13 | 3.05 | 2.94 | 2.86 | 2.77 | 2.69 | 2.63 | 2.56 | 2.53 | 2.47 | 2.44 | 2.42 |
| 21 | 2.20 | 2.15 | 2.09 | 2.05 | 2.00 | 1.96 | 1.93 | 1.89 | 1.87 | 1.84 | 1.82 | 1.81 |
| | 3.07 | 2.99 | 2.88 | 2.80 | 2.72 | 2.63 | 2.58 | 2.51 | 2.47 | 2.42 | 2.38 | 2.36 |
| 22 | 2.18 | 2.13 | 2.07 | 2.03 | 1.98 | 1.93 | 1.91 | 1.87 | 1.84 | 1.81 | 1.80 | 1.78 |
| | 3.02 | 2.94 | 2.83 | 2.75 | 2.67 | 2.58 | 2.53 | 2.46 | 2.42 | 2.37 | 2.33 | 2.31 |
| 23 | 2.14 | 2.10 | 2.04 | 2.00 | 1.96 | 1.91 | 1.88 | 1.84 | 1.82 | 1.79 | 1.77 | 1.76 |
| | 2.97 | 2.89 | 2.78 | 2.70 | 2.62 | 2.53 | 2.48 | 2.41 | 2.37 | 2.32 | 2.28 | 2.26 |
| 24 | 2.13 | 2.09 | 2.02 | 1.98 | 1.94 | 1.89 | 1.86 | 1.82 | 1.80 | 1.76 | 1.74 | 1.73 |
| | 2.93 | 2.85 | 2.74 | 2.66 | 2.58 | 2.49 | 2.44 | 2.36 | 2.33 | 2.27 | 2.23 | 2.21 |
| 25 | 2.11 | 2.06 | 2.00 | 1.96 | 1.92 | 1.87 | 1.84 | 1.80 | 1.77 | 1.74 | 1.72 | 1.71 |
| | 2.89 | 2.81 | 2.70 | 2.62 | 2.54 | 2.45 | 2.40 | 2.32 | 2.29 | 2.23 | 2.19 | 2.17 |
| 26 | 2.10 | 2.05 | 1.99 | 1.95 | 1.90 | 1.85 | 1.82 | 1.78 | 1.76 | 1.72 | 1.70 | 1.69 |
| | 2.86 | 2.77 | 2.66 | 2.58 | 2.50 | 2.41 | 2.36 | 2.28 | 2.25 | 2.19 | 2.15 | 2.13 |
| 27 | 2.08 | 2.03 | 1.97 | 1.93 | 1.88 | 1.84 | 1.80 | 1.76 | 1.74 | 1.71 | 1.68 | 1.67 |
| | 2.83 | 2.74 | 2.63 | 2.55 | 2.47 | 2.38 | 2.33 | 2.25 | 2.21 | 2.16 | 2.12 | 2.10 |
| 28 | 2.06 | 2.02 | 1.96 | 1.91 | 1.87 | 1.81 | 1.78 | 1.75 | 1.72 | 1.69 | 1.67 | 1.65 |
| | 2.80 | 2.71 | 2.60 | 2.52 | 2.44 | 2.35 | 2.30 | 2.22 | 2.18 | 2.13 | 2.09 | 2.06 |
| 29 | 2.05 | 2.00 | 1.94 | 1.90 | 1.85 | 1.80 | 1.77 | 1.73 | 1.71 | 1.68 | 1.65 | 1.64 |
| | 2.77 | 2.68 | 2.57 | 2.49 | 2.41 | 2.32 | 2.27 | 2.19 | 2.15 | 2.10 | 2.06 | 2.03 |
| 30 | 2.04 | 1.99 | 1.93 | 1.89 | 1.84 | 1.79 | 1.76 | 1.72 | 1.69 | 1.66 | 1.64 | 1.62 |
| | 2.74 | 2.66 | 2.55 | 2.47 | 2.38 | 2.29 | 2.24 | 2.16 | 2.13 | 2.07 | 2.03 | 2.01 |

续表

| 分母的自由度 $\nu_2$ | 分子的自由度 $\nu_1$ | | | | | | | | | | | |
|---|---|---|---|---|---|---|---|---|---|---|---|---|
| | 14 | 16 | 20 | 24 | 30 | 40 | 50 | 75 | 100 | 200 | 500 | ∞ |
| 32 | 2.02 | 1.97 | 1.91 | 1.86 | 1.82 | 1.76 | 1.74 | 1.69 | 1.67 | 1.64 | 1.61 | 1.59 |
| | 2.70 | 2.62 | 2.51 | 2.42 | 2.34 | 2.25 | 2.20 | 2.12 | 2.08 | 2.02 | 1.98 | 1.96 |
| 34 | 2.00 | 1.95 | 1.89 | 1.84 | 1.80 | 1.74 | 1.71 | 1.67 | 1.64 | 1.61 | 1.59 | 1.57 |
| | 2.66 | 2.58 | 2.47 | 2.38 | 2.30 | 2.21 | 2.15 | 2.08 | 2.04 | 1.98 | 1.94 | 1.91 |
| 36 | 7.98 | 1.93 | 1.87 | 1.82 | 1.78 | 1.83 | 1.69 | 1.65 | 1.62 | 1.59 | 1.56 | 1.55 |
| | 2.62 | 2.54 | 2.43 | 2.35 | 2.26 | 2.17 | 2.12 | 2.04 | 2.00 | 1.94 | 1.90 | 1.87 |
| 38 | 1.96 | 1.92 | 1.85 | 1.80 | 1.76 | 1.71 | 1.67 | 1.63 | 1.60 | 1.57 | 1.54 | 1.53 |
| | 2.59 | 2.51 | 2.40 | 2.32 | 2.22 | 2.14 | 2.08 | 2.00 | 1.97 | 1.90 | 1.86 | 1.84 |
| 40 | 1.95 | 1.90 | 1.84 | 1.79 | 1.74 | 1.69 | 1.66 | 1.61 | 1.59 | 1.55 | 1.53 | 1.51 |
| | 2.56 | 2.49 | 2.37 | 2.29 | 2.20 | 2.11 | 2.05 | 1.97 | 1.94 | 1.88 | 1.84 | 1.81 |
| 42 | 1.94 | 1.89 | 1.82 | 1.78 | 1.73 | 1.68 | 1.64 | 1.60 | 1.57 | 1.54 | 1.51 | 1.49 |
| | 2.54 | 2.46 | 2.35 | 2.26 | 2.17 | 2.08 | 2.02 | 1.94 | 1.91 | 1.85 | 1.80 | 1.78 |
| 44 | 1.92 | 1.88 | 1.81 | 1.76 | 1.72 | 1.66 | 1.63 | 1.58 | 1.56 | 1.52 | 1.50 | 1.48 |
| | 2.52 | 2.44 | 2.32 | 2.24 | 2.15 | 2.06 | 2.00 | 1.92 | 1.88 | 1.82 | 1.78 | 1.75 |
| 46 | 1.91 | 1.87 | 1.80 | 1.75 | 1.71 | 1.65 | 1.62 | 1.57 | 1.54 | 1.51 | 1.48 | 1.46 |
| | 2.50 | 2.42 | 2.30 | 2.22 | 2.13 | 2.04 | 1.98 | 1.90 | 1.86 | 1.80 | 1.76 | 1.72 |
| 48 | 1.90 | 1.85 | 1.79 | 1.74 | 1.70 | 1.64 | 1.61 | 1.56 | 1.53 | 1.50 | 1.47 | 1.45 |
| | 2.48 | 2.40 | 2.28 | 2.20 | 2.11 | 2.02 | 1.96 | 1.88 | 1.84 | 1.78 | 1.73 | 1.70 |
| 50 | 1.90 | 1.85 | 1.78 | 1.74 | 1.69 | 1.63 | 1.60 | 1.55 | 1.52 | 1.48 | 1.46 | 1.44 |
| | 2.46 | 2.39 | 2.26 | 2.18 | 2.10 | 2.00 | 1.94 | 1.86 | 1.82 | 1.76 | 1.71 | 1.68 |
| 60 | 1.86 | 1.81 | 1.75 | 1.70 | 1.65 | 1.59 | 1.56 | 1.50 | 1.48 | 1.44 | 1.41 | 1.39 |
| | 2.40 | 2.32 | 2.20 | 2.12 | 2.03 | 1.93 | 1.87 | 1.79 | 1.74 | 1.68 | 1.63 | 1.60 |
| 70 | 1.84 | 1.79 | 1.72 | 1.67 | 1.62 | 1.56 | 1.53 | 1.47 | 1.45 | 1.40 | 1.37 | 1.35 |
| | 2.35 | 2.28 | 2.15 | 2.07 | 1.98 | 1.88 | 1.82 | 1.74 | 1.69 | 1.62 | 1.56 | 1.53 |
| 80 | 1.82 | 1.77 | 1.70 | 1.65 | 1.60 | 1.54 | 1.51 | 1.45 | 1.42 | 1.38 | 1.35 | 1.32 |
| | 2.32 | 2.24 | 2.11 | 2.03 | 1.94 | 1.84 | 1.78 | 1.70 | 1.65 | 1.57 | 1.52 | 1.49 |
| 100 | 1.79 | 1.75 | 1.68 | 1.63 | 1.57 | 1.51 | 1.48 | 1.42 | 1.39 | 1.34 | 1.30 | 1.28 |
| | 2.26 | 2.19 | 2.06 | 1.98 | 1.89 | 1.79 | 1.73 | 1.64 | 1.59 | 1.51 | 1.46 | 1.43 |
| 125 | 1.77 | 1.72 | 1.65 | 1.60 | 1.55 | 1.49 | 1.45 | 1.39 | 1.36 | 1.31 | 1.27 | 1.25 |
| | 2.23 | 2.15 | 2.03 | 1.94 | 1.85 | 1.75 | 1.68 | 1.59 | 1.54 | 1.46 | 1.40 | 1.37 |
| 150 | 1.76 | 1.71 | 1.64 | 1.59 | 1.54 | 1.47 | 1.44 | 1.37 | 1.34 | 1.29 | 1.25 | 1.22 |
| | 2.20 | 2.12 | 2.00 | 1.91 | 1.83 | 1.72 | 1.66 | 1.56 | 1.51 | 1.43 | 1.37 | 1.33 |
| 200 | 1.74 | 1.69 | 1.62 | 1.57 | 1.52 | 1.45 | 1.42 | 1.35 | 1.32 | 1.26 | 1.22 | 1.19 |
| | 2.17 | 2.09 | 1.97 | 1.88 | 1.79 | 1.69 | 1.62 | 1.53 | 1.48 | 1.39 | 1.33 | 1.28 |
| 400 | 1.72 | 1.67 | 1.60 | 1.54 | 1.49 | 1.42 | 1.38 | 1.32 | 1.28 | 1.22 | 1.16 | 1.13 |
| | 2.12 | 2.04 | 1.92 | 1.84 | 1.74 | 1.64 | 1.57 | 1.47 | 1.42 | 1.32 | 1.24 | 1.19 |
| 1 000 | 1.70 | 1.65 | 1.58 | 1.53 | 1.47 | 1.41 | 1.36 | 1.30 | 1.26 | 1.19 | 1.13 | 1.08 |
| | 2.09 | 2.01 | 1.89 | 1.81 | 1.71 | 1.61 | 1.54 | 1.44 | 1.38 | 1.28 | 1.19 | 1.11 |
| ∞ | 1.69 | 1.64 | 1.57 | 1.52 | 1.46 | 1.40 | 1.35 | 1.28 | 1.24 | 1.17 | 1.11 | 1.00 |
| | 2.07 | 1.99 | 1.87 | 1.79 | 1.69 | 1.59 | 1.52 | 1.41 | 1.36 | 1.25 | 1.15 | 1.00 |

附表5 q 界值表（Newman-Keuls 法用）

上行：$P=0.05$ 下行：$P=0.01$

| $v$ | 组数，$a$ | | | | | | | | |
|---|---|---|---|---|---|---|---|---|---|
| | 2 | 3 | 4 | 5 | 6 | 7 | 8 | 9 | 10 |
| 5 | 3.64 | 4.60 | 5.22 | 5.67 | 6.03 | 6.33 | 6.58 | 6.80 | 6.99 |
| | 5.70 | 6.98 | 7.80 | 8.42 | 8.91 | 9.32 | 9.67 | 9.97 | 10.24 |
| 6 | 3.46 | 4.34 | 4.90 | 5.30 | 5.63 | 5.89 | 6.12 | 6.32 | 6.49 |
| | 5.24 | 6.33 | 7.03 | 7.56 | 7.97 | 8.32 | 8.61 | 8.87 | 9.10 |
| 7 | 3.34 | 4.16 | 4.68 | 5.06 | 5.36 | 5.61 | 5.82 | 6.00 | 6.16 |
| | 4.95 | 5.92 | 6.54 | 7.01 | 7.37 | 7.68 | 7.94 | 8.17 | 8.37 |
| 8 | 3.26 | 4.04 | 4.53 | 4.89 | 5.17 | 5.40 | 5.60 | 5.77 | 5.92 |
| | 4.75 | 5.64 | 6.20 | 6.62 | 6.96 | 7.24 | 7.47 | 7.68 | 7.86 |
| 9 | 3.20 | 3.95 | 4.41 | 4.76 | 5.02 | 5.24 | 5.43 | 5.59 | 5.74 |
| | 4.60 | 5.43 | 5.96 | 6.35 | 6.66 | 6.91 | 7.13 | 7.33 | 7.49 |
| 10 | 3.15 | 3.88 | 4.33 | 4.65 | 4.91 | 5.12 | 5.30 | 5.46 | 5.60 |
| | 4.48 | 5.27 | 5.77 | 6.14 | 6.43 | 6.67 | 6.87 | 7.05 | 7.21 |
| 12 | 3.08 | 3.77 | 4.20 | 4.51 | 4.75 | 4.95 | 5.12 | 5.27 | 5.39 |
| | 4.32 | 5.05 | 5.50 | 5.84 | 6.10 | 6.32 | 6.51 | 6.67 | 6.81 |
| 14 | 3.03 | 3.70 | 4.11 | 4.41 | 4.64 | 4.83 | 4.99 | 5.13 | 5.25 |
| | 4.21 | 4.89 | 5.32 | 5.63 | 5.88 | 6.08 | 6.26 | 6.41 | 6.54 |
| 16 | 3.00 | 3.65 | 4.05 | 4.33 | 4.56 | 4.74 | 4.90 | 5.03 | 5.15 |
| | 4.13 | 4.79 | 5.19 | 5.49 | 5.72 | 5.92 | 6.08 | 6.22 | 6.35 |
| 18 | 2.97 | 3.61 | 4.00 | 4.28 | 4.49 | 4.67 | 4.82 | 4.96 | 5.07 |
| | 4.07 | 4.70 | 5.09 | 5.38 | 5.60 | 5.79 | 5.94 | 6.08 | 6.20 |
| 20 | 2.95 | 3.58 | 3.96 | 4.23 | 4.45 | 4.62 | 4.77 | 4.90 | 5.01 |
| | 4.02 | 4.64 | 5.02 | 5.29 | 5.51 | 5.69 | 5.84 | 5.97 | 6.09 |
| 30 | 2.89 | 3.49 | 3.85 | 4.10 | 4.30 | 4.46 | 4.60 | 4.72 | 4.82 |
| | 3.89 | 4.45 | 4.80 | 5.05 | 5.24 | 5.40 | 5.54 | 5.65 | 5.76 |
| 40 | 2.86 | 3.44 | 3.79 | 4.04 | 4.23 | 4.39 | 4.52 | 4.63 | 4.73 |
| | 2.82 | 4.37 | 4.70 | 4.93 | 5.11 | 5.26 | 5.39 | 5.50 | 5.60 |
| 60 | 2.83 | 3.40 | 3.74 | 3.98 | 4.16 | 4.31 | 4.44 | 4.55 | 4.65 |
| | 3.76 | 4.28 | 4.59 | 4.82 | 4.99 | 5.13 | 5.25 | 5.36 | 5.45 |
| 120 | 2.80 | 3.36 | 3.68 | 3.92 | 4.10 | 4.24 | 4.36 | 4.47 | 4.56 |
| | 3.70 | 4.20 | 4.50 | 4.71 | 4.87 | 5.01 | 5.12 | 5.21 | 5.30 |
| $\infty$ | 2.77 | 3.31 | 3.63 | 3.86 | 4.03 | 4.17 | 4.29 | 4.39 | 4.47 |
| | 3.64 | 4.12 | 4.40 | 4.60 | 4.76 | 4.88 | 4.99 | 5.08 | 5.16 |

## 附表6　百分率的置信区间

上行:95% 置信区间　下行:99% 置信区间

| n | 0 | 1 | 2 | 3 | 4 | 5 | 6 | 7 | 8 | 9 | 10 | 11 | 12 | 13 |
|---|---|---|---|---|---|---|---|---|---|---|----|----|----|----|
| 1 | 0~98 | | | | | | | | | | | | | |
|   | 0~100 | | | | | | | | | | | | | |
| 2 | 0~84 | 1~99 | | | | | | | | | | | | |
|   | 0~93 | 0~100 | | | | | | | | | | | | |
| 3 | 0~71 | 1~91 | 9~99 | | | | | | | | | | | |
|   | 0~83 | 0~96 | 4~100 | | | | | | | | | | | |
| 4 | 0~60 | 1~81 | 7~93 | | | | | | | | | | | |
|   | 0~73 | 0~89 | 3~97 | | | | | | | | | | | |
| 5 | 0~52 | 1~72 | 5~85 | 15~95 | | | | | | | | | | |
|   | 0~65 | 0~81 | 2~92 | 8~98 | | | | | | | | | | |
| 6 | 0~46 | 0~64 | 4~78 | 12~88 | | | | | | | | | | |
|   | 0~59 | 0~75 | 2~86 | 7~93 | | | | | | | | | | |
| 7 | 0~41 | 0~58 | 4~71 | 10~82 | 18~90 | | | | | | | | | |
|   | 0~53 | 0~68 | 2~80 | 6~88 | 12~94 | | | | | | | | | |
| 8 | 0~37 | 0~53 | 3~65 | 9~76 | 16~84 | | | | | | | | | |
|   | 0~48 | 0~63 | 1~74 | 5~83 | 10~90 | | | | | | | | | |
| 9 | 0~34 | 0~48 | 3~60 | 7~70 | 14~79 | 21~86 | | | | | | | | |
|   | 0~45 | 0~59 | 1~69 | 4~78 | 9~85 | 15~91 | | | | | | | | |
| 10 | 0~31 | 0~45 | 3~56 | 7~65 | 12~74 | 19~81 | | | | | | | | |
|   | 0~41 | 0~54 | 1~65 | 4~74 | 8~81 | 13~87 | | | | | | | | |
| 11 | 0~28 | 0~41 | 2~52 | 6~61 | 11~69 | 17~77 | 23~83 | | | | | | | |
|   | 0~38 | 0~51 | 1~61 | 3~69 | 7~77 | 11~83 | 17~89 | | | | | | | |
| 12 | 0~26 | 0~38 | 2~48 | 5~57 | 10~65 | 15~72 | 21~79 | | | | | | | |
|   | 0~36 | 0~48 | 1~57 | 3~66 | 6~73 | 10~79 | 15~85 | | | | | | | |
| 13 | 0~25 | 0~36 | 2~45 | 5~54 | 9~61 | 14~68 | 19~75 | 25~81 | | | | | | |
|   | 0~34 | 0~45 | 1~54 | 3~62 | 6~69 | 9~76 | 14~81 | 19~86 | | | | | | |
| 14 | 0~23 | 0~34 | 2~43 | 5~51 | 8~58 | 13~65 | 18~71 | 23~77 | | | | | | |
|   | 0~32 | 0~42 | 1~51 | 3~59 | 5~66 | 9~72 | 13~78 | 17~83 | | | | | | |
| 15 | 0~22 | 0~32 | 2~41 | 4~48 | 8~55 | 12~62 | 16~68 | 21~73 | 27~79 | | | | | |
|   | 0~30 | 0~40 | 1~49 | 2~56 | 5~63 | 8~69 | 12~74 | 16~79 | 21~84 | | | | | |
| 16 | 0~21 | 0~30 | 2~38 | 4~46 | 7~52 | 11~59 | 15~65 | 20~70 | 25~75 | | | | | |
|   | 0~28 | 0~38 | 1~46 | 2~53 | 5~60 | 8~66 | 11~71 | 15~76 | 19~81 | | | | | |
| 17 | 0~20 | 0~29 | 2~36 | 4~43 | 7~50 | 10~56 | 14~62 | 18~67 | 23~72 | 28~77 | | | | |
|   | 0~27 | 0~36 | 1~44 | 2~51 | 4~57 | 7~63 | 10~69 | 14~74 | 18~78 | 22~82 | | | | |
| 18 | 0~19 | 0~27 | 1~35 | 4~41 | 6~48 | 10~54 | 13~59 | 17~64 | 22~69 | 26~74 | | | | |
|   | 0~26 | 0~35 | 1~42 | 2~49 | 4~55 | 7~61 | 10~66 | 13~71 | 17~75 | 21~79 | | | | |
| 19 | 0~18 | 0~26 | 1~33 | 3~40 | 6~46 | 9~51 | 13~57 | 16~62 | 20~67 | 24~71 | 29~76 | | | |
|   | 0~24 | 0~33 | 1~40 | 2~47 | 4~53 | 6~58 | 9~63 | 12~68 | 16~73 | 19~77 | 23~81 | | | |
| 20 | 0~17 | 0~25 | 1~32 | 3~38 | 6~44 | 9~49 | 12~54 | 15~59 | 19~64 | 23~69 | 27~73 | | | |
|   | 0~23 | 0~32 | 1~39 | 2~45 | 4~51 | 6~56 | 9~61 | 11~66 | 15~70 | 18~74 | 22~78 | | | |
| 21 | 0~16 | 0~24 | 1~30 | 3~36 | 5~42 | 8~47 | 11~52 | 15~57 | 18~62 | 22~66 | 26~70 | 30~74 | | |
|   | 0~22 | 0~30 | 1~37 | 2~43 | 3~49 | 6~54 | 8~59 | 11~63 | 14~68 | 17~71 | 21~76 | 24~80 | | |

| $n$ | $x$ | | | | | | | | | | | | | |
| --- | 0 | 1 | 2 | 3 | 4 | 5 | 6 | 7 | 8 | 9 | 10 | 11 | 12 | 13 |
| 22 | 0~15 | 0~23 | 1~29 | 3~35 | 5~40 | 8~45 | 11~50 | 14~55 | 17~59 | 21~64 | 24~68 | 28~72 | | |
| | 0~21 | 0~29 | 1~36 | 2~42 | 3~47 | 5~52 | 8~57 | 10~61 | 13~66 | 16~70 | 20~73 | 23~77 | | |
| 23 | 0~15 | 0~22 | 1~28 | 3~34 | 5~39 | 8~44 | 10~48 | 13~53 | 16~57 | 20~62 | 23~66 | 27~69 | 31~73 | |
| | 0~21 | 0~28 | 1~35 | 2~40 | 3~45 | 5~50 | 7~55 | 10~59 | 13~63 | 15~67 | 19~71 | 22~75 | 25~78 | |
| 24 | 0~14 | 0~21 | 1~27 | 3~32 | 5~37 | 7~42 | 10~47 | 13~51 | 16~55 | 19~59 | 22~63 | 26~67 | 29~71 | |
| | 0~20 | 0~27 | 0~33 | 2~39 | 3~44 | 5~49 | 7~53 | 9~57 | 12~61 | 15~65 | 18~69 | 21~73 | 24~76 | |
| 25 | 0~14 | 0~20 | 1~26 | 3~31 | 5~36 | 7~41 | 9~45 | 12~49 | 15~54 | 18~58 | 21~61 | 24~65 | 28~69 | 31~72 |
| | 0~19 | 0~26 | 0~32 | 1~37 | 3~42 | 5~47 | 7~51 | 9~56 | 11~60 | 14~63 | 17~67 | 20~71 | 23~74 | 26~77 |
| 26 | 0~13 | 0~20 | 1~25 | 2~30 | 4~35 | 7~39 | 9~44 | 12~48 | 14~52 | 17~56 | 20~60 | 23~63 | 27~67 | 30~70 |
| | 0~18 | 0~25 | 0~31 | 1~36 | 3~41 | 4~46 | 6~50 | 9~54 | 11~58 | 13~62 | 16~65 | 19~69 | 22~72 | 25~75 |
| 27 | 0~13 | 0~19 | 1~24 | 2~29 | 4~34 | 6~38 | 9~42 | 11~46 | 14~50 | 17~54 | 19~58 | 22~61 | 26~65 | 29~68 |
| | 0~18 | 0~25 | 0~30 | 1~35 | 3~40 | 4~44 | 6~48 | 8~52 | 10~56 | 13~60 | 15~63 | 18~67 | 21~70 | 24~73 |
| 28 | 0~12 | 0~18 | 1~24 | 2~28 | 4~33 | 6~37 | 8~41 | 11~45 | 13~49 | 16~52 | 19~56 | 22~59 | 25~63 | 28~66 |
| | 0~17 | 0~24 | 0~29 | 1~34 | 3~39 | 4~43 | 6~47 | 8~51 | 10~55 | 12~58 | 15~62 | 17~65 | 20~68 | 23~71 |
| 29 | 0~12 | 0~18 | 1~23 | 2~27 | 4~32 | 6~36 | 8~40 | 10~44 | 13~47 | 15~51 | 18~54 | 21~58 | 24~61 | 26~64 |
| | 0~17 | 0~23 | 0~28 | 1~33 | 2~37 | 4~42 | 6~46 | 8~49 | 10~53 | 12~57 | 14~60 | 17~63 | 19~66 | 22~70 |
| 30 | 0~12 | 0~17 | 1~22 | 2~27 | 4~31 | 6~35 | 8~39 | 10~42 | 12~46 | 15~49 | 17~53 | 20~56 | 23~59 | 26~63 |
| | 0~16 | 0~22 | 0~27 | 1~32 | 2~36 | 4~40 | 5~44 | 7~48 | 9~52 | 11~55 | 14~58 | 16~62 | 19~65 | 21~68 |
| 31 | 0~11 | 0~17 | 1~22 | 2~26 | 4~30 | 6~34 | 8~38 | 10~41 | 12~45 | 14~48 | 17~51 | 19~55 | 22~58 | 25~61 |
| | 0~16 | 0~22 | 0~27 | 1~31 | 2~35 | 4~39 | 5~43 | 7~47 | 9~50 | 11~54 | 13~57 | 16~60 | 18~63 | 20~66 |
| 32 | 0~11 | 0~16 | 1~21 | 2~25 | 4~29 | 5~33 | 7~36 | 9~40 | 12~43 | 14~47 | 16~50 | 19~53 | 21~56 | 24~59 |
| | 0~15 | 0~21 | 0~26 | 1~30 | 2~34 | 4~38 | 5~42 | 7~46 | 9~49 | 11~52 | 13~56 | 15~59 | 17~62 | 20~65 |
| 33 | 0~11 | 0~15 | 1~20 | 2~24 | 3~28 | 5~32 | 7~36 | 9~39 | 11~42 | 13~46 | 16~49 | 18~52 | 20~55 | 23~58 |
| | 0~15 | 0~20 | 0~25 | 1~30 | 2~34 | 3~37 | 5~41 | 7~44 | 8~48 | 10~51 | 12~54 | 14~57 | 17~60 | 19~63 |
| 34 | 0~10 | 0~15 | 1~19 | 2~23 | 3~28 | 5~31 | 7~35 | 9~38 | 11~41 | 13~44 | 15~48 | 17~51 | 20~54 | 22~56 |
| | 0~14 | 0~20 | 0~25 | 1~29 | 2~33 | 3~36 | 5~40 | 6~43 | 8~47 | 10~50 | 12~53 | 14~56 | 16~59 | 18~62 |
| 35 | 0~10 | 0~15 | 1~19 | 2~23 | 3~27 | 5~30 | 7~34 | 8~37 | 10~40 | 13~43 | 15~46 | 17~49 | 19~52 | 22~55 |
| | 0~14 | 0~20 | 0~24 | 1~28 | 2~32 | 3~35 | 5~39 | 6~42 | 8~45 | 10~49 | 12~52 | 14~55 | 16~57 | 18~60 |
| 36 | 0~10 | 0~15 | 1~18 | 2~22 | 3~26 | 5~29 | 6~33 | 8~36 | 10~39 | 12~42 | 14~45 | 16~48 | 19~51 | 21~54 |
| | 0~14 | 0~19 | 0~23 | 1~27 | 2~31 | 3~35 | 5~38 | 6~41 | 8~44 | 9~47 | 11~50 | 13~53 | 15~56 | 17~59 |
| 37 | 0~10 | 0~14 | 1~18 | 2~22 | 3~25 | 5~28 | 6~32 | 8~35 | 10~38 | 12~41 | 14~44 | 16~47 | 18~50 | 20~53 |
| | 0~13 | 0~18 | 0~23 | 1~27 | 2~30 | 3~34 | 4~37 | 6~40 | 7~43 | 9~46 | 11~49 | 13~52 | 15~55 | 17~58 |
| 38 | 0~10 | 0~14 | 1~18 | 2~21 | 3~25 | 5~28 | 6~32 | 8~34 | 10~37 | 11~40 | 13~43 | 15~46 | 18~49 | 20~51 |
| | 0~13 | 0~18 | 0~22 | 1~26 | 2~30 | 3~33 | 4~36 | 6~39 | 7~42 | 9~45 | 11~48 | 12~51 | 14~54 | 16~56 |
| 39 | 0~9 | 0~14 | 1~17 | 2~21 | 3~24 | 4~27 | 6~31 | 8~33 | 9~36 | 11~39 | 13~42 | 15~45 | 17~48 | 19~50 |
| | 0~13 | 0~18 | 0~21 | 1~25 | 2~29 | 3~32 | 4~35 | 6~38 | 7~41 | 9~44 | 10~47 | 12~50 | 14~53 | 16~55 |
| 40 | 0~9 | 0~13 | 1~17 | 2~21 | 3~24 | 4~27 | 6~30 | 8~33 | 9~35 | 11~38 | 13~41 | 15~44 | 17~47 | 19~49 |
| | 0~12 | 0~17 | 0~21 | 1~25 | 2~28 | 3~32 | 4~35 | 5~38 | 7~40 | 9~43 | 10~46 | 12~49 | 13~52 | 15~54 |
| 41 | 0~9 | 0~13 | 1~17 | 2~20 | 3~23 | 4~26 | 6~29 | 7~32 | 9~35 | 11~37 | 12~40 | 14~43 | 16~46 | 18~48 |
| | 0~12 | 0~17 | 0~21 | 1~24 | 2~28 | 3~31 | 4~34 | 5~37 | 7~40 | 8~42 | 10~45 | 11~48 | 13~50 | 15~53 |
| 42 | 0~9 | 0~13 | 1~16 | 2~20 | 3~23 | 4~26 | 6~28 | 7~31 | 9~34 | 10~37 | 12~39 | 14~42 | 16~45 | 18~47 |
| | 0~12 | 0~17 | 0~20 | 1~24 | 2~27 | 3~30 | 4~33 | 5~36 | 7~39 | 8~42 | 9~44 | 11~47 | 13~49 | 15~52 |

续表

| n | x | | | | | | | | | | | | | |
|---|---|---|---|---|---|---|---|---|---|---|---|---|---|
|  | 0 | 1 | 2 | 3 | 4 | 5 | 6 | 7 | 8 | 9 | 10 | 11 | 12 | 13 |
| 43 | 0~9 | 0~12 | 1~16 | 2~19 | 3~23 | 4~25 | 5~28 | 7~31 | 8~33 | 10~36 | 12~39 | 14~41 | 15~44 | 17~46 |
|  | 0~12 | 0~16 | 0~20 | 1~23 | 2~26 | 3~30 | 4~33 | 5~35 | 6~38 | 8~41 | 9~43 | 11~46 | 13~49 | 14~51 |
| 44 | 0~9 | 0~12 | 1~15 | 2~19 | 3~22 | 4~25 | 5~28 | 7~30 | 8~33 | 10~35 | 11~38 | 13~40 | 15~43 | 17~45 |
|  | 0~11 | 0~16 | 0~19 | 1~23 | 2~26 | 3~29 | 4~32 | 5~35 | 6~37 | 8~40 | 9~42 | 11~45 | 12~47 | 14~50 |
| 45 | 0~8 | 0~12 | 1~15 | 2~18 | 3~21 | 4~24 | 5~27 | 7~30 | 8~32 | 9~34 | 11~37 | 13~39 | 15~42 | 16~44 |
|  | 0~11 | 0~15 | 0~19 | 1~22 | 2~25 | 3~28 | 4~31 | 5~34 | 6~37 | 8~39 | 9~42 | 10~44 | 12~47 | 14~49 |
| 46 | 0~8 | 0~12 | 1~15 | 2~18 | 3~21 | 4~24 | 5~26 | 7~29 | 8~31 | 9~34 | 11~36 | 13~39 | 14~41 | 16~43 |
|  | 0~11 | 0~15 | 0~19 | 1~22 | 2~25 | 3~28 | 4~31 | 5~33 | 6~36 | 7~39 | 9~41 | 10~43 | 12~46 | 13~48 |
| 47 | 0~8 | 0~12 | 1~15 | 2~17 | 3~20 | 4~23 | 5~26 | 6~28 | 8~31 | 9~34 | 11~36 | 12~38 | 14~40 | 16~43 |
|  | 0~11 | 0~15 | 0~18 | 1~21 | 2~24 | 2~27 | 3~30 | 5~33 | 6~35 | 7~38 | 9~40 | 10~42 | 11~45 | 13~47 |
| 48 | 0~8 | 0~11 | 1~14 | 2~17 | 3~20 | 4~22 | 5~25 | 6~28 | 8~30 | 9~33 | 11~35 | 12~37 | 14~39 | 15~42 |
|  | 0~10 | 0~14 | 0~18 | 1~21 | 2~24 | 2~27 | 3~29 | 5~32 | 6~35 | 7~37 | 8~40 | 10~42 | 11~44 | 13~47 |
| 49 | 0~8 | 0~11 | 1~14 | 2~17 | 2~20 | 4~22 | 5~25 | 6~27 | 7~30 | 9~32 | 10~35 | 12~37 | 13~39 | 15~41 |
|  | 0~10 | 0~14 | 0~17 | 1~20 | 1~24 | 2~26 | 3~29 | 4~32 | 6~34 | 7~36 | 8~39 | 9~41 | 11~44 | 12~46 |
| 50 | 0~7 | 0~11 | 1~14 | 2~17 | 2~19 | 3~22 | 5~24 | 6~26 | 7~29 | 9~31 | 10~34 | 11~36 | 13~38 | 15~41 |
|  | 0~10 | 0~14 | 0~17 | 1~20 | 1~23 | 2~26 | 3~28 | 4~31 | 5~33 | 7~36 | 8~38 | 9~40 | 11~43 | 12~45 |

| n | x | | | | | | | | | | | |
|---|---|---|---|---|---|---|---|---|---|---|---|---|
|  | 14 | 15 | 16 | 17 | 18 | 19 | 20 | 21 | 22 | 23 | 24 | 25 |
| 26 |  |  |  |  |  |  |  |  |  |  |  |  |
| 27 | 32~71 |  |  |  |  |  |  |  |  |  |  |  |
|  | 27~76 |  |  |  |  |  |  |  |  |  |  |  |
| 28 | 31~69 |  |  |  |  |  |  |  |  |  |  |  |
|  | 26~74 |  |  |  |  |  |  |  |  |  |  |  |
| 29 | 30~68 | 33~71 |  |  |  |  |  |  |  |  |  |  |
|  | 25~72 | 28~75 |  |  |  |  |  |  |  |  |  |  |
| 30 | 28~66 | 31~69 |  |  |  |  |  |  |  |  |  |  |
|  | 24~71 | 27~74 |  |  |  |  |  |  |  |  |  |  |
| 31 | 27~64 | 30~67 | 33~70 |  |  |  |  |  |  |  |  |  |
|  | 23~69 | 26~72 | 28~75 |  |  |  |  |  |  |  |  |  |
| 32 | 26~62 | 29~65 | 32~68 |  |  |  |  |  |  |  |  |  |
|  | 22~67 | 25~70 | 27~73 |  |  |  |  |  |  |  |  |  |
| 33 | 26~61 | 28~64 | 31~67 | 34~69 |  |  |  |  |  |  |  |  |
|  | 21~66 | 24~69 | 26~71 | 29~74 |  |  |  |  |  |  |  |  |
| 34 | 25~59 | 27~62 | 30~65 | 32~68 |  |  |  |  |  |  |  |  |
|  | 21~64 | 23~67 | 25~70 | 28~72 |  |  |  |  |  |  |  |  |
| 35 | 24~58 | 26~61 | 29~63 | 31~66 | 34~69 |  |  |  |  |  |  |  |
|  | 20~63 | 22~66 | 24~68 | 27~71 | 29~73 |  |  |  |  |  |  |  |
| 36 | 23~57 | 26~59 | 28~62 | 30~65 | 33~67 |  |  |  |  |  |  |  |
|  | 19~62 | 22~64 | 23~67 | 26~69 | 28~72 |  |  |  |  |  |  |  |
| 37 | 23~55 | 25~58 | 27~61 | 30~63 | 32~66 | 34~68 |  |  |  |  |  |  |
|  | 19~60 | 21~63 | 23~65 | 25~68 | 28~70 | 30~73 |  |  |  |  |  |  |

续表

| n | 14 | 15 | 16 | 17 | 18 | 19 | 20 | 21 | 22 | 23 | 24 | 25 |
|---|---|---|---|---|---|---|---|---|---|---|---|---|
| 38 | 22~54 | 24~57 | 26~59 | 29~62 | 31~64 | 33~67 | | | | | | |
| | 18~59 | 20~61 | 22~64 | 25~66 | 27~69 | 29~71 | | | | | | |
| 39 | 21~53 | 23~55 | 26~58 | 28~60 | 30~63 | 32~65 | 35~68 | | | | | |
| | 18~58 | 20~60 | 22~63 | 24~65 | 26~68 | 28~70 | 30~72 | | | | | |
| 40 | 21~52 | 23~54 | 25~57 | 27~59 | 29~62 | 32~64 | 34~66 | | | | | |
| | 17~57 | 19~59 | 21~61 | 23~64 | 25~66 | 27~68 | 30~71 | | | | | |
| 41 | 20~51 | 22~53 | 24~56 | 26~58 | 29~60 | 31~63 | 33~65 | 35~67 | | | | |
| | 17~55 | 19~58 | 21~60 | 23~63 | 25~65 | 27~67 | 29~69 | 31~71 | | | | |
| 42 | 20~50 | 22~52 | 24~54 | 26~57 | 28~59 | 30~61 | 32~64 | 34~66 | | | | |
| | 16~54 | 18~57 | 20~59 | 22~61 | 24~64 | 26~66 | 28~67 | 30~70 | | | | |
| 43 | 19~49 | 21~51 | 23~53 | 25~56 | 27~58 | 29~60 | 31~62 | 33~65 | 36~67 | | | |
| | 16~53 | 18~56 | 19~58 | 21~60 | 23~62 | 25~65 | 27~66 | 29~69 | 31~71 | | | |
| 44 | 19~48 | 21~50 | 22~52 | 24~55 | 26~57 | 28~59 | 30~61 | 33~63 | 35~65 | | | |
| | 15~52 | 17~55 | 19~57 | 21~59 | 23~61 | 25~63 | 26~65 | 28~68 | 30~70 | | | |
| 45 | 18~47 | 20~49 | 22~51 | 24~54 | 26~56 | 28~58 | 30~60 | 32~62 | 34~64 | 36~66 | | |
| | 15~51 | 17~54 | 19~56 | 20~58 | 22~60 | 24~62 | 26~64 | 28~66 | 30~68 | 32~70 | | |
| 46 | 18~46 | 20~48 | 21~50 | 23~53 | 25~55 | 27~57 | 29~59 | 31~61 | 33~63 | 35~65 | | |
| | 15~50 | 16~53 | 18~55 | 20~57 | 22~59 | 23~61 | 25~63 | 27~65 | 29~67 | 31~69 | | |
| 47 | 18~45 | 19~47 | 21~49 | 23~52 | 25~54 | 26~56 | 28~58 | 30~60 | 32~62 | 34~64 | 36~66 | |
| | 14~49 | 16~52 | 18~54 | 19~56 | 21~58 | 23~60 | 25~62 | 26~64 | 28~66 | 30~68 | 32~70 | |
| 48 | 17~44 | 19~46 | 21~48 | 22~51 | 24~53 | 26~55 | 28~57 | 30~59 | 31~61 | 33~63 | 35~65 | |
| | 14~49 | 16~51 | 17~53 | 19~55 | 21~57 | 22~59 | 24~61 | 26~63 | 28~65 | 29~67 | 31~69 | |
| 49 | 17~43 | 18~45 | 20~47 | 22~50 | 24~52 | 25~54 | 27~56 | 29~58 | 31~60 | 33~62 | 34~64 | 36~66 |
| | 14~48 | 15~50 | 17~52 | 19~54 | 20~56 | 22~58 | 23~60 | 25~62 | 27~64 | 29~66 | 31~68 | 32~70 |
| 50 | 16~43 | 18~45 | 20~47 | 21~49 | 23~51 | 25~53 | 26~55 | 28~57 | 30~59 | 32~61 | 34~63 | 36~65 |
| | 14~47 | 15~49 | 17~51 | 18~53 | 20~55 | 21~57 | 23~59 | 25~61 | 26~63 | 28~65 | 30~67 | 32~68 |

| x | n | | | | | |
|---|---|---|---|---|---|---|
| | 50 | 60 | 70 | 80 | 90 | 100 |
| 1 | 0~11 | 0~9 | 0~8 | 0~7 | 0~6 | 0~5 |
| | 0~14 | 0~12 | 0~10 | 0~9 | 0~8 | 0~7 |
| 2 | 0~14 | 1~11 | 0~10 | 1~9 | 0~8 | 0~7 |
| | 0~17 | 0~14 | 0~13 | 0~11 | 0~10 | 0~9 |
| 3 | 1~17 | 1~14 | 1~12 | 1~11 | 1~10 | 1~8 |
| | 1~20 | 1~17 | 1~15 | 1~13 | 0~12 | 0~10 |
| 4 | 2~19 | 2~16 | 2~14 | 2~13 | 1~11 | 1~10 |
| | 1~23 | 1~20 | 1~17 | 1~15 | 1~14 | 1~12 |
| 5 | 3~22 | 3~18 | 3~16 | 2~14 | 2~13 | 2~11 |
| | 2~26 | 2~22 | 2~19 | 1~17 | 1~15 | 1~13 |
| 6 | 5~24 | 4~20 | 3~18 | 3~16 | 3~14 | 2~12 |
| | 3~29 | 3~24 | 2~21 | 2~19 | 2~17 | 2~14 |

| $x$ | n | | | | | |
| --- | --- | --- | --- | --- | --- | --- |
| | 50 | 60 | 70 | 80 | 90 | 100 |
| 7 | 6~27 | 5~23 | 4~20 | 4~17 | 3~15 | 3~14 |
| | 4~31 | 4~26 | 3~23 | 3~21 | 2~18 | 2~16 |
| 8 | 7~29 | 6~25 | 5~21 | 5~19 | 4~17 | 4~15 |
| | 6~33 | 4~29 | 4~25 | 3~22 | 3~20 | 3~17 |
| 9 | 9~31 | 7~26 | 6~23 | 5~20 | 5~18 | 4~16 |
| | 7~36 | 5~30 | 5~27 | 4~24 | 4~21 | 3~18 |
| 10 | 10~34 | 8~29 | 7~25 | 6~22 | 6~20 | 5~18 |
| | 8~38 | 7~32 | 6~28 | 5~25 | 4~22 | 4~19 |
| 11 | 12~36 | 10~30 | 8~26 | 7~23 | 6~21 | 5~19 |
| | 10~40 | 8~34 | 7~30 | 6~21 | 5~24 | 4~20 |
| 12 | 13~38 | 11~32 | 9~28 | 8~25 | 7~22 | 6~20 |
| | 11~43 | 9~36 | 7~32 | 6~28 | 6~25 | 5~21 |
| 13 | 15~41 | 12~34 | 10~30 | 9~26 | 8~23 | 7~21 |
| | 12~45 | 10~38 | 8~33 | 7~30 | 6~27 | 6~23 |
| 14 | 16~43 | 13~36 | 11~31 | 10~27 | 9~25 | 8~22 |
| | 14~47 | 11~40 | 9~35 | 8~31 | 7~28 | 6~24 |
| 15 | 18~44 | 15~38 | 13~33 | 11~29 | 10~26 | 9~24 |
| | 15~49 | 12~42 | 10~37 | 9~33 | 8~30 | 7~26 |
| 16 | 20~46 | 16~40 | 14~34 | 12~30 | 11~27 | 9~25 |
| | 17~51 | 14~44 | 11~38 | 10~34 | 9~31 | 8~27 |
| 17 | 21~48 | 14~81 | 15~36 | 13~32 | 12~28 | 10~26 |
| | 18~53 | 15~46 | 12~40 | 11~35 | 10~32 | 9~29 |
| 18 | 23~50 | 19~43 | 16~37 | 14~33 | 12~30 | 11~27 |
| | 20~55 | 16~47 | 14~41 | 12~37 | 10~33 | 9~30 |
| 19 | 25~53 | 20~45 | 17~38 | 15~34 | 13~31 | 12~28 |
| | 21~57 | 17~49 | 15~43 | 13~38 | 11~35 | 10~31 |
| 20 | 27~55 | 22~47 | 18~40 | 16~36 | 14~32 | 13~29 |
| | 23~59 | 19~51 | 16~44 | 14~39 | 12~36 | 11~32 |
| 21 | 28~57 | 23~49 | 20~41 | 17~37 | 15~33 | 14~30 |
| | 24~61 | 20~52 | 17~46 | 15~41 | 13~31 | 12~33 |
| 22 | 30~59 | 25~50 | 21~43 | 18~39 | 16~35 | 14~31 |
| | 26~63 | 22~54 | 18~47 | 16~42 | 14~38 | 12~34 |
| 23 | 32~61 | 26~52 | 22~45 | 19~40 | 17~36 | 15~32 |
| | 28~65 | 23~56 | 19~49 | 17~44 | 15~39 | 13~35 |
| 24 | 34~63 | 28~53 | 23~46 | 20~41 | 18~37 | 16~33 |
| | 29~67 | 24~58 | 21~50 | 18~45 | 16~41 | 14~36 |
| 25 | 36~64 | 29~55 | 25~48 | 21~43 | 19~38 | 17~35 |
| | 31~69 | 26~59 | 22~52 | 19~46 | 17~42 | 15~38 |
| 26 | | 31~57 | 26~49 | 22~44 | 20~39 | 18~36 |
| | | 27~61 | 23~53 | 20~48 | 17~43 | 16~39 |
| 27 | | 32~58 | 27~51 | 24~45 | 21~40 | 19~37 |
| | | 29~62 | 24~55 | 21~49 | 18~44 | 16~40 |
| 28 | | 34~60 | 29~52 | 25~46 | 22~42 | 20~38 |
| | | 30~64 | 25~56 | 22~50 | 19~45 | 17~41 |

续表

| $x$ | 50 | 60 | 70 | 80 | 90 | 100 |
|---|---|---|---|---|---|---|
| 29 | | 35~62 | 30~54 | 26~48 | 23~43 | 20~39 |
| | | 32~65 | 27~57 | 23~51 | 20~46 | 18~42 |
| 30 | | 37~63 | 31~55 | 27~49 | 24~44 | 21~40 |
| | | 33~67 | 28~59 | 24~53 | 21~47 | 19~43 |
| 31 | | | 33~57 | 28~50 | 25~45 | 22~41 |
| | | | 29~60 | 25~45 | 22~49 | 20~44 |
| 32 | | | 34~58 | 29~51 | 26~46 | 23~42 |
| | | | 30~62 | 26~55 | 23~50 | 21~45 |
| 33 | | | 35~59 | 31~53 | 27~47 | 24~43 |
| | | | 32~63 | 27~56 | 24~51 | 21~46 |
| 34 | | | 36~61 | 32~54 | 28~48 | 25~44 |
| | | | 33~64 | 28~58 | 25~52 | 22~47 |
| 35 | | | 38~62 | 33~55 | 29~50 | 26~45 |
| | | | 34~66 | 30~59 | 26~53 | 23~48 |
| 36 | | | | 34~56 | 30~51 | 27~40 |
| | | | | 31~60 | 27~54 | 24~49 |
| 37 | | | | 35~58 | 31~52 | 28~47 |
| | | | | 32~61 | 28~55 | 25~50 |
| 38 | | | | 36~59 | 32~53 | 29~48 |
| | | | | 33~62 | 29~56 | 26~51 |
| 39 | | | | 37~60 | 33~54 | 29~49 |
| | | | | 34~64 | 30~57 | 27~52 |
| 40 | | | | 39~61 | 34~55 | 30~50 |
| | | | | 35~65 | 31~59 | 28~53 |
| 41 | | | | | 35~56 | 31~51 |
| | | | | | 32~60 | 29~54 |
| 42 | | | | | 36~57 | 32~52 |
| | | | | | 33~61 | 30~55 |
| 43 | | | | | 37~59 | 33~53 |
| | | | | | 34~62 | 30~56 |
| 44 | | | | | 38~60 | 34~54 |
| | | | | | 35~63 | 31~57 |
| 45 | | | | | 39~61 | 35~55 |
| | | | | | 36~64 | 32~58 |
| 46 | | | | | | 36~56 |
| | | | | | | 33~59 |
| 47 | | | | | | 37~57 |
| | | | | | | 34~60 |
| 48 | | | | | | 38~58 |
| | | | | | | 35~61 |
| 49 | | | | | | 39~59 |
| | | | | | | 36~62 |
| 50 | | | | | | 40~60 |
| | | | | | | 37~63 |

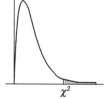

附表 7　$\chi^2$ 分布界值表

| 自由度 | 概率,$P$(右侧尾部面积) | | | | | | | | | | | | |
|---|---|---|---|---|---|---|---|---|---|---|---|---|---|
| $\nu$ | 0.995 | 0.990 | 0.975 | 0.950 | 0.900 | 0.750 | 0.500 | 0.250 | 0.100 | 0.050 | 0.025 | 0.010 | 0.005 |
| 1 | | | | | 0.02 | 0.10 | 0.45 | 1.32 | 2.71 | 3.84 | 5.02 | 6.63 | 7.88 |
| 2 | 0.01 | 0.02 | 0.05 | 0.10 | 0.21 | 0.58 | 1.39 | 2.77 | 4.61 | 5.99 | 7.38 | 9.21 | 10.60 |
| 3 | 0.07 | 0.11 | 0.22 | 0.35 | 0.58 | 1.21 | 2.37 | 4.11 | 6.25 | 7.81 | 9.35 | 11.34 | 12.84 |
| 4 | 0.21 | 0.30 | 0.48 | 0.71 | 1.06 | 1.92 | 3.36 | 5.39 | 7.78 | 9.49 | 11.14 | 13.28 | 14.86 |
| 5 | 0.41 | 0.55 | 0.83 | 1.15 | 1.61 | 2.67 | 4.35 | 6.63 | 9.24 | 11.07 | 12.83 | 15.09 | 16.75 |
| 6 | 0.68 | 0.87 | 1.24 | 1.64 | 2.20 | 3.45 | 5.35 | 7.84 | 10.64 | 12.59 | 14.45 | 16.81 | 18.55 |
| 7 | 0.99 | 1.24 | 1.69 | 2.17 | 2.83 | 4.25 | 6.35 | 9.04 | 12.02 | 14.07 | 16.01 | 18.48 | 20.28 |
| 8 | 1.34 | 1.65 | 2.18 | 2.73 | 3.49 | 5.07 | 7.34 | 10.22 | 13.36 | 15.51 | 17.53 | 20.09 | 21.95 |
| 9 | 1.73 | 2.09 | 2.70 | 3.33 | 4.17 | 5.90 | 8.34 | 11.39 | 14.68 | 16.92 | 19.02 | 21.67 | 23.59 |
| 10 | 2.16 | 2.56 | 3.25 | 3.94 | 4.87 | 6.74 | 9.34 | 12.55 | 15.99 | 18.31 | 20.48 | 23.21 | 25.19 |
| 11 | 2.60 | 3.05 | 3.82 | 4.57 | 5.58 | 7.58 | 10.34 | 13.70 | 17.28 | 19.68 | 21.92 | 24.72 | 26.76 |
| 12 | 3.07 | 3.57 | 4.40 | 5.23 | 6.30 | 8.44 | 11.34 | 14.85 | 18.55 | 21.03 | 23.34 | 26.22 | 28.30 |
| 13 | 3.57 | 4.11 | 5.01 | 5.89 | 7.04 | 9.30 | 12.34 | 15.98 | 19.81 | 22.36 | 24.74 | 27.69 | 29.82 |
| 14 | 4.07 | 4.66 | 5.63 | 6.57 | 7.79 | 10.17 | 13.34 | 17.12 | 21.06 | 23.68 | 26.12 | 29.14 | 31.32 |
| 15 | 4.60 | 5.23 | 6.26 | 7.26 | 8.55 | 11.04 | 14.34 | 18.25 | 22.31 | 25.00 | 27.49 | 30.58 | 32.80 |
| 16 | 5.14 | 5.81 | 6.91 | 7.96 | 9.31 | 11.91 | 15.34 | 19.37 | 23.54 | 26.30 | 28.85 | 32.00 | 34.27 |
| 17 | 5.70 | 6.41 | 7.56 | 8.67 | 10.09 | 12.79 | 16.34 | 20.49 | 24.77 | 27.59 | 30.19 | 33.41 | 35.72 |
| 18 | 6.26 | 7.01 | 8.23 | 9.39 | 10.86 | 13.68 | 17.34 | 21.60 | 25.99 | 28.87 | 31.53 | 34.81 | 37.16 |
| 19 | 6.84 | 7.63 | 8.91 | 10.12 | 11.65 | 14.56 | 18.34 | 22.72 | 27.20 | 30.14 | 32.85 | 36.19 | 38.58 |
| 20 | 7.43 | 8.26 | 9.59 | 10.85 | 12.44 | 15.45 | 19.34 | 23.83 | 28.41 | 31.41 | 34.17 | 37.57 | 40.00 |
| 21 | 8.03 | 8.90 | 10.28 | 11.59 | 13.24 | 16.34 | 20.34 | 24.93 | 29.62 | 32.67 | 35.48 | 38.93 | 41.40 |
| 22 | 8.64 | 9.54 | 10.98 | 12.34 | 14.04 | 17.24 | 21.34 | 26.04 | 30.81 | 33.92 | 36.78 | 40.29 | 42.80 |
| 23 | 9.26 | 10.20 | 11.69 | 13.09 | 14.85 | 18.14 | 22.34 | 27.14 | 32.01 | 35.17 | 38.08 | 41.64 | 44.18 |
| 24 | 9.89 | 10.86 | 12.40 | 13.85 | 15.66 | 19.04 | 23.34 | 28.24 | 33.20 | 36.42 | 39.36 | 42.98 | 45.56 |
| 25 | 10.52 | 11.52 | 13.12 | 14.61 | 16.47 | 19.94 | 24.34 | 29.34 | 34.38 | 37.65 | 40.65 | 44.31 | 46.93 |
| 26 | 11.16 | 12.20 | 13.84 | 15.38 | 17.29 | 20.84 | 25.34 | 30.43 | 35.56 | 38.89 | 41.92 | 45.64 | 48.29 |
| 27 | 11.81 | 12.88 | 14.57 | 16.15 | 18.11 | 21.75 | 26.34 | 31.53 | 36.74 | 40.11 | 43.19 | 46.96 | 49.64 |
| 28 | 12.46 | 13.56 | 15.31 | 16.93 | 18.94 | 22.66 | 27.34 | 32.62 | 37.92 | 41.34 | 44.46 | 48.28 | 50.99 |
| 29 | 13.12 | 14.26 | 16.05 | 17.71 | 19.77 | 23.57 | 28.34 | 33.71 | 39.09 | 42.56 | 45.72 | 49.59 | 52.34 |
| 30 | 13.79 | 14.95 | 16.79 | 18.49 | 20.60 | 24.48 | 29.34 | 34.80 | 40.26 | 43.77 | 46.98 | 50.89 | 53.67 |
| 40 | 20.71 | 22.16 | 24.43 | 26.51 | 29.05 | 33.66 | 39.34 | 45.62 | 51.81 | 55.70 | 59.34 | 63.69 | 66.77 |
| 50 | 27.99 | 29.71 | 32.36 | 34.76 | 37.69 | 42.94 | 49.33 | 56.33 | 63.17 | 67.50 | 71.42 | 76.15 | 79.49 |
| 60 | 35.53 | 37.48 | 40.48 | 43.19 | 46.46 | 52.29 | 59.33 | 66.98 | 74.40 | 79.08 | 83.30 | 88.38 | 91.95 |
| 70 | 43.28 | 45.44 | 48.76 | 51.74 | 55.33 | 61.70 | 69.33 | 77.58 | 85.53 | 90.53 | 95.02 | 100.42 | 104.22 |
| 80 | 51.17 | 53.54 | 57.15 | 60.39 | 64.28 | 71.14 | 79.33 | 88.13 | 96.58 | 101.88 | 106.63 | 112.33 | 116.32 |
| 90 | 59.20 | 61.75 | 65.65 | 69.13 | 73.29 | 80.62 | 89.33 | 98.64 | 107.56 | 113.14 | 118.14 | 124.12 | 128.30 |
| 100 | 67.33 | 70.06 | 74.22 | 77.93 | 82.36 | 90.13 | 99.33 | 109.14 | 118.50 | 124.34 | 129.56 | 135.81 | 140.17 |

附表 8　T 临界值表（配对比较的符号秩和检验用）

| n | 单侧:0.05 | 0.025 | 0.01 | 0.005 |
| | 双侧:0.10 | 0.05 | 0.02 | 0.010 |
|---|---|---|---|---|
| 5 | 0~15 | — | — | — |
| 6 | 2~19 | 0~21 | — | — |
| 7 | 3~25 | 2~26 | 0~28 | — |
| 8 | 5~31 | 3~33 | 1~35 | 0~36 |
| 9 | 8~37 | 5~40 | 3~42 | 1~44 |
| 10 | 10~45 | 8~47 | 5~50 | 3~52 |
| 11 | 13~53 | 10~56 | 7~59 | 5~61 |
| 12 | 17~61 | 13~65 | 9~69 | 7~71 |
| 13 | 21~70 | 17~74 | 12~79 | 9~82 |
| 14 | 25~80 | 21~84 | 15~90 | 12~93 |
| 15 | 30~90 | 25~95 | 19~101 | 15~105 |
| 16 | 35~101 | 29~107 | 23~113 | 19~117 |
| 17 | 41~112 | 34~119 | 27~126 | 23~130 |
| 18 | 47~124 | 40~131 | 32~139 | 27~144 |
| 19 | 53~137 | 46~144 | 37~153 | 32~158 |
| 20 | 60~150 | 52~158 | 43~167 | 37~173 |
| 21 | 67~164 | 58~173 | 49~182 | 42~189 |
| 22 | 75~178 | 65~188 | 55~198 | 48~205 |
| 23 | 83~193 | 73~203 | 62~214 | 54~222 |
| 24 | 91~209 | 81~219 | 69~231 | 61~239 |
| 25 | 100~225 | 89~236 | 76~249 | 68~257 |
| 26 | 110~241 | 98~253 | 84~267 | 75~276 |
| 27 | 119~259 | 107~271 | 92~286 | 83~295 |
| 28 | 130~276 | 116~290 | 101~305 | 91~315 |
| 29 | 140~295 | 126~309 | 110~325 | 100~335 |
| 30 | 151~314 | 137~328 | 120~345 | 109~356 |
| 31 | 163~333 | 147~349 | 130~366 | 118~378 |
| 32 | 175~353 | 159~369 | 140~388 | 128~400 |
| 33 | 187~374 | 170~391 | 151~410 | 138~423 |
| 34 | 200~395 | 182~413 | 162~433 | 148~447 |
| 35 | 213~417 | 195~435 | 173~457 | 159~471 |
| 36 | 227~439 | 208~458 | 185~481 | 171~495 |
| 37 | 241~462 | 221~482 | 198~505 | 182~521 |
| 38 | 256~485 | 235~506 | 211~530 | 194~547 |
| 39 | 271~509 | 249~531 | 224~556 | 207~573 |
| 40 | 286~534 | 264~556 | 238~582 | 220~600 |
| 41 | 302~559 | 279~582 | 252~609 | 233~628 |
| 42 | 319~584 | 294~609 | 266~637 | 247~656 |
| 43 | 336~610 | 310~636 | 281~665 | 261~685 |
| 44 | 353~637 | 327~663 | 296~694 | 276~714 |
| 45 | 371~664 | 343~692 | 312~723 | 291~744 |
| 46 | 389~692 | 361~720 | 328~753 | 307~774 |
| 47 | 407~721 | 378~750 | 345~783 | 322~806 |
| 48 | 426~750 | 396~780 | 362~814 | 339~837 |
| 49 | 446~779 | 415~810 | 379~846 | 355~870 |
| 50 | 466~809 | 434~841 | 397~878 | 373~902 |

附表 9　$T$ 界值表（两样本比较的秩和检验用）

| | 单侧 | 双侧 |
|---|---|---|
| 1 行 | $P=0.05$ | $P=0.10$; |
| 2 行 | $P=0.025$ | $P=0.05$ |
| 3 行 | $P=0.01$ | $P=0.02$; |
| 4 行 | $P=0.005$ | $P=0.01$ |

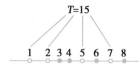

| $n_1$（较小 $n$） | \multicolumn{11}{c}{$n_2-n_1$} | | | | | | | | | | |
| | 0 | 1 | 2 | 3 | 4 | 5 | 6 | 7 | 8 | 9 | 10 |
|---|---|---|---|---|---|---|---|---|---|---|---|
| 2 | | | | 3~13 | 3~15 | 3~17 | 4~18 | 4~20 | 4~22 | 4~24 | 5~25 |
| | | | | | | | | 3~19 | 3~21 | 3~23 | 4~26 |
| 3 | 6~15 | 6~18 | 7~20 | 8~22 | 8~25 | 9~27 | 10~29 | 10~32 | 11~34 | 11~37 | 12~39 |
| | | | 6~21 | 7~23 | 7~26 | 8~28 | 8~31 | 9~33 | 9~36 | 10~38 | 10~41 |
| | | | | | 6~27 | 6~30 | 7~32 | 7~35 | 7~38 | 8~40 | 8~43 |
| | | | | | | | 6~33 | 6~36 | 6~39 | 7~41 | 7~44 |
| 4 | 11~25 | 12~28 | 13~31 | 14~34 | 15~37 | 16~40 | 17~43 | 18~46 | 19~49 | 20~52 | 21~55 |
| | 10~26 | 11~29 | 12~32 | 13~35 | 14~38 | 14~42 | 15~45 | 16~48 | 17~51 | 18~54 | 19~57 |
| | | 10~30 | 11~33 | 11~37 | 12~40 | 13~43 | 13~47 | 14~50 | 15~53 | 15~57 | 16~60 |
| | | | 10~34 | 10~38 | 11~41 | 11~45 | 12~48 | 12~52 | 13~55 | 13~59 | 14~62 |
| 5 | 19~36 | 20~40 | 21~44 | 23~47 | 24~51 | 26~54 | 27~58 | 28~62 | 30~65 | 31~69 | 33~72 |
| | 17~38 | 18~42 | 20~45 | 21~49 | 22~53 | 23~57 | 24~61 | 26~64 | 27~68 | 28~72 | 29~76 |
| | 16~39 | 17~43 | 18~47 | 19~51 | 20~55 | 21~59 | 22~63 | 23~67 | 24~71 | 25~75 | 26~79 |
| | 15~40 | 16~44 | 16~49 | 17~53 | 18~57 | 19~61 | 20~65 | 21~69 | 22~73 | 22~78 | 23~82 |
| 6 | 28~50 | 29~55 | 31~59 | 33~63 | 35~67 | 37~71 | 38~76 | 40~80 | 42~84 | 44~88 | 46~92 |
| | 26~52 | 27~57 | 29~61 | 31~65 | 32~70 | 34~74 | 35~79 | 37~83 | 38~88 | 40~92 | 42~96 |
| | 24~54 | 25~59 | 27~63 | 28~68 | 29~73 | 30~78 | 32~82 | 33~87 | 34~92 | 36~96 | 37~101 |
| | 23~55 | 24~60 | 25~65 | 26~70 | 27~75 | 28~80 | 30~84 | 31~89 | 32~94 | 33~99 | 32~104 |
| 7 | 39~66 | 41~71 | 43~76 | 45~81 | 47~86 | 49~91 | 52~95 | 54~100 | 46~105 | 58~110 | 61~114 |
| | 36~69 | 38~74 | 40~79 | 42~84 | 44~89 | 46~94 | 48~99 | 50~104 | 52~109 | 54~114 | 56~119 |
| | 34~71 | 35~77 | 37~82 | 39~87 | 40~93 | 42~98 | 44~103 | 45~109 | 47~114 | 49~119 | 51~124 |
| | 32~73 | 34~78 | 35~84 | 37~89 | 38~95 | 40~100 | 41~106 | 43~111 | 44~117 | 45~122 | 47~128 |
| 8 | 51~85 | 54~90 | 56~96 | 59~101 | 62~106 | 64~112 | 67~117 | 69~123 | 72~128 | 75~133 | 77~139 |
| | 49~87 | 51~93 | 53~99 | 55~105 | 58~110 | 60~116 | 62~122 | 65~127 | 67~133 | 70~138 | 72~144 |
| | 45~91 | 47~97 | 49~103 | 51~109 | 53~115 | 56~120 | 58~126 | 60~132 | 62~138 | 64~144 | 66~150 |
| | 43~93 | 45~99 | 47~105 | 49~111 | 51~117 | 53~123 | 54~130 | 56~136 | 58~142 | 60~148 | 62~154 |
| 9 | 66~105 | 69~111 | 72~117 | 75~123 | 78~129 | 81~135 | 84~141 | 87~147 | 90~153 | 93~159 | 96~165 |
| | 62~109 | 65~115 | 68~121 | 71~127 | 73~134 | 76~140 | 79~146 | 82~152 | 84~159 | 87~165 | 90~171 |
| | 59~112 | 61~119 | 63~126 | 66~132 | 68~139 | 71~145 | 73~152 | 76~158 | 78~165 | 81~171 | 83~178 |
| | 56~115 | 58~122 | 61~128 | 63~135 | 65~142 | 67~149 | 69~156 | 72~162 | 74~169 | 76~176 | 78~183 |
| 10 | 82~128 | 86~134 | 89~141 | 92~148 | 96~154 | 99~161 | 103~167 | 106~174 | 110~180 | 113~187 | 117~193 |
| | 78~132 | 81~139 | 84~146 | 88~152 | 91~159 | 94~166 | 97~173 | 100~180 | 103~187 | 107~103 | 110~200 |
| | 74~136 | 77~143 | 79~151 | 82~158 | 85~165 | 88~172 | 91~179 | 93~187 | 96~194 | 99~201 | 102~208 |
| | 71~139 | 73~147 | 76~154 | 79~161 | 81~169 | 84~176 | 86~184 | 89~191 | 92~198 | 94~206 | 97~213 |

附表 10　H 界值表（三样本比较的秩和检验用）

| N | $n_1$ | $n_2$ | $n_3$ | P | |
|---|---|---|---|---|---|
| | | | | 0.05 | 0.01 |
| 7 | 3 | 2 | 2 | 4.71 | |
| | 3 | 3 | 1 | 5.14 | |
| 8 | 3 | 3 | 2 | 5.36 | |
| | 4 | 2 | 2 | 5.33 | |
| | 4 | 3 | 1 | 5.21 | |
| | 5 | 2 | 1 | 5.00 | |
| 9 | 3 | 3 | 3 | 5.60 | 7.20 |
| | 4 | 3 | 2 | 5.44 | 6.44 |
| | 4 | 4 | 1 | 4.97 | 6.67 |
| | 5 | 2 | 2 | 5.16 | 6.53 |
| | 5 | 3 | 1 | 4.96 | |
| 10 | 4 | 3 | 3 | 5.73 | 6.75 |
| | 4 | 4 | 2 | 5.45 | 7.04 |
| | 5 | 3 | 2 | 5.25 | 6.82 |
| | 5 | 4 | 1 | 4.99 | 6.95 |
| 11 | 4 | 4 | 3 | 5.60 | 7.14 |
| | 5 | 3 | 3 | 5.65 | 7.08 |
| | 5 | 4 | 2 | 5.27 | 7.12 |
| | 5 | 5 | 1 | 5.13 | 7.31 |
| 12 | 4 | 4 | 4 | 5.69 | 7.65 |
| | 5 | 4 | 3 | 5.63 | 7.44 |
| | 5 | 5 | 2 | 5.34 | 7.27 |
| 13 | 5 | 4 | 4 | 5.62 | 7.76 |
| | 5 | 5 | 3 | 5.71 | 7.54 |
| 14 | 5 | 5 | 4 | 5.64 | 7.79 |
| 15 | 5 | 5 | 5 | 5.78 | 7.98 |

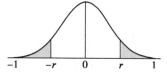

附表 11　$r$ 界值表（双侧尾部面积）

| 自由度 $v$ | 单侧: | 概率,$P$ | | | | | | | | |
| | | 0.25 | 0.10 | 0.05 | 0.025 | 0.01 | 0.005 | 0.002 5 | 0.001 | 0.000 |
| | 双侧: | 0.50 | 0.20 | 0.10 | 0.05 | 0.02 | 0.01 | 0.005 | 0.002 | 0.001 |
| 1 | | 0.707 | 0.951 | 0.988 | 0.997 | 1.000 | 1.000 | 1.000 | 1.000 | 1.000 |
| 2 | | 0.500 | 0.800 | 0.900 | 0.950 | 0.980 | 0.990 | 0.995 | 0.998 | 0.999 |
| 3 | | 0.404 | 0.687 | 0.805 | 0.878 | 0.934 | 0.959 | 0.974 | 0.986 | 0.991 |
| 4 | | 0.347 | 0.608 | 0.729 | 0.811 | 0.882 | 0.917 | 0.942 | 0.963 | 0.974 |
| 5 | | 0.309 | 0.551 | 0.669 | 0.755 | 0.833 | 0.875 | 0.906 | 0.935 | 0.951 |
| 6 | | 0.281 | 0.507 | 0.621 | 0.707 | 0.789 | 0.834 | 0.870 | 0.905 | 0.925 |
| 7 | | 0.260 | 0.472 | 0.582 | 0.666 | 0.750 | 0.798 | 0.836 | 0.875 | 0.898 |
| 8 | | 0.242 | 0.443 | 0.549 | 0.632 | 0.715 | 0.765 | 0.805 | 0.847 | 0.872 |
| 9 | | 0.228 | 0.419 | 0.521 | 0.602 | 0.685 | 0.735 | 0.776 | 0.820 | 0.847 |
| 10 | | 0.216 | 0.398 | 0.497 | 0.576 | 0.658 | 0.708 | 0.750 | 0.795 | 0.823 |
| 11 | | 0.206 | 0.380 | 0.476 | 0.553 | 0.634 | 0.684 | 0.726 | 0.772 | 0.801 |
| 12 | | 0.197 | 0.365 | 0.457 | 0.532 | 0.612 | 0.661 | 0.703 | 0.750 | 0.780 |
| 13 | | 0.189 | 0.351 | 0.441 | 0.514 | 0.592 | 0.641 | 0.683 | 0.730 | 0.760 |
| 14 | | 0.182 | 0.338 | 0.426 | 0.497 | 0.574 | 0.623 | 0.664 | 0.711 | 0.742 |
| 15 | | 0.176 | 0.327 | 0.412 | 0.482 | 0.558 | 0.606 | 0.647 | 0.694 | 0.725 |
| 16 | | 0.170 | 0.317 | 0.400 | 0.468 | 0.542 | 0.590 | 0.631 | 0.678 | 0.708 |
| 17 | | 0.165 | 0.308 | 0.389 | 0.456 | 0.529 | 0.575 | 0.616 | 0.662 | 0.693 |
| 18 | | 0.160 | 0.299 | 0.378 | 0.444 | 0.515 | 0.561 | 0.602 | 0.648 | 0.679 |
| 19 | | 0.156 | 0.291 | 0.369 | 0.433 | 0.503 | 0.549 | 0.589 | 0.635 | 0.665 |
| 20 | | 0.152 | 0.284 | 0.360 | 0.423 | 0.492 | 0.537 | 0.576 | 0.622 | 0.652 |
| 21 | | 0.148 | 0.277 | 0.352 | 0.413 | 0.482 | 0.526 | 0.565 | 0.610 | 0.640 |
| 22 | | 0.145 | 0.271 | 0.344 | 0.404 | 0.472 | 0.515 | 0.554 | 0.599 | 0.629 |
| 23 | | 0.141 | 0.265 | 0.337 | 0.396 | 0.462 | 0.505 | 0.543 | 0.588 | 0.618 |
| 24 | | 0.138 | 0.260 | 0.330 | 0.388 | 0.453 | 0.496 | 0.534 | 0.578 | 0.607 |
| 25 | | 0.136 | 0.255 | 0.323 | 0.381 | 0.445 | 0.487 | 0.524 | 0.568 | 0.597 |
| 26 | | 0.133 | 0.250 | 0.317 | 0.374 | 0.437 | 0.479 | 0.515 | 0.559 | 0.588 |
| 27 | | 0.131 | 0.245 | 0.311 | 0.367 | 0.430 | 0.471 | 0.507 | 0.550 | 0.579 |
| 28 | | 0.128 | 0.241 | 0.306 | 0.361 | 0.423 | 0.463 | 0.499 | 0.541 | 0.570 |
| 29 | | 0.126 | 0.237 | 0.301 | 0.355 | 0.416 | 0.456 | 0.491 | 0.533 | 0.562 |
| 30 | | 0.124 | 0.233 | 0.296 | 0.349 | 0.409 | 0.449 | 0.484 | 0.526 | 0.554 |
| 31 | | 0.122 | 0.229 | 0.291 | 0.344 | 0.403 | 0.442 | 0.477 | 0.518 | 0.546 |
| 32 | | 0.120 | 0.225 | 0.287 | 0.339 | 0.397 | 0.436 | 0.470 | 0.511 | 0.539 |

| 自由度 | | 概率, $P$ | | | | | | | | |
|---|---|---|---|---|---|---|---|---|---|---|
| $v$ | 单侧: | 0.25 | 0.10 | 0.05 | 0.025 | 0.01 | 0.005 | 0.002 5 | 0.001 | 0.000 |
| | 双侧: | 0.50 | 0.20 | 0.10 | 0.05 | 0.02 | 0.01 | 0.005 | 0.002 | 0.001 |
| 33 | | 0.118 | 0.222 | 0.283 | 0.334 | 0.392 | 0.430 | 0.464 | 0.504 | 0.532 |
| 34 | | 0.116 | 0.219 | 0.279 | 0.329 | 0.386 | 0.424 | 0.458 | 0.498 | 0.525 |
| 35 | | 0.115 | 0.216 | 0.275 | 0.325 | 0.381 | 0.418 | 0.452 | 0.492 | 0.519 |
| 36 | | 0.113 | 0.213 | 0.271 | 0.320 | 0.376 | 0.413 | 0.446 | 0.486 | 0.513 |
| 37 | | 0.111 | 0.210 | 0.267 | 0.316 | 0.371 | 0.408 | 0.441 | 0.480 | 0.507 |
| 38 | | 0.110 | 0.207 | 0.264 | 0.312 | 0.367 | 0.403 | 0.435 | 0.474 | 0.501 |
| 39 | | 0.108 | 0.204 | 0.261 | 0.308 | 0.362 | 0.398 | 0.430 | 0.469 | 0.495 |
| 40 | | 0.107 | 0.202 | 0.257 | 0.304 | 0.358 | 0.393 | 0.425 | 0.463 | 0.490 |
| 41 | | 0.106 | 0.199 | 0.254 | 0.301 | 0.354 | 0.389 | 0.420 | 0.458 | 0.484 |
| 42 | | 0.104 | 0.197 | 0.251 | 0.297 | 0.350 | 0.384 | 0.416 | 0.453 | 0.479 |
| 43 | | 0.103 | 0.195 | 0.248 | 0.294 | 0.346 | 0.380 | 0.411 | 0.449 | 0.474 |
| 44 | | 0.102 | 0.192 | 0.246 | 0.291 | 0.342 | 0.376 | 0.407 | 0.444 | 0.469 |
| 45 | | 0.101 | 0.190 | 0.243 | 0.288 | 0.338 | 0.372 | 0.403 | 0.439 | 0.465 |
| 46 | | 0.100 | 0.188 | 0.240 | 0.285 | 0.335 | 0.368 | 0.399 | 0.435 | 0.460 |
| 47 | | 0.099 | 0.186 | 0.238 | 0.282 | 0.331 | 0.365 | 0.395 | 0.431 | 0.456 |
| 48 | | 0.098 | 0.184 | 0.235 | 0.279 | 0.328 | 0.361 | 0.391 | 0.427 | 0.451 |
| 49 | | 0.097 | 0.182 | 0.233 | 0.276 | 0.325 | 0.358 | 0.387 | 0.423 | 0.447 |
| 50 | | 0.096 | 0.181 | 0.231 | 0.273 | 0.322 | 0.354 | 0.384 | 0.419 | 0.443 |

附表 12　$r_s$ 界值表

| | | 概率, $P$ | | | | | | | |
|---|---|---|---|---|---|---|---|---|---|
| $n$ | 单侧: | 0.25 | 0.10 | 0.05 | 0.025 | 0.01 | 0.005 | 0.0025 | 0.001 | 0.0005 |
| | 双侧: | 0.50 | 0.20 | 0.10 | 0.05 | 0.02 | 0.01 | 0.005 | 0.002 | 0.001 |
| 4 | | 0.600 | 1.000 | 1.000 | | | | | | |
| 5 | | 0.500 | 0.800 | 0.900 | 1.000 | 1.000 | | | | |
| 6 | | 0.371 | 0.657 | 0.829 | 0.886 | 0.943 | 1.000 | 1.000 | | |
| 7 | | 0.321 | 0.571 | 0.714 | 0.786 | 0.893 | 0.929 | 0.964 | 1.000 | 1.000 |
| 8 | | 0.310 | 0.524 | 0.643 | 0.738 | 0.833 | 0.881 | 0.905 | 0.952 | 0.976 |
| 9 | | 0.267 | 0.483 | 0.600 | 0.700 | 0.783 | 0.833 | 0.867 | 0.917 | 0.933 |
| 10 | | 0.248 | 0.455 | 0.564 | 0.648 | 0.745 | 0.794 | 0.830 | 0.879 | 0.903 |
| 11 | | 0.236 | 0.427 | 0.536 | 0.618 | 0.709 | 0.755 | 0.800 | 0.845 | 0.873 |
| 12 | | 0.217 | 0.406 | 0.503 | 0.587 | 0.678 | 0.727 | 0.769 | 0.818 | 0.846 |
| 13 | | 0.209 | 0.385 | 0.484 | 0.560 | 0.648 | 0.703 | 0.747 | 0.791 | 0.824 |
| 14 | | 0.200 | 0.367 | 0.464 | 0.538 | 0.626 | 0.679 | 0.723 | 0.771 | 0.802 |
| 15 | | 0.189 | 0.354 | 0.446 | 0.521 | 0.604 | 0.650 | 0.700 | 0.750 | 0.779 |
| 16 | | 0.182 | 0.341 | 0.429 | 0.503 | 0.582 | 0.635 | .679 | 0.729 | 0.762 |
| 17 | | 0.176 | 0.328 | 0.414 | 0.485 | 0.566 | 0.615 | 0.662 | 0.713 | 0.748 |
| 18 | | 0.170 | 0.317 | 0.401 | 0.472 | 0.550 | 0.600 | 0.643 | 0.695 | 0.728 |
| 19 | | 0.165 | 0.309 | 0.391 | 0.460 | 0.535 | 0.584 | 0.628 | 0.677 | 0.712 |
| 20 | | 0.161 | 0.299 | 0.380 | 0.447 | 0.520 | 0.570 | 0.612 | 0.662 | 0.696 |
| 21 | | 0.156 | 0.292 | 0.370 | 0.435 | 0.508 | 0.556 | 0.599 | 0.648 | 0.681 |
| 22 | | 0.152 | 0.284 | 0.361 | 0.425 | 0.49 | 0.544 | 0.586 | 0.634 | 0.667 |
| 23 | | 0.148 | 0.278 | 0.353 | 0.415 | 0.486 | 0.532 | 0.573 | 0.622 | 0.654 |
| 24 | | 0.144 | 0.271 | 0.344 | 0.406 | 0.476 | 0.521 | 0.562 | 0.610 | 0.642 |
| 25 | | 0.142 | 0.265 | 0.337 | 0.398 | 0.466 | 0.511 | 0.551 | 0.598 | 0.630 |
| 26 | | 0.138 | 0.259 | 0.331 | 0.390 | 0.457 | 0.501 | 0.541 | 0.587 | 0.619 |
| 27 | | 0.136 | 0.255 | 0.324 | 0.382 | 0.448 | 0.491 | 0.531 | 0.577 | 0.608 |
| 28 | | 0.133 | 0.250 | 0.317 | 0.375 | 0.440 | 0.483 | 0.522 | 0.567 | 0.598 |
| 29 | | 0.130 | 0.245 | 0.312 | 0.368 | 0.433 | 0.475 | 0.513 | 0.558 | 0.589 |
| 30 | | 0.128 | 0.240 | 0.306 | 0.362 | 0.425 | 0.467 | 0.504 | 0.549 | 0.580 |
| 31 | | 0.126 | 0.236 | 0.301 | 0.356 | 0.418 | 0.459 | 0.496 | 0.541 | 0.571 |
| 32 | | 0.124 | 0.232 | 0.296 | 0.350 | 0.412 | 0.452 | 0.489 | 0.533 | 0.563 |
| 33 | | 0.121 | 0.229 | 0.291 | 0.345 | 0.405 | 0.446 | 0.482 | 0.525 | 0.554 |
| 34 | | 0.120 | 0.225 | 0.287 | 0.340 | 0.399 | 0.439 | 0.475 | 0.517 | 0.547 |
| 35 | | 0.118 | 0.222 | 0.283 | 0.335 | 0.394 | 0.433 | 0.468 | 0.510 | 0.539 |
| 36 | | 0.116 | 0.219 | 0.279 | 0.330 | 0.388 | 0.427 | 0.426 | 0.504 | 0.533 |
| 37 | | 0.114 | 0.216 | 0.275 | 0.325 | 0.382 | 0.421 | 0.456 | 0.497 | 0.526 |
| 38 | | 0.113 | 0.212 | 0.271 | 0.321 | 0.378 | 0.415 | 0.450 | 0.491 | 0.519 |
| 39 | | 0.111 | 0.210 | 0.267 | 0.317 | 0.373 | 0.410 | 0.444 | 0.485 | 0.513 |
| 40 | | 0.110 | 0.207 | 0.264 | 0.313 | 0.368 | 0.405 | 0.439 | 0.479 | 0.507 |
| 41 | | 0.108 | 0.204 | 0.261 | 0.309 | 0.364 | 0.400 | 0.433 | 0.473 | 0.501 |
| 42 | | 0.107 | 0.202 | 0.257 | 0.305 | 0.359 | 0.395 | 0.428 | 0.468 | 0.495 |
| 43 | | 0.105 | 0.199 | 0.254 | 0.301 | 0.355 | 0.391 | 0.423 | 0.463 | 0.490 |
| 44 | | 0.104 | 0.197 | 0.251 | 0.298 | 0.351 | 0.386 | 0.419 | 0.458 | 0.484 |
| 45 | | 0.103 | 0.194 | 0.248 | 0.294 | 0.347 | 0.382 | 0.414 | 0.453 | 0.479 |
| 46 | | 0.102 | 0.192 | 0.246 | 0.291 | 0.343 | 0.378 | 0.410 | 0.448 | 0.474 |
| 47 | | 0.101 | 0.190 | 0.243 | 0.288 | 0.340 | 0.374 | 0.405 | 0.443 | 0.469 |
| 48 | | 0.100 | 0.188 | 0.240 | 0.285 | 0.336 | 0.370 | 0.401 | 0.439 | 0.465 |
| 49 | | 0.098 | 0.186 | 0.238 | 0.282 | 0.333 | 0.366 | 0.397 | 0.434 | 0.460 |
| 50 | | 0.097 | 0.184 | 0.235 | 0.279 | 0.329 | 0.363 | 0.393 | 0.430 | 0.456 |

附表13 随机数字表

| | | | | | | | | | | | | | | | | | | | | | | | | |
|---|---|---|---|---|---|---|---|---|---|---|---|---|---|---|---|---|---|---|---|---|---|---|---|---|
| 88 | 56 | 53 | 27 | 59 | 33 | 35 | 72 | 67 | 47 | 77 | 34 | 55 | 45 | 70 | 08 | 18 | 27 | 38 | 90 | 16 | 95 | 86 | 70 | 75 |
| 09 | 72 | 95 | 84 | 29 | 49 | 41 | 31 | 06 | 70 | 42 | 38 | 06 | 45 | 18 | 64 | 84 | 73 | 31 | 65 | 52 | 53 | 37 | 97 | 15 |
| 12 | 96 | 88 | 17 | 31 | 65 | 19 | 69 | 02 | 83 | 60 | 75 | 86 | 90 | 68 | 24 | 64 | 19 | 35 | 51 | 56 | 61 | 87 | 39 | 12 |
| 85 | 94 | 57 | 24 | 16 | 92 | 09 | 84 | 38 | 76 | 22 | 00 | 27 | 69 | 85 | 29 | 81 | 94 | 78 | 10 | 21 | 94 | 47 | 90 | 12 |
| 38 | 64 | 43 | 59 | 93 | 98 | 77 | 87 | 68 | 07 | 91 | 51 | 67 | 62 | 44 | 40 | 98 | 05 | 93 | 78 | 23 | 32 | 65 | 41 | 18 |
| 53 | 44 | 09 | 42 | 72 | 00 | 41 | 86 | 79 | 79 | 68 | 47 | 22 | 00 | 20 | 35 | 55 | 31 | 51 | 51 | 00 | 83 | 63 | 22 | 55 |
| 40 | 76 | 66 | 26 | 84 | 57 | 99 | 99 | 90 | 37 | 36 | 63 | 32 | 08 | 58 | 37 | 40 | 13 | 68 | 97 | 87 | 64 | 81 | 07 | 83 |
| 02 | 17 | 79 | 18 | 05 | 12 | 59 | 52 | 57 | 02 | 22 | 07 | 90 | 47 | 03 | 28 | 14 | 11 | 30 | 79 | 20 | 69 | 22 | 40 | 98 |
| 95 | 17 | 82 | 06 | 53 | 31 | 51 | 10 | 96 | 46 | 92 | 06 | 88 | 07 | 77 | 56 | 11 | 50 | 81 | 69 | 40 | 23 | 72 | 51 | 39 |
| 35 | 76 | 22 | 42 | 92 | 96 | 11 | 83 | 44 | 80 | 34 | 68 | 35 | 48 | 77 | 33 | 42 | 40 | 90 | 60 | 73 | 96 | 53 | 97 | 86 |
| 26 | 29 | 13 | 56 | 41 | 85 | 47 | 04 | 66 | 08 | 34 | 72 | 57 | 59 | 13 | 82 | 43 | 80 | 46 | 15 | 38 | 26 | 61 | 70 | 04 |
| 77 | 80 | 20 | 75 | 82 | 72 | 82 | 32 | 99 | 90 | 63 | 95 | 73 | 76 | 63 | 89 | 73 | 44 | 99 | 05 | 48 | 67 | 26 | 43 | 18 |
| 46 | 40 | 66 | 44 | 52 | 91 | 36 | 74 | 43 | 53 | 30 | 82 | 13 | 54 | 00 | 78 | 45 | 63 | 98 | 35 | 55 | 03 | 36 | 67 | 68 |
| 37 | 56 | 08 | 18 | 09 | 77 | 53 | 84 | 46 | 47 | 31 | 91 | 18 | 95 | 58 | 24 | 16 | 74 | 11 | 53 | 44 | 10 | 13 | 85 | 57 |
| 61 | 65 | 61 | 68 | 66 | 37 | 27 | 47 | 39 | 19 | 84 | 83 | 70 | 07 | 48 | 53 | 21 | 40 | 06 | 71 | 95 | 06 | 79 | 88 | 54 |
| 93 | 43 | 69 | 64 | 07 | 34 | 18 | 04 | 52 | 35 | 56 | 27 | 09 | 24 | 86 | 61 | 85 | 53 | 83 | 45 | 19 | 90 | 70 | 99 | 00 |
| 21 | 96 | 60 | 12 | 99 | 11 | 20 | 99 | 45 | 18 | 48 | 13 | 93 | 55 | 34 | 18 | 37 | 79 | 49 | 90 | 65 | 97 | 38 | 20 | 46 |
| 95 | 20 | 47 | 97 | 97 | 27 | 37 | 83 | 28 | 71 | 00 | 06 | 41 | 41 | 74 | 45 | 89 | 09 | 39 | 84 | 51 | 67 | 11 | 52 | 49 |
| 97 | 86 | 21 | 78 | 73 | 10 | 65 | 81 | 92 | 59 | 58 | 76 | 17 | 14 | 97 | 04 | 76 | 62 | 16 | 17 | 17 | 95 | 70 | 45 | 80 |
| 62 | 92 | 06 | 34 | 13 | 59 | 71 | 74 | 17 | 32 | 27 | 55 | 10 | 24 | 19 | 23 | 71 | 82 | 13 | 74 | 63 | 52 | 52 | 01 | 41 |
| 04 | 31 | 17 | 21 | 56 | 33 | 73 | 99 | 19 | 87 | 26 | 72 | 39 | 27 | 67 | 53 | 77 | 57 | 68 | 93 | 60 | 61 | 97 | 22 | 61 |
| 61 | 06 | 98 | 03 | 91 | 87 | 14 | 77 | 43 | 96 | 43 | 00 | 65 | 98 | 50 | 45 | 60 | 33 | 01 | 07 | 98 | 99 | 46 | 50 | 47 |
| 85 | 93 | 85 | 86 | 88 | 72 | 87 | 08 | 62 | 40 | 16 | 06 | 10 | 89 | 20 | 23 | 21 | 34 | 74 | 97 | 76 | 38 | 03 | 29 | 63 |
| 21 | 74 | 32 | 47 | 45 | 73 | 96 | 07 | 94 | 52 | 09 | 65 | 90 | 77 | 47 | 25 | 76 | 16 | 19 | 33 | 53 | 05 | 70 | 53 | 30 |
| 15 | 69 | 53 | 82 | 88 | 79 | 96 | 23 | 53 | 10 | 65 | 39 | 07 | 16 | 29 | 45 | 33 | 02 | 43 | 70 | 02 | 87 | 40 | 41 | 45 |
| 02 | 89 | 08 | 04 | 49 | 20 | 21 | 14 | 68 | 86 | 87 | 63 | 93 | 95 | 17 | 11 | 29 | 01 | 95 | 80 | 35 | 14 | 97 | 35 | 33 |
| 87 | 18 | 15 | 89 | 79 | 85 | 43 | 01 | 72 | 73 | 08 | 61 | 74 | 51 | 69 | 89 | 74 | 39 | 82 | 15 | 94 | 51 | 33 | 41 | 67 |
| 98 | 83 | 71 | 94 | 22 | 59 | 97 | 50 | 99 | 52 | 08 | 52 | 85 | 08 | 40 | 87 | 80 | 61 | 65 | 31 | 91 | 51 | 80 | 32 | 44 |
| 10 | 08 | 58 | 21 | 66 | 72 | 68 | 49 | 29 | 31 | 89 | 85 | 84 | 46 | 06 | 59 | 73 | 19 | 85 | 23 | 65 | 09 | 29 | 75 | 63 |
| 47 | 90 | 56 | 10 | 08 | 88 | 02 | 84 | 27 | 83 | 42 | 29 | 72 | 23 | 19 | 66 | 56 | 45 | 65 | 79 | 20 | 71 | 53 | 20 | 25 |
| 22 | 85 | 61 | 68 | 90 | 49 | 64 | 92 | 85 | 44 | 16 | 40 | 12 | 89 | 88 | 50 | 14 | 49 | 81 | 06 | 01 | 82 | 77 | 45 | 12 |
| 67 | 80 | 43 | 79 | 33 | 12 | 83 | 11 | 41 | 16 | 25 | 58 | 19 | 68 | 70 | 77 | 02 | 54 | 00 | 52 | 53 | 43 | 37 | 15 | 26 |
| 27 | 62 | 50 | 96 | 72 | 79 | 44 | 61 | 40 | 15 | 14 | 53 | 40 | 65 | 39 | 27 | 31 | 58 | 50 | 28 | 11 | 39 | 03 | 34 | 25 |
| 33 | 78 | 80 | 87 | 15 | 38 | 30 | 06 | 38 | 21 | 14 | 47 | 47 | 07 | 26 | 54 | 96 | 87 | 53 | 32 | 40 | 36 | 40 | 69 | 76 |
| 13 | 13 | 92 | 66 | 99 | 47 | 24 | 49 | 57 | 74 | 32 | 25 | 43 | 62 | 17 | 10 | 97 | 11 | 69 | 84 | 99 | 63 | 22 | 32 | 98 |
| 10 | 27 | 53 | 96 | 23 | 71 | 50 | 54 | 36 | 23 | 54 | 31 | 04 | 82 | 98 | 04 | 14 | 12 | 15 | 09 | 26 | 78 | 25 | 47 | 47 |
| 28 | 41 | 50 | 61 | 88 | 64 | 85 | 27 | 20 | 18 | 83 | 36 | 36 | 05 | 56 | 39 | 71 | 65 | 09 | 62 | 94 | 76 | 62 | 11 | 89 |
| 34 | 21 | 42 | 57 | 02 | 59 | 19 | 18 | 97 | 48 | 80 | 30 | 03 | 30 | 98 | 05 | 24 | 67 | 70 | 07 | 84 | 97 | 50 | 87 | 46 |
| 61 | 81 | 77 | 23 | 23 | 82 | 82 | 11 | 54 | 08 | 53 | 28 | 70 | 58 | 96 | 44 | 07 | 39 | 55 | 43 | 42 | 34 | 43 | 39 | 28 |
| 61 | 15 | 18 | 13 | 54 | 16 | 86 | 20 | 26 | 88 | 90 | 74 | 80 | 55 | 09 | 14 | 53 | 90 | 51 | 17 | 52 | 01 | 63 | 01 | 59 |
| 91 | 76 | 21 | 64 | 64 | 44 | 91 | 13 | 32 | 97 | 75 | 31 | 62 | 66 | 54 | 84 | 80 | 32 | 75 | 77 | 56 | 08 | 25 | 70 | 29 |
| 00 | 97 | 79 | 08 | 06 | 37 | 30 | 28 | 59 | 85 | 53 | 56 | 68 | 53 | 40 | 01 | 74 | 39 | 59 | 73 | 30 | 19 | 99 | 85 | 48 |
| 36 | 46 | 18 | 34 | 94 | 75 | 20 | 80 | 27 | 77 | 78 | 91 | 69 | 16 | 00 | 08 | 43 | 18 | 73 | 68 | 67 | 69 | 61 | 34 | 25 |
| 88 | 98 | 99 | 60 | 50 | 65 | 95 | 79 | 42 | 94 | 93 | 62 | 40 | 89 | 96 | 43 | 56 | 47 | 71 | 66 | 46 | 76 | 29 | 67 | 02 |
| 04 | 37 | 59 | 87 | 21 | 05 | 02 | 03 | 24 | 17 | 47 | 97 | 81 | 56 | 51 | 92 | 34 | 86 | 01 | 82 | 55 | 51 | 33 | 12 | 91 |
| 63 | 62 | 06 | 34 | 41 | 94 | 21 | 78 | 55 | 09 | 72 | 76 | 45 | 16 | 94 | 29 | 95 | 81 | 83 | 83 | 79 | 88 | 01 | 97 | 30 |
| 78 | 47 | 23 | 53 | 90 | 34 | 41 | 92 | 45 | 71 | 09 | 23 | 70 | 70 | 07 | 12 | 38 | 92 | 79 | 43 | 14 | 85 | 11 | 47 | 23 |
| 87 | 68 | 62 | 15 | 43 | 53 | 14 | 36 | 59 | 25 | 54 | 47 | 33 | 70 | 15 | 59 | 24 | 48 | 40 | 35 | 50 | 03 | 42 | 99 | 36 |
| 47 | 60 | 92 | 10 | 77 | 88 | 59 | 53 | 11 | 52 | 66 | 25 | 69 | 07 | 64 | 48 | 68 | 64 | 71 | 06 | 61 | 65 | 70 | 22 | 12 |
| 56 | 88 | 87 | 59 | 41 | 65 | 28 | 04 | 67 | 53 | 95 | 79 | 88 | 37 | 31 | 50 | 41 | 06 | 94 | 76 | 81 | 83 | 17 | 16 | 33 |
| 02 | 57 | 45 | 86 | 67 | 73 | 43 | 07 | 34 | 48 | 44 | 26 | 87 | 93 | 29 | 77 | 09 | 61 | 67 | 84 | 06 | 69 | 44 | 77 | 75 |
| 31 | 54 | 14 | 13 | 17 | 48 | 62 | 11 | 90 | 60 | 68 | 12 | 93 | 64 | 28 | 46 | 24 | 79 | 16 | 76 | 14 | 60 | 25 | 51 | 01 |
| 28 | 50 | 16 | 43 | 36 | 28 | 97 | 85 | 58 | 99 | 67 | 22 | 52 | 76 | 23 | 24 | 70 | 36 | 54 | 54 | 59 | 28 | 61 | 71 | 96 |
| 63 | 29 | 62 | 66 | 50 | 02 | 63 | 45 | 52 | 38 | 67 | 63 | 47 | 54 | 75 | 83 | 24 | 78 | 43 | 20 | 92 | 63 | 13 | 47 | 48 |
| 45 | 65 | 58 | 26 | 51 | 76 | 96 | 59 | 38 | 72 | 86 | 57 | 45 | 71 | 46 | 44 | 67 | 76 | 14 | 55 | 44 | 88 | 01 | 62 | 12 |
| 39 | 65 | 36 | 63 | 70 | 77 | 45 | 85 | 50 | 51 | 74 | 13 | 39 | 35 | 22 | 30 | 53 | 36 | 02 | 95 | 49 | 34 | 88 | 73 | 61 |
| 73 | 71 | 98 | 16 | 04 | 29 | 18 | 94 | 51 | 23 | 76 | 51 | 94 | 84 | 86 | 79 | 93 | 96 | 38 | 63 | 08 | 58 | 25 | 58 | 94 |
| 72 | 20 | 56 | 20 | 11 | 72 | 65 | 71 | 08 | 86 | 79 | 57 | 95 | 13 | 91 | 97 | 48 | 72 | 66 | 48 | 09 | 71 | 17 | 24 | 89 |
| 75 | 17 | 26 | 99 | 76 | 89 | 37 | 20 | 70 | 01 | 77 | 31 | 61 | 95 | 46 | 26 | 97 | 05 | 73 | 51 | 53 | 33 | 18 | 72 | 87 |
| 37 | 48 | 60 | 82 | 29 | 81 | 30 | 15 | 39 | 14 | 48 | 38 | 75 | 93 | 29 | 06 | 87 | 37 | 78 | 48 | 45 | 56 | 00 | 84 | 47 |

# 推荐阅读

[1] 伯纳德·罗斯纳.生物统计学基础[M].孙尚拱,译.北京:科学出版社,2004.

[2] 柳青.中华医学统计百科全书——多元统计分册[M].北京:中国统计出版社,2013.

[3] 赵耐青.卫生统计学[M].上海:复旦大学出版社,2009.

[4] 孙振球,徐勇勇.医学统计学[M].4版.北京:人民卫生出版社,2014.

[5] 李晓松.统计方法在医学科研中的应用[M].北京:人民卫生出版社,2015.

[6] 陈平雁,黄浙明.IBM SPSS 19统计软件应用教程[M].2版.北京:人民卫生出版社,2012.

[7] 贺佳.SAS统计软件应用[M].北京:人民卫生出版社,2014.

[8] 陈峰,夏结来.临床试验统计学[M].北京:人民卫生出版社,2018.

[9] 周晓华,奥布乔斯基,麦克林斯.诊断医学中的统计学方法[M].2版.侯艳,李康,宇传华,等译.北京:高等教育出版社,2016.

[10] 颜艳,王彤.医学统计学[M].北京:人民卫生出版社,2020.

[11] 贺佳,尹平.医学统计学[M].2版.北京:高等教育出版社,2020.

[12] 陆守曾,陈峰.医学统计学[M].4版.北京:中国统计出版社,2022.

[13] Rosner B.Fundamentals of Biostatistics[M].8th ed. Boston:Cengage Learning,2015.

[14] Armitage P,Colton T.Encyclopedia of Biostatistics[M].2nd ed. Hoboken:John Wiley & Sons Inc,2005.

[15] Glover T,Mitchell K.An Introduction to Biostatistics[M].2nd ed. New York:Waveland Pr Inc,2008.

# 中英文名词对照索引